中医基础理论研究丛书

总主编　邢玉瑞

# 中医学的科学文化研究

邢玉瑞　著



全国百佳图书出版单位
中国中医药出版社
·北京·

**图书在版编目（CIP）数据**

中医学的科学文化研究 / 邢玉瑞著 . —北京：中国中医药出版社，2021.5

（中医基础理论研究丛书）

ISBN 978-7-5132-6298-9

Ⅰ . ①中…　Ⅱ . ①邢…　Ⅲ . ①中国医药学—文化研究

Ⅳ . ① R2-05

中国版本图书馆 CIP 数据核字（2020）第 118046 号

---

**中国中医药出版社出版**

北京经济技术开发区科创十三街 31 号院二区 8 号楼

邮政编码　100176

传真　010-64405721

河北品睿印刷有限公司印刷

各地新华书店经销

开本 880 × 1230　1/32　印张 14　字数 340 千字

2021 年 5 月第 1 版　2021 年 5 月第 1 次印刷

书号　ISBN 978 – 7 – 5132 – 6298 –9

定价　59.00 元

网址　www.cptcm.com

**社长热线　010-64405720**

**购书热线　010-89535836**

**维权打假　010-64405753**

**微信服务号　zgzyycbs**

**微商城网址　https://kdt.im/LIdUGr**

**官方微博　http://e.weibo.com/cptcm**

**天猫旗舰店网址　https://zgzyycbs.tmall.com**

如有印装质量问题请与本社出版部联系（010-64405510）

## 内容提要

文化与科学是中医学产生与发展的两翼，与中医学有着纷繁复杂的关系。本书围绕文化基因、太极图说、数之妙用、经验之果、实验之维、经学思维、杂气之说、辨证论治、三辨论治、艰难历程、呼唤理性、振兴之路等 12 个专题，就中医学有关发生、演变、发展、特征等问题，在前人研究基础上从文化与科学两个方面进行了深入的思考与评述。

本书可作为中医专业学生及中医临床、科研、教学人员提高理论与临床水平的重要参考书，也可供学习与研究中国传统文化的人员参考。

# 总序

在现代科学的研究中，恐怕没有哪一门学科像中医理论研究，至今为如何研究与发展而争论不休。特别是近年来，中医理论的研究得到中医界学者与领导的高度重视。一种基本的共识认为，中医理论发展的滞后，已经成为制约当代中医学术发展的瓶颈。但对如何开展中医理论的研究，则可谓仁者见仁，智者见智，争鸣不断。为此，有必要认真梳理现代中医理论发展与创新的方式，总结经验教训，理清下一步研究的目标、路径和方法。

## 一、现代中医理论发展与创新的方式

现代中医理论发展与创新的方式，大致可概括为以下几个方面。

### （一）科学诠释——解析说明性研究

任何一种医学的发展都是一定文化的产物，与特定的思维方式相联系。中医学的产生、发展深深植根于中国传统文化的土壤之中，其演进和中国传统文化的发展之间具有同步的规律。先秦诸子学—两汉经学—魏晋玄学—隋唐佛学—宋明理学—清代朴学，中国传统文化的连续性发展，无疑是中医学术不断发展、壮大的根本保障之一。但是，鸦片战争以来，西方文化凭借着先进的技术与科学（包括西医学）之势，给数千年绵延不断的中国传统文化以前所未有的冲击，许多民族精英们也将中国落后的原因简单归结于传统文化而加以指责，造成了中国传统文化的式微、断裂。由此对中医学造成两方面的冲击：一方面，中医学的发展失去了固有文化发展的支持。诚如李致重在《从国学看中医》一文中所指出：“当扎在国学之中的研究方法的根系被切断的时候，中医的科学理论体系与临床技术体系将随之衰落。而当中医的临床治疗失去原有的科学与技术体系支撑的时候，中医便沦落为不见文化思想深根的浮萍草——游离于自身科学与技术体系之外的中医，所留下的只是原有体系中的经验部分了。然而经验是人类认知过程的初阶段，它是不能称之为科学的。”另外，患病人群文化、意识形态观念的更替变化，在就医选择中对中医和其学术的信任与理解，决定了中医的社会心理地位与真实发展的规模及潜能；同时，伴随着西医学的超速发展及占据科学与技术的高平台，中医学发展滞后，自然导致中医疗法受众对中医学理解的困难，以及随之而来的认可度和公信力的降低，中医学面临着话语权的不断丧失。

为了解决上述问题，中医人历经了百年的探索，从最早的中西医汇通，到中西医结合理论研究及近年提出的中医现代化研究，都是借用现代科学（包括现代医学）的理念、方法、知识等，来研究中医理论，试图揭示中医理论的现代科学内涵，取得现代科学背景的受众对中医学的理解、接受，当然也是为了借助现代科学及技术以促进中医学的发展。以中医肾的研究为例，沈自尹等从20世纪50年代始，历经数十年的研究，提出中医肾与下丘脑—垂体—靶腺（肾上腺、性腺、甲状腺、胸腺）轴相关的观点。“973”中医理论基础研究专项“基于‘肾藏精’的藏象理论基础研究”也是借助现代生物学理论与技术，试图证明“肾精命火”主要体现为干细胞、微环境和神经—内分泌—免疫（NEI）网络的动态平衡，“肾藏精”主要体现为干细胞及微环境的调和状态，补肾填精法主要通过调控干细胞、微环境和NEI网络发挥作用。

课题的理论创新是建立“肾藏精”藏象理论与干细胞和NEI网络关系研究的新思路。类似的研究无疑都是对中医固有理论的一种科学诠释性研究，即借用现代科学技术方法与知识对中医理论加以解析说明或论证。此类研究的问题主要有两个方面：一是由于现代科学技术的不断发展，对中医理论的科学诠释从器官、组织、细胞到分子、基因等，总是尾随其后，似乎难以穷尽；二是借用库恩范式理论的观点，中医学与现代科学范式具有不可通约性，对中医理论的科学诠释性研究的成果，绝大部分既不能纳入中医学的理论体系，为中医基础理论提供新的概念、理论，又无法归入西医学的范畴，在西医学已有的理论基础上提出新的假说、新的发现或西医学尚未注意到的新的事实，对西医学的发展也意义不大。因此，此类研究也受到了一些中医学者的批评。

### （二）文献梳理——理论建构性研究

对文献的整理研究一直是中医学术继承与发展的重要方式，虽然《黄帝内经》确立了中医学理论体系的基本范式，但从形式而言，则不好说《黄帝内经》建构了中医理论框架。历代分类研究《黄帝内经》诸家，可谓从形式建构中医理论框架的最早尝试者，从唐·杨上善《黄帝内经太素》分摄生、阴阳、人合、脏腑、经脉、输穴、营卫气、身度、诊候、证候、设方、九针、补泻、伤寒、寒热、邪论、风论、气论、杂病十九大类，到明·张介宾《类经》分摄生、阴阳、藏象、脉色、经络、标本、气味、论治、疾病、针刺、运气、会通十二大类，明·李中梓《内经知要》分道生、阴阳、色诊、脉诊、藏象、经络、治则、病能八类，可谓古代中医理论框架建构的概况。

伴随着中医教育事业的发展，教材建设可谓中医教育事业的重中之重。古代中医教育大多以《素问》《神农本草经》《伤寒论》《脉经》《针灸甲乙经》《难经》《诸病源候论》《备急千金要方》《龙树论》《圣惠选方》等经典及名家著作为教材，还谈不上对中医理论的系统梳理。《医宗金鉴》作为清代皇家主编的专用教材，虽说具有综合性、经典性、先进性、实用性等特点，但从中医药理论建构的角度而言，恰恰是其不足之处。因为《医宗金鉴》缺乏对《内经》理论的扼要论述，也缺少本草药性部分，造成其在基础理论上有所欠缺。进入近现代以来，随着西方科学技术知识与教育模式的传入，中医教育与教材建设也发生根本性的转变，基于文献整理研究的教材建设，有力地促进了中医理论体系框架的建构。早在1928年，由秦伯未、蒋文芳等人提议，在上海召开了我国中医史上第一次全国性的中医学校教材编辑会，虽因参会人员学术见解不同，意见不统一，最终未能就课程、教材、学制等问题达成共识，但蒋文芳提出的“整理固有医学之精华，列为明显之系统，运用合乎现代的理论，制为完善之学说”成为之后中医学课程教材建设的指导原则。中华人民共和国成立后，中医教材建设的思路基本没有超越此原则。20世纪50—60年代，北京中医学院编著的《内经讲义》(1955)、杉原德行（白羊译）的《中医学基础简释》(1957)、南京中医学院编著的《中医学概论》(1958)、福建中医学院编著的《中医学基础》(1963）等，开启了运用现代语言文字整理、建构中医理论的新篇章。从《内经讲义》的原文选编与现代中医理论建构混合，分化出包含基础理论与中医诊断学的《中医学基础》，再到《中医基础理论》和《中医诊断学》的独立，统编 / 规划教材不断修编，至今已修编至第十版，加之 20 世纪 80 年代中后期，各地出版了《中医学导论》《中医藏象学说》《中医病因病机学》《中医养生防治学》等基础理论的分化教材，教材建设有力地促进了中医理论的发展，主要体现在以下几点：一是系统梳理了历代中医理论研究的成果，建构了富有时代特征的中医理论体系框架；二是定义、规范了中医理论的相关概念，并引入了一些新概念；三是丰富、完善了中医理论，补充了思维方法、精气学说、体质学说等内容。

另外，基于文献梳理或结合临床研究编著的中医工具书、制定的术语标准等，也是现代中医药理论研究的重要成果，其中有代表性的如《中医大辞典》《中医基础理论术语》《中医临床诊疗术语》等，为中医理论的规范化做出了重要贡献。

虽然文献梳理的理论建构性研究，对中医理论体系的丰富、完善具有重要贡献，但也存在着一些问题，主要表现为集成有缺漏，归真有变异，纳新有西化等，还需进一步研究。

### （三）实践升华——理论创新性研究

临床实践经验是中医理论建构与不断发展的不竭动力，中医学术发展史上各种流派的形成，莫不是临床实践经验的总结和升华，中医学在现代社会的存在、发展，也以临床实践所取得的疗效与经验为根本保障。故邓铁涛指出：中医学的传统研究方法是继承前人的理论—进行临床实践—总结提高—创立新论。临床实践是传统研究最重要的一环，在继承前人理论的指导下诊察病人、治疗病人，给病人以治疗信息，进而收集接受治疗后反馈的信息，如是循环往复，总结提高，上升为理论，以修改、补充前人的论述。因此，从名老中医诊治现代重大疑难疾病的经验入手，总结创新中医理论，仍然是中医理论发展的重要途径。

例如，现代临床常见的脑血管意外、脑动脉硬化、癫痫病、帕金森病等多属于中医内风证的范畴，中医称之为中风、眩晕、痫证、颤证等。临床实践证明，这类病症除了具有动摇、眩晕、震颤、抽搐等风气内动的症状外，常常兼见舌质紫暗或舌下脉络青紫、面色晦暗或青黑、皮肤粗糙、血液黏稠度增高等瘀血症状。大量临床实践表明，内风证常兼有瘀血症状，活血化瘀可以治疗内风。何绍奇在《现代中医内科学》中总结临床实践经验，明确提出:“瘀血阻滞，脉道不通，血行不畅，筋脉失濡而手足颤动，屈伸不利，此即瘀血生风。”刘昭纯等结合临床实践经验，总结出瘀血生风的发病特点为多见于老年患者、多继发于慢性病、多出现神志异常、多与其他内风证并存，进一步完善了瘀血生风的病机理论。

再如20世纪80年代后期日本学者运用黄连解毒汤治疗中风取得良好疗效，继而国内也有大量运用黄连解毒汤加减治疗中风的报道，清开灵、醒脑静注射液等运用于中风病急性期的治疗也效果显著。而清开灵、醒脑静注射液皆可谓集清热解毒药之大成，具有明显的清热泻火解毒之功。再者，临床观察发现，中风病急性期的转归与腑气不通有密切的关系，随着大便秘结或不通程度的加重，病程延长，病情加重，疗效降低。采用通腑、化痰、泄热法治疗中风急性期患者，常可取得良好的疗效，有较早减轻脑水肿的作用。一般认为，通腑、化痰、泄热法对中风病急性期的良好疗效是其发挥了畅利枢机，疏导蕴结之热毒、痰浊的作用，为内生之毒的清除打开了门户之故。这也为中风病毒损脑络病机假说的形成提供了临床经验的支持。在此基础上，王永炎提出了中风病“毒损脑络”的病机假说。

现代中医理论研究的重大课题，也无不与解决现代人类重大疾病及健康问题密切相关，特别是中医诊疗理论的研究，更是着眼于中医治疗的优势病种来进行。中医药类国家级成果奖绝大多数为临床研究成果，即使“973”计划中的中医理论基础研究专项，也多与临床研究密切联系。如“基于‘肾藏精’的藏象理论基础研究”，该项目六个课题中四个即着眼于临床研究，分别从不孕不育、骨质疏松症、老年性痴呆、障碍性贫血探讨有关“肾主生殖”“肾主骨”“肾生髓”“脑为髓海”等理论。再如“中医病因病机理论继承与创新研究”的九个课题均涉及临床研究，包括肝硬化、艾滋病、心脑血管血栓性疾病、甲状腺功能亢进症、出血性中风病、冠心病心绞痛、胃癌前状态性疾病，以及周仲瑛、颜德馨两位国医大师的经验总结。上述研究的基本路径为：第一，从名医大量临床病案中提炼科学假说；第二，考镜源流，寻找文献依据；第三，通过临床研究体现创新理论的实践意义；第四，通过实验研究揭示中医理论的科学内涵。

当代重大疾病的中医药治疗经验为中医理论的总结提供了经验材料，但从目前的研究状况来看，基于临床实践的中医理论总结创新明显滞后，由于课题研究的分散，结论的离散度很大，要将其提炼升华为逻辑自洽的理论还任重道远。如“中医病因病机理论继承与创新研究”的四个课题涉及毒——外毒、瘀毒、内毒、毒热，那么，作为此四种不同毒邪属概念的毒的内涵、外延如何？产生原因、致病特点如何？毒的现代科学表征是什么？与其他有关毒的研究成果之间如何整合？诸如此类的问题，至今尚未得到解答。

总之，人类防治疾病、促进健康，就需要提出种种实用性或技术性的问题，解决已有理论与经验事实的矛盾，寻找经验事实之间的联系并做出统一的解释，无疑是中医理论发展的永恒动力，也是中医理论研究永远的着眼点。

（四）科学问题——发现创新性研究

自然科学发展的历史表明，问题是科学发展的真正灵魂，贯穿于科学研究的始终。科学研究不但开始于问题，而且正是问题推动研究，指导研究。自然科学发展的历史，就是它所研究问题发展的历史，是问题不断展开和深入的历史。正如著名科学哲学家卡尔·波普尔在《猜想与反驳》中说："科学和知识的增长永远始于问题，终于问题——愈来愈深化的问题，愈来愈能启发新问题的问题。"

中医学历经千百年的实践所积累的经验，以及与中国古代哲学融合所形成的中医理论中，蕴含着许多大大小小的科学问题。从大的方面来说，如中医学在中国古代哲学"天人合一"整体思维指导下所形成的形与神辩证统一的思想，为研究人体生命活动与心理活动的关系提供了思路，围绕这一命题，现代学者在系统梳理古代文献的基础上，结合当代自然科学的相关研究成果，建构了中医心理学、中医情志学等理论体系。再如人类生活于空间与时间两个维度环境之中，相对而言，现代医学的发展主要着眼于空间维度，相关的研究也达到了很高的水平，但对于时间与生命的关系研究较为薄弱。而传统中医学更重视时间维度，在时间与生命活动及疾病的防治方面积累了较为丰富的实践经验，并从理论上进行了有益的探索，提出了时藏相关的命题。这一命题具有丰富的科学价值，但并未引起中医学界的足够重视和深入研究，大多只局限于古代文献的梳理和临床验案的报道，已有的实验研究也仅仅是试图证明有关经典理论的正确性，缺乏创新性的研究。现在，应当在临床流行病学调研和实验研究的基础上，系统总结和归纳中医有关人体生理、病理节律模式，探索时间节律的调控机制，建构新的时藏相关理论，进而指导中医临床诊断与治疗，并开发针对时间相关性疾病的治疗方法与技术。另外，王琦、匡调元等学者从中医文献梳理中提炼出中医体质的概念，结合临床与现代科学技术加以系统、深入的研究，建构了中医体质学理论。从小的方面来说，如《素问·六元正纪大论》提出“有故无殒，亦无殒”的观点，认为药物的效用、毒性反应与患者机体的状态相关，提示在完全符合辨证治疗的理想状况下，在一定的范围内，药物的耐受性及毒性反应是随着机体疾病状态的不同而变化的，由此开启了中药毒性评价的新思路与新方法。诸如此类，不胜枚举。对此，也可借用林德宏在《东方的智慧》中评价东方自然观对现代科学的价值时所说：“古老的东方自然观不能代替现代的科学研究，它的功能是为科学研究提供一种理论思想、思维的方法，提供某种思路和角度。”中医学经验与理论中所蕴含的科学问题，则为现代学者的研究提供了极佳的研究思路与方法。

综上所述，现代中医理论发展与创新方式可概括为科学诠释的解析说明性研究、基于文献梳理的理论建构性研究、通过实践升华的理论创新性研究、提炼科学问题的发现创新性研究四个方面，其中在总结历代学术思想基础上的教材建设与相关辞书、标准的编著，可以说是中医理论体系丰富、规范及框架建构的主体；面对现代重大疾病的中医诊疗实践，是中医理论创新的动力；凝练科学问题，结合中医临床，借用现代科学技术开展实验研究，是中医理论加速发展的必由之路。

## 二、新形势下中医理论研究的路径及重点

关于新形势，人们可以从不同的层面加以认识。从宏观层面而言，可以说我们正处于大科学、大数据、大健康的时代，也是一个大变革的时代。从与中医理论研究及发展相关的较为具体的层面而言，新形势主要体现在以下四个方面：一是伴随着生物化学、分子生物学、基因工程学、电子学、新兴材料学、信息技术等各种现代科学的迅猛发展，西医学突飞猛进，相比之下，中医学的发展不仅明显滞后，而且难以与现代科学技术形成互动共进的发展态势。二是随着西医学的迅速发展，依托于现代科学的西医学不仅拥有更多的话语权，而且导致中医临床阵地萎缩，特别是临床中西医混合治疗的普遍实施，使从临床总结理论的传统中医理论发展通道受阻或难度加大，阻碍了中医理论的发展。三是滋养中医理论发展的中国传统文化，自五四运动以后发生断裂，导致中医理论在当代科学及西方文化占统治地位的情况下，失去了应有的话语权，丧失了哲学理论的引导。四是现代疾病谱的变化，以及人类对健康需求的提升，又为中医学术的发展提供了良好的机遇。

反思60余年来中医理论上述四方面的研究成果，可以发现尚存在诸多问题，如科学诠释性研究存在难以回归中医理论体系，以及随着现代科学的发展而难以穷尽两大问题；基于文献梳理的理论建构性研究存在着集成有缺漏、归真有变

异、纳新有西化等问题，但归真、西化如何确定其划界标准，又难以达成有效共识，特别是对中医概念的研究相对滞后，理论体系的逻辑分析不足，体系建构有待进一步完善；基于临床实践的中医理论总结创新明显滞后，由于课题研究的分散，结论的离散度很大，如何将其提炼升华为逻辑自洽的理论还任重道远；着眼于科学问题的创新性研究，由于研究群体的知识结构、视野，以及相关学科研究人员的交叉较少等局限，并没有得到足够的重视，或没有凝练出准确的科学问题加以研究，理论的逻辑分析与论证环节十分薄弱。正由于上述问题的存在，以致王健教授在香山论坛上指出，中医“理论研究呈现零星化、碎片化，融合不够、开放不够、序贯不够、继承不够、创新不够、分化不够、引领不够”。

面对中医理论研究与发展的困境，结合中医药研究队伍的实际，以及未来社会发展的需求，中医理论研究可重点着眼于以下几个方面。

### （一）面向古代传统的概念与理论框架研究

中医学作为中国传统科学的重要组成部分，是有别于现代科学范式的另一类科学体系，有其独特的概念、理论体系、思维方法等。现代中医理论体系的构建也是近几十年的事，还很不完善，有待于从概念、构建方法、理论框架、理论证伪等方面加以深入研究。

概念是理论构建的基本单元。中医学的概念富有自身的学术特征，主要表现为以自然语言为主体，名词繁多而定义很少，定义多为外延定义，具有多相性、形象性及辩证思维特征，概念的规范性弱，定义缺乏逻辑的严密性，发展形式为叠层累积，从语用角度看多有符号替代使用现象等。由此造成了中医一些概念的歧义、混乱，阻碍了中医学术的发展。因此，应以坚实的文献研究为基础，借用现代逻辑学方法等，对中医理论体系概念范畴进行“名”与“实”的源流考证，理清不同时代相关概念的发展演变，规范名词术语表述，准确揭示概念的内涵与外延，为构建新的中医理论体系框架奠定坚实的基础。

中医学思维及理论构建方法的独特性，造成了中医理论体系中人文科学与自然科学内容交融，实体概念与功能概念不分，理论的外源与内生、经验与推论、理论与假说并存等，其根本特征是高度抽象性和不确定性，难以证实，也不易被证伪，对未知的经验事实预见性较弱，理论与临床经验之间有一定程度的分离，二者缺乏良性循环加速机制。因此，有必要以中医基本概念（或范畴）、基本理论为基点，以哲学方法、逻辑方法、思维方法、科学方法论等为手段，从发生学的角度对中医基本概念、理论进行认真的研究，揭示其形成过程、本质内涵及方法论特点，以促进中医概念、专业术语的规范化及中医理论的现代语言转换，并为中医理论与现代科学包括现代医学的融通寻找切实可行的切入点和正确的方法论途径，搭建现代中医药理论体系构建的平台。

在对古今中医原始文献系统研究的基础上，提取中医理论的概念、命题并加以分门别类，确认其理论意义、实践基础、内在联系，结合上述概念及构建方法研究，从而建立结构合理、层次清晰、概念明确、表述规范，能够指导临床，体现学科内在规律的体系框架。

由于历史的原因及模式推理的广泛使用，中医理论中理论与假说并存的现象较为普遍，典型的如中医运气学说对现代疫病的预测等。故急需在坚实的文献与临床实践基础上，敢于正视问题，借用发生学、逻辑学、科学哲学等方法，开展中医理论的证伪研究，去伪存真，提炼科学问题，以促进中医理论的健康发展。

### （二）面向临床实际的中医理论创新研究

历史的经验告诉我们，中医理论研究成果的取得，遵循了共同的规律：面向时代需求，源于临床实践，指导临床实践，在实践中检验。如关于冠心病的病因病机，代表性学说有血瘀说、瘀毒从化说、痰瘀互结说、心脾痰瘀相关说、脾胃相关说、络病说等。其中，血瘀说又有气虚血瘀、阳虚血瘀、气滞血瘀、痰阻血瘀等不同类型。其他如中风病的毒损脑络、肾脏疾病的毒损肾络、冠心病的毒损心络、慢性肝病的毒损肝络、消化性溃疡的毒热病机等，无不是基于临床实践的理论创新。另外，对 SARS、艾滋病、禽流感等古人所没有经历过的疾病的诊治，中医学就其病因病机的认识及相应的诊疗方法，无疑也是一种理论创新。因此，要坚持面对新问题，探索新规律，提出新思想，以防病治病的实际问题为中心，立足现代重大疾病的防治，总结和发展中医的病因病机及诊疗理论。

### （三）面向当代科学的中医理论多学科研究

当代科学技术的迅猛发展，特别是现代系统科学、科学哲学、大数据技术等研究，既为中医学的发展带来挑战，同时也为中医理论的发展带来机遇。首先，信息科学及现代医学诊疗技术的迅猛发展，为中医诊疗技术的发明与借鉴提供了良好的机遇，在此基础上的临床实践无疑又为中医理论的总结、升华提供了实践基础。其次，现代科学特别是现代医学对相关疾病机理的认识，为中医理论的创新提供了支撑，如王永炎提出的中风病毒损脑络理论、陈可冀提出的冠心病瘀毒致病理论、周学文提出的消化性溃疡毒热致病理论等，其背后都隐含着现代医学对相关疾病病理认识的支撑。最后，对于一些创新性的理论，还需借助现代科学技术进一步研究，如中风病毒损脑络或多种疾病毒损脉络的病机，关于毒的本质、层级结构、脑络或脉络的具体所指、损伤的过程与机制等，以及中药活性部位和中药组分的药性实证研究等。因此，在现代科学技术环境及语境下，中医学术的研究应持开放包容的态度，既要保持中医的特色与优势，也应考虑中国文化的走向及中国人生活方式的变迁，同时遵循科学技术的一般规律，要准确理解中医理论的内涵，把握科学问题，借助学科交叉，利用多学科新知识、新成果，发展和创新中医理论，以更好地指导临床实践。

### （四）面向未来需求的中医健康理论等研究

随着人们生活水平的不断提高及医学模式的转换，健康问题受到国人的高度关注，2013 年国务院即颁发了《关于促进健康服务业发展的若干意见》，2015 年又颁发了《中医药健康服务发展规划（2015—2020 年）》，党的十八届五中全会提出了“健康中国”的概念。中医学作为我国独具特色的健康服务资源，强调整体把握健康状态，注重个体化，突出治未病，临床疗效确切，治疗方法灵活，养生保健作用突出，故充分发挥中医药特色优势，加快发展中医药健康服务，是全面发展中医药事业、促进健康服务业发展的必然要求。与此相适应，中医有关健康的概念、思想与观念，以及健康状态的内涵、要素、分类等健康理论体系的研究作为中医理论研究的重要范畴，也应得到高度重视。此外，中医治未病、康复理论等，也需要从哲学观到具体的医学理论，乃至理论指导下的操作技术，进行系统而深入的研究，而不能仅仅局限于理念的层面。

习近平总书记在2014年《在文艺工作座谈会上的讲话》中指出:“传承中华文化，绝不是简单复古，也不是盲目排外，而是古为今用、洋为中用，辩证取舍、推陈出新，摒弃消极因素，继承积极思想，‘以古人之规矩，开自己之生面’，实现中华文化的创造性转化和创新性发展。”这也可借鉴为现代中医理论研究的指导思想。总之，要关注中医理论基本概念和基本原理的传承创新，注重重大疾病防治规律与理论提升的应用创新和以自由探索为主体的先导创新，弘扬主体理论，鼓励多样性探索，重视科学问题的提炼，围绕问题开展研究，同时也要重视对已有研究成果的综合集成创新，全方位地促进中医理论研究创新发展。

要理清中医理论研究的目标、路径和方法，就有必要对现代以来中医理论研究、发展状况予以系统梳理，搞清楚脚下之路的基本状况，即当代中医理论研究取得了哪些成就、存在哪些问题、走了哪些弯路等，如此，方可进一步搞清楚“我是谁，我从哪里来，我将走向何方”的问题，科学理性地选择研究路径和方法，少走弯路，促进中医学术的健康发展。为此，我们在国家重点基础研究发展计划（973计划）项目的资助下，对60余年来现代中医学术创新进行了理论分析与总结，较为系统地梳理了中医理论研究的基本情况，在此基础上，编著成《中医基础理论研究丛书》，包括《中医学概念问题研究》《中医哲学思维方法研究进展》《中国古代天人关系理论与中医学研究》《〈黄帝内经〉二十论》《中医藏象学说的理论研究进展》《中医藏象学说的临床与实验研究进展》《中医经络理论研究进展》《中医体质理论研究进展》《中医病因病机理论研究进展》《中医治则治法理论研究进展》《中医学的科学文化研究》《中医模型化推理研究》等12本。该丛书既是对陕西中医药大学中医基础理论学科所承担的国家重点基础研究发展计划（“973”计划）项目“中医理论体系框架结构研究”部分工作，以及国家社会科学基金项目“中国古代天人关系理论与中医学研究”的总结，也是作为国家中医药管理局与陕西省重点学科的部分工作总结。

陕西中医药大学《中医基础理论研究丛书》的编著，以陕西中医药大学中医基础理论重点学科团队人员为主体，山东中医药大学的王小平、鲁明源，华南师范大学的赵燕平，咸阳师范学院的蒲创国等同志也参与了编写工作。该丛书的出版，得到了陕西中医药大学领导的大力支持和陕西省重点学科建设经费的资助，中国中医药出版社华中健主任从选题到出版都给予了大力支持，在此一并表示衷心感谢。

邢玉瑞

2017年2月于古都咸阳

# 前言

《中医学的科学文化研究》从构思到形成现在的书稿历时 15 年了。记得大约是 2006 年，因社会兼职的原因，被邀请参加一个换届会议的开幕式，会议主题与己无关，思想抛锚，想到中医学有关发生、演变、发展、特征等问题，思绪万千，在主席台上随手记录了如下一些专题名称：文化基因、经验之果、先验模式、道法自然、元气之本、阴阳之道、五行之理、医易关系、天人合一、形神一体、医者意也（直觉思维）、取象比类、数之妙用、实验之维、哲医之思、医巫之争、必然或然、体用之辨、经络之树、藏象关系、异气之说、三辨论治、干支甲子、五运六气、艰难历程、经学方法（咬文嚼字）、呼唤理性、振兴之路、河图洛书。当时还没有确定书名，后来几经思考与讨论，决定书名用《中医学的科学文化研究》。书稿从 2007 年即开始撰写，但由于其间又承担了国家社科基金项目，分别参与和承担了国家重大基础专项（973）项目的两个课题，主编出版了《中医经典辞典》，以及参与古籍整理项目等诸多原因，延宕至今。其中道法自然、元气之本、阴阳之道、五行之理、医易关系、形神一体、河图洛书、干支甲子、五运六气等专题在拙著《黄帝内经研究十六讲》（人民卫生出版社 2018 年出版）相关篇章已有详细阐述，在此不再讨论。先验模式主要将讨论中医模式推理的问题，随着研究的深入将扩展为《中医模型化推理》一书，列入本套丛书出版。故这里仅将文化基因、太极图说、数之妙用、经验之果、实验之维、经学思维、杂气之说、辨证论治、三辨论治、艰难历程、呼唤理性、振兴之路 12 个专题的稿件，结集为一册出版。

中医学与文化、科学的关系，可谓纷繁复杂，既存在着时间上的演变，又存在着空间上的交错。中医学理论体系的建构以中国传统文化为基础，但中医学不是文化学；中医学充分吸收了中国古代自然科学的成就以建构理论，并指导临床实践，但中医学没有经过现代科学的洗礼，并不等同于当代自然科学。王一方[1]在《医学人文十五讲》一书中曾将中医学界定为“在本质上认同与接纳科学精神，但生长过程中缺乏西方意义上的科学方法（包括形式逻辑方法、数学方法和实验方法）。中医学的方法主要是哲学的、个性顿悟的、类比的、生活与临床体验的，其核心是以人为中心，从个体的经验开始，以经验作为判别和理解一切事物真伪、价值的标准。如果讲类型意义的话，中医是科学精神与人文方法的结合体”。因此，就中医学的发展而言，一方面要开展文化学的研究，理清传统文化对中医学正反两方面的影响，以扬长去短，促进中医学术的健康发展；另一方面又不能将中医学作为纯粹的文化问题加以研究，把认知问题混淆于本体论问题，把逻辑问题误认为实在论问题，把文化差异错当自然差异，把方法差异当成客体差异，把认识结果误认成理论之源，加之中国传统文化优势与劣势并存，并不是一个文化自信就能解决中医学当代发展的所有问题。同时，中医学与现代科学技术之间并非如库恩在《科学革命的结构》中所认为的不同范式是不可通约的。从科学发展规律来看，两种不同的理论范式之间的竞争与选择，大体有以下三种情况：一是两种或几种科学理论的相互竞争，不同学派之间的争鸣，最终导致一种科学理论对其他理论的替代；二是两种或几种不同的科学理论

[1] 王一方．医学人文十五讲［M］．北京：北京大学出版社，2006.

的相互竞争，不同理论学派的长期争鸣，产生了更高层次上统一的、综合性的、新的科学理论；三是两种或几种不同的科学理论的相互竞争，以及相关学派之间的相互争鸣，发生在一个低层次的虚拟的理论悖论之上，理论竞争和学派争鸣的结果形成了一种更高层次的、能够消解这种理论矛盾的科学理论。因此，以开放包容的心态，积极借鉴当代科学技术的一切成就，构建中医临床、理论、实验、技术之间的循环加速机制，无疑是中医学发展的必由之路。否则中医学只能在文献整理、老中医经验继承的旧模式中缓慢发展，不仅理论上难以创新，临床也会日渐滑坡、萎缩，进一步丧失话语权。

《论语·为政》论孔子对待三礼的态度谓："殷因于夏礼，所损益，可知也；周因于殷礼，可知也；其或继周者，虽百世，可知也。"著名科学哲学家库恩[1]说："一个成功的科学家必须同时显示维护传统和反对偶像崇拜这两方面的性格。"中医学界当以此为鉴。

本书是笔者就中医学有关发生、演变、发展、特征等问题，在前人研究基础上从文化与科学两个方面的一些思考，由于作者的学识所限，不足之处在所难免，敬请广大读者提出宝贵意见。中国中医药出版社的编辑为本书的出版付出了辛勤的劳动，在此特表感谢。

邢玉瑞

2021 年 1 月于陕西中医药大学

[1] 托马斯·库恩．必要的张力［M］．北京：北京大学出版社，2003.

# 目录

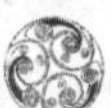

中医学与文化、科学的关系，可谓纷繁复杂，既存在着时间上的演变，又存在着空间上的交错。中医学理论体系的建构以中国传统文化为基础，但中医学不是文化学；中医学充分吸收了中国古代自然科学的成就以建构理论，并指导临床实践，但中医学没有经过现代科学的洗礼，并不等同于当代自然科学。中医学可谓是科学精神与人文方法的结合体，因此，有必要从文化、科学多层面、多角度对中医学开展研究。

# 第一章 文化基因

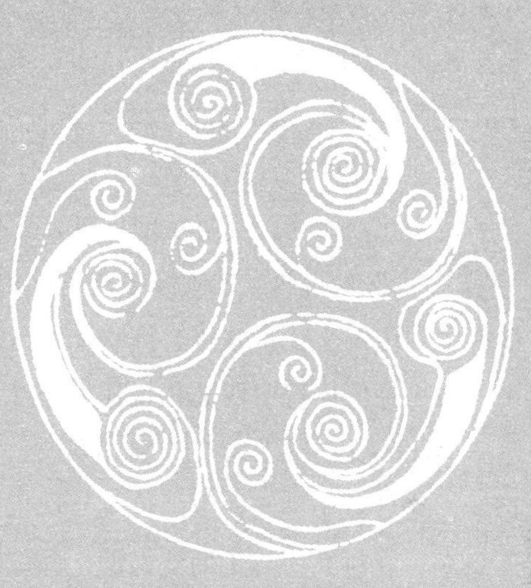

文化与基因，是分属于人文社会科学与自然科学两大不同学科门类的概念，这里之所以合称为“文化基因”，只是为了说明文化对于中医学的发生、演变的影响，犹如基因作为生命的密码，记录和传递着遗传信息，决定着生物体的生长病老死等一切性状。因为医学是一个多学科、跨层次的立体系统，是人类发展史上自然科学、思维（心理）科学、社会科学和哲学发展的综合产物，王一方[1]认为它穿透人文与科技、道德生活与商业动作、世俗关注与终极关怀的各个层面，表达着人性、知性、理性的深刻关系。因此，任何一种医学的发展都是一定文化的产物，与特定的思维方式相联系。如熊月之[2]所言：“西医最得西方古典科学重具体、讲实证的精神，中医最得中国传统文化重整体、讲联系的神韵，如果在各种学科中，举出最能体现中西文化特征的一种，我以为医学最为合适。”可以说，中西医学的发生与演变，恰似一面巨大的文化透镜，聚敛着中学与西学、传统与现代、民族主义情绪与科学思潮、农耕文明与工商业文明、都市化与田园情结等各种冲突与张力。民族的文化传统，特别是其价值观念和思维方式对中西医学的形成和发展起着非常重要的指导作用，它不仅影响着医学对象和方法的选择，而且制约着医学的性质和发展方向，中西医学范式的差异本质上是中西不同文化模塑的结果。从这个意义着眼，医学无疑可为活生生的

---

[1] 王一方．敬畏生命［M］．南京：江苏人民出版社，2000：6.

[2] 熊月之．西学东渐与晚清社会［M］．上海：上海人民出版社，1994：710.

文化标本。况且近几十年的研究表明，基因遗传因素也在某种程度上介入文化的传承之中，生物进化和文化进化是相辅相成的。美国当代著名社会生物学家威尔逊提出了基因－文化协同进化的理论，认为人类谱系的遗传进化推动了人类文化发生相平行的进化，这两种进化是有联系的。

那么，什么是文化？作为中医学基因的文化是如何形成的？其特色及其对中医学发生、演变的影响又如何？

## 第一节　文化的定义

从文化一词的发生学看，英语中的“文化”一词 culture 源于拉丁语 cultura，其本意是耕耘、耕作土地，种植、栽培庄稼，培育、饲养家畜等。中文“文化”一词，可以上溯到《易·彖传》之释贲卦：“观乎天文，以察时变；观乎人文，以化成天下。”但作为一个连贯的名词则出现在西汉刘向的《说苑·指武》：“圣人之治天下也，先文德而后武力。凡武之兴，为不服也，文化不改，然后加诛。”其文化的本意是指文治和教化。

现代意义的文化是什么？由于近现代文化研究的深入发展，文化已经成了应用最广与解释最多的词，大约有影响的文化定义就有近 200 种。罗威勒[1]曾说：“在这个世界上，没有别的东西比文化更难捉摸。我们不能分析它，因为它的成分无穷无尽；我们不能叙述它，因为它没有固定形状。我们想用文字来界定它的意义，这正

[1] 张忠利，宗文举．中西文化概论［M］．天津：天津大学出版社，2002：1.

像要把空气抓在手里似的。当我们去寻找文化时，除了不在我们手里以外，它无所不在。”借用美国二十世纪美学家肯尼克的一个譬喻，设想一个虚拟空间，里面有图画、乐谱、赞美诗、机器、船舶、房屋、教堂、诗集、家具、庄稼、树木、山丘、草地等等，不一而足。请一个人走进这个虚拟空间，让他把有文化或者说属于文化的东西给分辨出来。我们相信这个人尽管未必能对文化说出个所以然来，但是大体可以做出他的选择，比如他会把图画、乐谱、赞美诗、机器、船舶、房屋、教堂、诗集和家具指点出来，反之把庄稼、树木、山丘和草地排斥在外。但是，假如以文化为所创造的财富的总和，庄稼难道不是人类劳动的产品吗？还有草地，它是自然的还是人工的？即便假定树木和山丘保持了人迹未至的原生态，可是当它进入我们的审美视野，物我相望、情景交融的时候，是不是同时也进入了文化的视野？要之，将我们的质疑告诉这一个人，请他重新分辨一遍的话，恐怕他除了一股脑儿将所有东西指点一遍，更没有其他选择。上面的例子还是在物质的层面，那么，到了精神的层面，岂不更是不知所云？

但就文化问题的讨论而言，则又必须对文化一词有所界定，故前人从描述、功能、结构、规范、心理、历史、传承等不同角度来界定文化，以期揭示文化的含义和精神实质。如人类学家泰勒[1]认为：“文化，或文明……是一种复杂丛结

---

[1] 张岱年，程宜山．中国文化论争［M］．北京：中国人民大学出版社，2006：2.

的全体。这种复杂丛结的全体，包括知识、信仰、艺术、法律、道德、风俗，以及任何其他的人所获得的才能和习惯。”张岱年等认为：文化是人类在处理人和世界关系中所采取的精神活动与实践活动的方式及其所创造出来的物质与精神成果的总和，是活动方式与活动成果的辩证统一。辜正坤[1]认为：广义文化是人和环境互动而产生的精神、物质成果的总和，它包括一切经过人的改造和理解而别具人文特色的物质对象。狭义的文化主要指生活方式、价值观、知识，及对人类具有积极意义的技术成果。文化的最核心的东西是人的行为模式和价值观。李醒民[2]认为：文化是种族的、宗教的或社会的群体的生活形式。文化由思想和行为的惯常模式组成，是建立在符号基础上的，它包括价值、信仰、习俗、目标、态度、规范等无形生活形式，以及与之相关的体制化的、仪式化的和物质化的有形生活形式。文化是进化的、历史的、社会的产物，是通过后天习得以及先天遗传代代相继的（基因—文化协同进化）。衣俊卿[3]认为：文化是历史地凝结成的，在特定时代、特定地域、特定民族或特定人群中占主导地位的生存方式。这种历史性地凝结成的稳定的生存方式必须通过特定的价值规范和行为规范体系，通过社会运行和制度安排的内在机理而体现出来。这样一来，文化作为人的实践活动的对象化，必然在个体的和社会的各个层面的活动中对象化为不同的存在形态和形式。例如，文化可以在物质生产领域通过经济等活动而体现为物质文化；可以在社会的制度安排中体现为政治文

[1] 辜正坤．中西文化比较导论［M］．北京：北京大学出版社，2007：156.
[2] 李醒民．科学的文化意蕴［M］．北京：高等教育出版社，2007：6.
[3] 衣俊卿．文化哲学十五讲［M］．北京大学出版社，2004：49.

化或制度文化；可以在社会的精神生产中体现为哲学、艺术、科学、宗教等精神文化；可以在社会生活中体现为社会心理、社会伦理和公共价值观念；可以在个体的行为中体现为习惯、风俗、礼仪等行为规范；还可以在更为具体的层面上体现为饮食文化、建筑文化、企业文化、环境文化等等。

就文化结构或层次而言，一般划分为物质文化、制度文化和精神文化。也有学者将其分为民族精神与思维模式——语言符号系统、社会关系——社会生产与个体行为方式。其中民族精神与思维方式是意识形态层次，它是人类精神活动的主要构成，可以说是文化的内在要求，是文化的心理与意识层次。第二个层次是人类活动的语言和社会关系，属于社会生活的上层。第三个层次是社会生产与个体行为方式，是人类活动的最基本层次[1]。也有将文化视作一个包括内核与若干外缘的不定形的整体，从外而内，约略分为四个层次——物态文化层，由人类加工自然创制的各种器物构成，是人的物质生产活动方式和产品的总和。制度文化层，由人类在社会实践中组建的各种社会规范构成。行为文化层，由人类在社会实践，尤其是人际交往中约定俗成的习惯性定势构成，是一种以礼俗、民俗、风俗形态出现的见之于动作的行为模式。心态文化层，由人类在社会实践和意识活动中长期氤氲化育出来的价值观念、审美情趣、思维方式等主体因

---

［1］ 方汉文．比较文化学［M］．桂林：广西师范大学出版社，2003：35.

素构成，是文化的核心部分[1]。

## 第二节　中西文化的发生

各个民族文化的差异性，是那些民族所处的地理环境、所从事的物质生存方式、所建立的社会组织形态的多样性造成的。诚如钱穆[2]在分析中国文化特点时所认为，人类文化从源头处看，大约有三类：一为游牧文化，发源于高寒的草原地带；二为农耕文化，发源于河流灌溉的平原；三为商业文化，发源于滨海地带以及近海之岛屿。三种自然环境，决定了三种生活方式；三种生活方式，形成了三种文化型。因此，要把握一个民族文化的特征，必须首先了解这个民族的文化得以繁生的独特的自然环境和社会条件。

### 一、中西文化发生的自然环境

黑格尔在《历史哲学》中把对文化产生影响的主要的地理因素概括为三种类型：①干燥的高地和广阔的草原；②巨川大江流经的平原流域；③和海相连的海岸区域。按照这一划分，他把中国、印度、巴比伦和埃及这几个古老文明发祥地的地理环境均归为大河所灌溉的平原流域，而欧洲文化的源头古希腊罗马的文明则显然是海岸地域环境孕育的产儿。所以，中西文化发生的自然环境，可概括为河的赐予与海的磨砺。

---

[1] 冯天瑜等．中华文化史［M］．上海：上海人民出版社，1990：31–33.

[2] 钱穆．中国文化史导论［M］．上海：上海三联书店，1988：21.

1. 中华文化的自然基础

近几十年的考古成果已经越来越清楚地向我们证实，古老的中华文化是东亚大陆上多源头、多方向、多民族的不同文化价值融合凝聚而成的结晶。这些古老的文明发祥地大多分布在江河流域的河谷地带或冲积平原上。从东北的黑龙江、乌苏里江流域、辽河流域到中原的渭河、黄河流域、南方的江汉、江淮流域和珠江三角洲都留下了中华民族祖先的足迹。尤其是横贯东亚大陆的长江、黄河两大水系更以其源远流长的坦荡襟怀播下了众多的文明火种。因此，可以说中华民族是江河的儿女，古老的华夏文明的兴起离不开河的赐予。中华文化自然基础的特点可概括为以下几个方面。

（1）幅员辽阔、腹地纵深。中国自古就拥有极为广袤的疆土，早在《尚书·禹贡》中即记载："东渐于海，西被于流沙，朔南暨声教，讫于四海。"近1000万平方公里的面积，与整个欧洲大陆相差无几。这里江河纵横，土地肥沃，物种繁多，有着丰饶的生存资源和广阔的回旋天地。境内流域面积在1000平方公里的以上的河流就有1580条，流域面积超过1万平方公里的河流有79条，其中仅长江、黄河、黑龙江、珠江等几大水系的流域面积就达数百万平方公里。无论是兴起于尼罗河流域的埃及、两河流域（底格里斯河与幼发拉底河）的美索不达米亚、依山傍海的希腊还是印度河流域的文明发祥地都难以与之相比。辽阔的土地不仅为我们的祖先提供了几乎完全自足的生存条件，而且蕴藏着雄厚的发展潜能，使他能不断地自我调节和更新，并且进退裕如。

（2）复杂多变的地形地貌。中国境内的地貌极其复杂，不仅有上千条巨川大河，也有绵延的崇山峻岭，其中仅平均海拔4500米以上的世界屋脊青藏高原面积就达200万平方公里，占整个疆域的1/5。此外，还有塞外的荒漠，北部的草原，中西部沟壑纵横的黄土高原，广袤无垠的东部平原，四面环山的大盆地和1.8万公里的海岸线……总之，不同地区间地理地貌差异甚大，总的形式呈西高东低的阶梯分布，并由此形成了不同的自然景观。而这些千姿百态的自然景观，滋养了中华文化众彩纷呈的特色，为华夏多民族、多源流、多侧面的亚文化系统的形成、交融创造了条件。

（3）温暖湿润的气候。中华文化的发祥地大部分处于中纬度，气候温和，又位于全球最大的陆地——欧亚大陆的东部和全球最大的海洋——太平洋的西岸，西南距印度洋也不远。这样的地理位置，使中国大部分地区处在中温带、暖温带和亚热带，同时季风气候发达。大部分地区雨热同季，温度和水分条件配合良好，四季分明的气候为发展农业提供了适宜的条件。但是由于夏季风的影响随着内陆的延伸由东南沿海向西北内陆递减，故中国的西北地区又形成了400毫米等雨量线以外的干旱沙漠和数十亿亩的天然草场，此为北方游牧文化提供了生长的环境。

（4）半封闭的边缘地形。中华民族生活在富饶的东亚，周围是一个由地理条件构成的封闭圈。东面是浩渺无际的太平洋，缺乏远洋航海技术和工具的人类先民只能望洋兴叹。因此，海对于上古的中国人只意味着陆地的尽头，自然的天限。海洋的那一面，只有幻想中邈不可及的蓬莱仙山。西南部为崇山峻岭和充满烟瘴的热带大林莽，与唯一邻近的古老文明之邦印度之间，矗立着更加难以逾越的屏障——喜马拉雅山。西北是浩瀚无垠的漫漫黄沙和绵延起伏的高山雪峰。所谓“君不见走马川雪海边，平沙莽莽黄入天。轮台九月风夜吼，一川碎石大如斗，随风满地石乱走”（唐·岑参《走马川行奉送出师西征》）。尽管中西民族的先辈曾历尽艰辛闯出了一条沟通中西的“丝绸之路”，但却因旅途过分漫长艰险，始终未能发展为繁荣兴盛的通衢大道，无法真正地产生较大规模的交流。北方则为冰雪覆盖，寒冷荒凉，见不到文明痕迹的“穷发之北”（《庄子·逍遥游》）。这种一面临海，其他三面陆路交通极不便利，而内部回旋余地又相当开阔的地理环境，造成了与外部世界相对隔绝的状态，一方面促使中华文化能够沿着自己的方向独立发展，创造与众不同的文化品格和文明成果，并能保持自成一体的延续性。同时也给它带来了自我封闭的保守意识和自诩世界中心，盲目自尊的大国心态。

总之，自然环境对中国文化的影响途径很多。首先是通过影响生产力而影响经济关系。中国的黄河流域早在铁器使用之前就孕育出发展水平相当高的农业文明，这在很大程度上是自然之赐。其次是对政治的影响。农业文化与畜牧文化的长期对峙及中原大平原的存在，使统一的帝国成为必要和可能。其三是半封闭的条件和足够大的回旋余地，使得中国文化成为一种大陆连绵型文化。其四是对于精神文化产生直接影响。例如，由于地理环境的封闭性，中国文化没有与水平相当甚至更高的文化直接冲突过，这显然是华夏中心主义的重要形成因素。当然，自然环境对文化的影响并非从古到今都一样，它是一个相对于不同历史阶段的动态过程，从历史发展的角度看，其影响则呈递减的趋势。

2. 西方文化的自然基础

西方文明最初的舞台是亚欧大陆西侧的欧洲。它西、南、北三面环海，东与亚洲接壤，整个大陆轮廓恰似亚欧大陆向西伸出的一个巨大半岛。其中，作为西方文化滥觞的古希腊罗马文明则更与大海有着不解之缘，它们最初的疆域主要由狭长的半岛和沿海的岛屿组成。这里既没有广袤的草原，也没有东方那种肥沃的大河流域，有的只是被重叠的山峦和起伏的波涛分隔成小块的岛屿、沿海平原与盆地。而这些星罗棋布的陆地之间唯一的联系纽带便是蔚蓝的大海。因此，如果说中华文明之树是植根于一片为江河所滋润的大陆，那么西方文化之舟则是诞生在蓝色的波涛之中。西方文化自然基础的特点可概括为以下几个方面。

（1）陆地狭窄而多山，随处可见的大面积的石灰岩和瘠薄的土壤，使爱琴区域内的可耕地面积受到很大限制，加上地中海地区的气候特点是冬季湿润，夏季干燥炎热，不利于粮食作物的生长，因而很难形成完全自足的农业经济。

（2）地中海海面较为平静，海域不甚宽阔，岛屿分布众多，其特殊的海洋地理为海上航行提供了有利条件。而从周边环境看，周围有安纳托利亚和约旦河畔最早的城市，有古老的埃及王朝、亚述帝国、赫梯帝国，有以海洋民族著称的腓尼基人及其分支迦太基人，此外尚有巴勒斯坦地区希伯来人建立的以色列王国和犹太王国，早期的克里特—迈锡尼文化以及稍后的大希腊、罗马帝国，犹太教、基督教以及伊斯兰文化的圣地耶路撒冷……与它们比肩相邻交往频繁的还有古老的美索不达米亚——巴比伦文明和波斯帝国。可以说，人类上古文明的精华一半以上都诞生在地中海的怀抱。正是地中海为这些民族和文化之间的交流贸易乃至征伐、掠夺、兼并，提供了最便利的通道和更广阔的战场。而这种开放的地理环境和具有较高文化势能的周边文明又为古希腊罗马文明的成长提供了丰富的养料和宝贵的经验，并且铸就了古希腊人勇于开拓进取，又长于兼容并蓄的开放型文化性格。

（3）古希腊全境被各种天然障碍分割成若干孤立的小区域，这些地区大的不过数千平方公里，小的仅几百平方公里。这种特殊的地理环境，产生了希腊独特的城邦制社会结构，多方向、多民族共生的富于变化的文化聚合，也陶冶了希腊民族崇尚自由和个性独立的基本性格。

西方文化至少可以说有三种源流传统，一种是希腊的，一种是罗马的，一种是基督教的。这三种源流传统之间的差异非常之大，曾一度在历史中形成了尖锐的对立。希腊文化带有一种和谐的特点，呈现出对人性的尊重和对知识的追求。罗马文化则呈现出功利主义、物欲主义和对世俗国家的热爱。基督教文化则表现出对现实生活的批判和对“天国”理想的向往。而这三种不同源流传统之间则形成了融合更新的模式，即通过不同文化的“杂交”和相互否定而产生出新的文化性状，最终的结果是导致了整个社会和历史文化的不断变迁和自我超越，形成了一种超越的浪漫精神。

## 二、中西文化发生的经济基础

中西民族不同的生存环境必然会带来各相异趣的生产形式和与之相适应的经济模型，进而影响着不同民族的文化创造。《管子·牧民》说：“仓廪实则知礼节，衣食足则知荣辱。”显然，物质生产活动是任何一种民族文化植根的经济土壤。

1. 华夏土地上的农耕文明

中国大地特定的自然条件和地理环境，孕育了中华民族以农耕为主体的经济形态。农业生产是中国数千年传统社会的主要经济基础，是人民大众的衣食之本，也是历代王朝的立国之本。所以，中国古代历史典籍追述先古圣君事迹时，总是与农耕联系在一起，如《论语·宪问》称："禹、稷躬稼而有天下。"《国语·鲁语上》说："昔烈山氏之有天下也，其子曰柱，能殖百谷百蔬……故祀以为稷，共工氏之霸九州也，其子曰后土，能平九州，故祀以为社。"说明农耕与国家的兴衰紧密相关。以后"社稷"被视为立邦之本，成为国家的象征与代称。足见在华夏先民的心目中，农业乃是关系国之存亡的命脉。

当然在中原大地上农耕文明蓬勃发展的同时，在中国的西北部地区，正繁衍生存着剽悍善战的游牧民族，并与中原农耕民族形成了长期的对垒，甚至多次入主中原。但由于中国文化早期的高度发展，形成了较高的文化势能，以致它在与周边文化的碰撞与涵化中，总能成功地以本位文化为中心同化或改造异质文化，并且以雍容消纳的气度把某些外来文化因子转化为自己文化的一部分，形成了"以夏变夷"，即以华夏的文化来改造、同化蛮夷文化的文化关系模式。几千年的历史证明，在中国，外来民族或外来文化要想在中国站稳脚跟，就必须以华夏文化或儒家文化为精神支柱，必须在潜移默化的历史过程中脱胎换骨，融入以儒家文化为主体的中国文化中。这种文化特点，如果借用生物学的一个概念，叫作"米亚德现象"，即两个亲本杂交后，在它们的子代身上，往往只表现出一个亲本的性状，而另外一个亲本的性状却几乎得不到任何表现。这种"以夏变夷"的基本模式，导致了中国文化形态的超稳定结构，培育了一种协调的现实精神[1]。因此，游牧文化的存在只是中华文化的一个侧面，并不能改变以农耕为基础的中华文化的主导特色和基本性质。另外，工商业文化作为农耕经济的补充在古代中国也曾有一定程度的发展，构成了农耕经济的多元化结构。正如司马迁《史记·货殖列传》所说："待农而食之，虞而出之，工而成之，商而通之，此宁有政教发征期会哉？人各任其能，竭其力，以得所欲……农不出则乏其食，工不出则乏其事，商不出则三宝绝，虞不出则财匮少，财匮少而山泽不辟矣。此四者，民所衣食之源也。"

中国传统自然经济的基本特点及其对文化发展的影响，张岱年等认为：一是农耕经济的持续性造就了中国文化的持续性。传统农业的持续发展保证了中华文明的绵延不断，使其具有极大的承受力、愈合力和凝聚力。中国文化的早期定型，也往往使人们产生一种"瞻后"式的思维方式，所谓"圣人设教，为万世不易之法"，尽善尽美的制度和礼教存在于远古三皇五帝之中，后世的治平之道便是"克绳其法"，偶有一些枝节的改革，也大多是"托古更化"。这种文化思维模式，一方面为中国文化的长期延续和增进向心力起到了积极作用；另一方面也在不知不觉中积累着文化的守旧性格。二是农耕经济的多元成分结构的特点，造就了中国文化兼收并蓄的包容性格。就中国文化本身而言，其一开始即在一个大的局面上展开，并呈现丰富多元状态。如从生产形态来看，

[1] 赵林.中西文化分野的历史反思[M].武汉：武汉大学出版社，2004：1-3.

有农业文化、草原文化、渔猎文化等；从区域形态来看，有中原文化、齐鲁文化、吴越文化、楚文化、巴蜀文化、岭南文化等。同时，即使对外域的文化，也能敞开其博大的胸怀，扬弃吸收，如对佛教文化的吸收与发扬。三是中国农耕经济的既早熟而又不成熟，造就了中国文化的早熟性和凝重性格[1]。总之，农业自然经济决定了中国人一系列特有的文化心理，如务实精神、入世思想、经验理性、爱和平、求稳定、尚中庸、专制主义与民本主义共存等。

2. 古代希腊罗马的工商业文明

西方文化也是以新石器时期的畜牧、农耕和定居为发端的。但地域有限而多山的地理条件，使克里特岛及希腊半岛的农业难以满足不断繁衍的人口的生存需求，于是人们不得不转向山林和大海寻找生活资源，发展畜牧业、渔业以及向海外的迁移与征服都成为谋求生存的重要途径，特别是海上商品贸易。希腊式的经济结构正是以橄榄油、葡萄酒的制造和制陶、纺织业为基础产业，不断通过海上的贸易和殖民向外开拓和发展。

古代西方民族通过贸易和战争获得了大量财富，而物质财富的剧增使人们有条件去创造更多的精神财富。如著名哲学家泰勒斯（公元前 500 年左右）是摆脱神话传统的早期思想家，他首先是一位商人，这奠定了从事纯理论研究的经济基础，使他有条件、有精力去探索自己感到好奇的所有问题，终成一大哲学家、政治家、工程师、数学家兼天文学家。古希腊的许多学者情况皆大同小异。反观古代中国，则大致与此相反，吕不韦可谓是一例外。

---

[1] 张岱年，方克立．中国文化概论［M］．北京：北京师范大学出版社，2004：39–41.

另外，商业活动中浓厚的竞争意识，也深刻影响了思想家的行为。他们之间思想上的争鸣、撞击和言语的争论，可谓司空见惯。例如，毕达哥拉斯的思想受到过巴门尼德的抨击，柏拉图和亚里士多德则批判了德谟克利特。言语的争论又引起了对语词和句子的重视，柏拉图通过对“理论”的研讨，关涉了字的含义；亚里士多德的“共相论”探索了专有名词和形容词。在这些思想碰撞和言语精练过程中，人类思维得到了明显的提高。

同时，海上贸易与迁徙，促成了对个人行为的自决能力的强化，而大海作为一种博大狂放的自然力，也激起了西方人一种挑战的心理和启示：必须与大自然搏斗，征服大自然。因而西方人的生存感也很强，是强悍的民族，要战天斗地，与大自然作斗争，无法与自然融合。当然，这种自立、自决行为方式和冒险精神也会从另一个方面激发人与人之间的矛盾。人们乐于争夺各种生存资源如土地等，乐于争夺一些要害地点，如港湾、航路等等，这样英雄精神、骑士精神容易得到鼓励。

## 三、中西文化发生的社会基础

一个民族文化的发展史，除受特定的地理环境、经济状况和外来因素制约外，社会政治结构对其影响也是至关重要的。

### 1. 以血缘家庭为纽带的中国传统社会

中国古代农耕文明在一般情况下，能够通过精耕细作的小规模手工劳动，使居民达到生活的基本自给自足，它在自身范围之内具备了一切再生产和扩大生产的条件，因此，便不会产生不断革新生产技术或改变生产组织的自觉要求。在这样的自然经济结构中，家庭作为最基本的生产单位的地位便长期保持下来，并成为社会结构和国家体制中的一个重要元素。对中国人而言，家庭是集血缘承继、婚姻结合、生产经营、财政消费、社会教化甚至礼法管制等诸多功能为一体的社会单元。如卢作孚[1]《中国的建设问题与人的训练》所指出：“家庭生活是中国人第一重的社会生活；亲戚邻里朋友等关系是中国人第二重的社会生活。这两重社会生活，集中了中国人的要求，范围了中国人的活动，规定了其社会的道德条件和政治上的法律制度……就农业言，一个农业经营是一个家庭。就商业言，外面是商店，里面就是家庭。就工业言，一个家庭里安了几部织机，便是工厂。就教育言，旧时教散馆是在自己家庭里，教专馆是在人家家庭里。就政治言，一个衙门往往就是一个家庭，一个官吏来了，就是一个家长来了……人从降生到老死的时候，脱离不了家庭生活，尤其脱离不了家庭的依赖。你可以没有职业，然而不可以没有家庭。你的衣食住行都供给于家庭当中。你病了，家庭便是医院，家人便是看护……你老了，只有家庭养你，你死了，只有家庭替你办丧事。家庭亦许倚赖你成功，家庭却亦帮助你成功。你须用尽力量去维持经营你的家庭。你须为它增加财富，你须为它提高地位。不但你的家庭仰望于你，社会众人亦是以你的家庭兴败为奖惩。最好你能兴家，其次是你能管家，最叹息的是不幸败家。家庭是这样整个包围了你，你万万不能摆脱。”而且这种家族意识，是不断向外膨胀的，膨胀得使所有的人间关系，几乎都予以家庭化。

---

[1] 转引自梁漱溟 . 中国文化要义［M］. 北京：学林出版社，1987：12.

例如君不只称君，而称君父；臣不只称臣，而称臣子；地方行政首长被称为父母官；统治下的百姓被称为子民；老师可称师父；圣贤则提倡以孝治天下；用人则有举孝廉：国民则互称同胞；最高的理想是四海皆兄弟和天下一家。

农耕经济形成的安土重迁、老死不出乡的民族心态，使人们祖祖辈辈生存在同一地方，世代繁衍，往往以种姓存在，甚至整个村、郡或县全是一家人，形成了血缘与地缘关系相互纽结重叠的特殊社会结构，以血缘与婚姻为基本纽带、以“家”和“族”为形式建构的人际网络盘根错节，个人在家族乃至社会中享有的地位，通常情况下即依其在此关系网络中的位置而确定。进而，父母及长辈的权威也就最适于在这种社会形态下建立起来，并孕育出“孝”这种极重要的维系家族乃至皇权的权威思想观念，进一步催生出儒家“以孝治天下”的伦理政治纲领，家国同构的宗法制度亦由此产生。所谓家国同构，即家是国的原型，国是家的扩大，二者只是范围大小不同，实质上没有差别，其组织系统和权力配置都是严格的父家长制。故《孟子·离娄上》说：“人有恒言，皆曰‘天下国家’。天下之本在国，国之本在家，家之本在身。”可谓一语道破了中国传统社会结构的实质。

中国古代社会政治结构的特点：一是以血缘关系为纽带的宗法制度完备而系统；二是专制主义严密。其对文化的影响，社会结构的宗法型特征，导致中国文化形成伦理型范式，其正面价值是使中华民族凝聚力强劲，注重道德修养，比较重视人与人之间的温情；负面价值是使三纲五常的伦理说教，存理灭欲的修身养性，“非我族类，其心必异”的盲目排外心理等等，成为中国文化健康发展的障碍。社会结构的专制特征，导致中国文化形成政治型范式，其正面价值是中华民族的整体观念，国家利益至上的观念，造就了民族心理上的文化认同，文人学士的经世致用思想等等；负面价值是使国人存在严重的服从心态，对权威和权力的迷信，个人自信心的缺乏等。

2. 以地缘政治为基础的希腊城市国家

城邦是一种规模有限，独立自治并得到其公民的最高忠诚的共同体。这一政治社会体制的确立显然与希腊半岛上特殊的地理条件和经济面貌是密切相连的。但它所产生影响却远远超出了希腊的国界，成为罗马共和国到近代欧洲政治制度的楷模。

希腊城邦的第一个特点是以独立的城市为中心，向周围的乡村辐射。因此绝大多数城邦的经济都是以工商业为重点，或是迅速向工商业经济迈进。二是小国寡民的规模。之所以如此，一方面由于土地资源有限，难以供养过多的人口，同时也“由于生产力不够发展，公民权要由一种不可违反的一定数量对比关系来决定”[1]。为了将城邦的规模限制在一定水平上，便不得不强制性地向海外移民，而海路迁徙规模有限，加之为了安全，显然不可能整个氏族一起迁徙，甚至男女老幼阖家出海的机会都很少。“凡是不能经受这段海程的事物都必须留在家里，而许多东西——不仅是物质的——只要携带出走，就说不定必须拆散，而以后也许再也不能复原了”[2]。相反，在新开辟的城邦中，来自不同地区、不同部族的移民则会合到

---

[1] 马克思．马克思恩格斯全集［M］．第8卷．北京．人民出版社，1961：618.

[2] 汤因比．历史研究（上）［M］．上海：上海人民出版社，1966：129.

一起。这样大规模移民的一个直接果实是以血缘为基础的氏族社会组织遭到了更彻底的破坏，与此同时，则民主政治体制得以建构和发展完善。

## 四、中西文化发生、发展的语言文字基础

语言文字是文化的有机组成部分，既是重要文化的事象之一；又是其他文化项的主要载体，是文化的代码、传播的媒介；同时，它在文化的衍化方向方面起着进一步的定型作用，是一种纵向的诱导因素，辜正坤[1]称之为人类文化演变的“语言文字纵向诱导暗示律”，认为最初的语言文字一旦产生，就会自发地把人类文化的发展向某一个方向诱导。

1. 中西语言文字的基本差别与文化效应

辜正坤[2]从中西语言文字的语音、语形、语义、语法四个方面比较了它们的同异及其相应的文化方面效应，如就语音而言，汉语为单音节形式；英语则有更多的多音节字词。就语形而言，汉字的结构是一种方块形、建筑型结构，是立体的；而印欧语系的文字基本上都是拼音文字，完全符号化了，是流线型的结构。就语义而言，汉语文字可以一音多义，多义字较多，字义容易宽泛、笼统，表义模糊，但笼统则简洁，容易具有高度的概括性，综合力，在整体精确上达到非常高的程度；印欧语系语文的多义字相对就少一些，在局部

[1] 辜正坤．中西文化比较导论［M］．北京：北京大学出版社，2007：27.

[2] 辜正坤．中西文化比较导论［M］．北京：北京大学出版社，2007：117–131.

精确上达到非常高的程度。就语法而言，汉语言文字没有印欧语系语文那种前缀、后缀、时态、语态及性、数、格等一大套东西，它的定位功能相对灵活，表意功能随着位置的变化可以灵活地发生变化，具有非常高的创造性；印欧语系语文的定位功能很机械，有相对的固定性，表意比较稳定，有助于提高微观局部准确程度，也有助于西方人陶冶他们在思维方式上的严谨性。总起来说，汉语言文字的多维立体建筑性因素多一些，而西方语文（主要以印欧语系语文为例）则主要是单维流线型的因素多一些。汉语言文字的象形意味较浓厚，印欧语系语文符号化的东西多一些。汉语的自然性特点比较强，而印欧语系抽象性意味要强一些。汉语言文字是多向综合型的，而印欧语系往往是单向推理型的。汉语言文字跟自然界是贯通的，而人与景容易交融，可以说汉语言文字容易鼓励主体去跟自然沟通，因此它往往趋向模塑出一种情理性的文化。印欧语系语文所诱导出来的东西往往是事理性的东西容易占上风，因此它往往趋向模塑出一种事理性文化。通过比较，我们会发现汉语言文字的艺术性很强，同时它的艺术性强的话，反过来就意味着它的抽象符号性相对弱一些，而印欧语系语文显示出的抽象符号性要强一些。中国文化因此往往呈现比较强的画面形象感，而西方文化则呈现出较强的思维轨迹感。因此，他认为中国文化实际上是一种视觉型为主的文化，而西方文化则是一种听觉型为主的文化。

2. 中西语言文字对中西方思维及科技的影响

语言文字与思维方式是互构的，语言文字对人的思维方式具有模塑功能，从总体上来看，汉语言文字容易诱导出空间思维逻辑，印欧语系语言文字容易诱导出时间思维逻辑。故西方人容易发展时间思维逻辑，具有单维、单向、定向、确认性强，抽象逻辑思维强等特点；而中国人容易发展出空间思维逻辑，具有多维、多向、非定向、两可性、形象逻辑思维等特点。汉语言文字容易模塑出一种阴阳互补的思维模式，其代表即太极图，它不仅能用心灵理解哲理，同时也能用眼睛直接看见哲理，是视觉型文化所具有的长处。西方语言的语法系统发达，条分缕析的东西太多，容易诱导出二元对立的思维模式。如对于心与物、精神与物质、思维与存在的关系问题，西方人一定要分出主次关系来，而中国古代哲人则倾向于说心物是一体的，是一体两面的。另外，汉字的象形特点，使其本身即成为自然界的缩影，它自然而然地让人感到自然界和人之间存在着贯通的关系，因此，汉语言文字很容易诱导出天人合一的思想。联系到中西艺术，中国画是以我为主，采用散点透视，人格透视，写意用心灵作画，可称之为心画；西方画则以物为主，用焦点透视，主要局限于描摹眼睛看到的景象，可称之为眼画。

就中西语言文字与中西科技而言，印欧语系语文是一套颇为严密的语法系统编织起来的交流工具，西方人从小就在那种语系的熏陶下成长，从小养成了看待事物、描写事物、表达事物时，必须是条分缕析的，必须是主谓宾定状、性数格、时态、语态等一应俱全，必须有一连串的东西来定位、定性，力求把每一样东西说得很清楚。换言之，西方语言具有极强的逻辑形式因素，其逻辑暗示诱导力极强，而这些恰好是理论叙述所要求的东西，因此，西方的理论科学得到了最好的发展。汉语言文字的图画性特点容易在中国人大脑中熏陶出相对强的形象思维能力，而技术的发明比较多地依赖人的想象能力，因此，中国古代的技术较为发达，当代西方的许多技术成就都和中国原有的技术成就有着千丝万缕的联系。相对而言，中国人的逻辑思维能力较弱，所以理论科学发展滞后。

总括中西语言文字对中西方学术的影响，辜正坤[1]作了简明扼要的概括：

中国学者：宏观定性为主——一语中的——一本书主义——越老越值钱——承传为主——学术从属价值观。

西方学者：微观量化为主——条分缕析——十本书主义——越少越值钱——标新为主——价值观从属学术。

## 第三节　中西文化的基本精神

中西文化各自的基本精神究竟是什么？二者间又有哪些冲突与差异？这个问题近百年来一直是中外思想界学者讨论的热点。中国革命的先行者之一李大钊提出："东西文明根本不同点，即东洋文明主静，西洋文明主动是也。"并对两大文明不同的特征做了较为全面的总结："一为自然的，一为人为的；一为安息的，一为战争的；一为消极的，一为积极的；一为依赖的，一为独立的；一为苟安的，一为突进的；一为因袭的，一为创造的；一为保守的，一为进步的；一为直觉的，一为理智的；一为空想的，一为体验的；一为艺术的，一为科学的；一为精神的，一为物质的；一为灵的，一为肉的；一为向天的，一为立地的；一为自然支配人间的，一为人间征服自然

[1] 辜正坤．中西文化比较导论［M］．北京：北京大学出版社，2007：140.

的。”这一总结可以说是五四时期关于东西文化差异讨论中各种观点的大融合。张岱年等[1]则将中国几千年来文化传统的基本精神的主要内涵概括为：天人合一，以人为本，贵和尚中，刚健有为。将中国文化的特点概括为：①强大的生命力和凝聚力。中国文化的强大生命力表现在它的同化力、融合力、延续力和凝聚力等诸方面。同化力是指外域文化进入中国后，大都逐步中国化，融入中国文化而成为其一部分。融合力是指中国文化并非单纯的汉民族文化或黄河流域的文化，而是在汉民族文化的基础上，善于有机地吸收中国境内各民族及不同地域的文化，形成具有丰富内涵的中华文化。而同化力和融合力则是中国文化生命延续力的内在基础。中国文化的凝聚力具体表现为文化心理的自我认同感和超地域、超国界的文化群体归属感。②重实际求稳定的农业文化心态。形成“实用－经验”理性。如重农、尚农的社会共识，重实际而黜玄想的务实精神，安土乐天的生活情趣，包含循环与恒久意识的变易观念等。④以家族为本位的宗法集体主义文化。⑤尊君重民相反相成的政治文化。⑥摆脱神学独断的生活信念。⑦重人伦轻自然的学术倾向。⑧经学优先笼罩一切文化领域。韦政通[2]认为中国传统文化有十大特征，即独创性、悠久性、涵摄性、统一性、保守性、崇尚和平、乡土情谊、有情的宇宙观、家族本位、重德精神。这些对中国传统

---

[1] 张岱年，方克立．中国文化概论［M］．北京：北京师范大学出版社，2004：268-284.

[2] 韦政通．中国文化概论［M］．长沙：岳麓书社，2003：22-58.

文化特点的认识，也正是基于中西文化的比较而来。

## 一、人文传统与科学精神

中国文化精神的核心是人文传统，即中国全部传统文化的核心价值都是围绕着人的社会存在而建立起来的，它不刻意于宗教与神灵的寄托，也不追求纯自然的知识体系，而是专注于人的社会关系的和谐与道德人格的完善。首先，中国文化较之世界其他文化更早地摆脱了神的权威的控制。其次，以礼乐教化为中心的道德理性，支撑着人们的精神信念，无疑是中国文化精神的最根本的体现。其三，只是努力发展各种与人伦社会有关的思想学说，而不关心对客观自然的认识，不热心逻辑认识体系和自然科学体系的建立。其四，追求人与自然的和谐共生。

西方文化精神的核心是科学精神，主要体现在三个方面：一是理性精神。它表现为承认客观自然世界的可认知性，在各个领域中对形式逻辑的推论和证明法则的普遍遵从，在科学及学术活动中对概念、范畴的建立和理论抽象的偏好，对真理的虔诚信念，以及在日常行为方式中的工具合理性原则。二是客观态度。西方人为实现驾驭自然的目的，强调尊重物质世界的客观规律，这在科学研究中则表现为注重实验与实证，在文学艺术上表现为重写实、求逼真的模仿，在行为上则是重实利、重效用的生活方式的普遍化。三是不断探索科学真理的执着态度。它不盲从传统，不迷信权威，不满足于已取得的经验与结论，总之，它敢于用怀疑的眼光去审视旧有的一切观念和成就，甚至怀疑自己。法国学者保尔·阿萨尔曾在《欧洲意识危机》中精辟地指出："什么是欧洲？欧洲是一种永不满足的思想。它不怜悯自己，它无休止地寻求两种东西：一是幸福，另一个对它来说非常必要、非常宝贵，这就是真理。它刚刚找到似乎适应这双重要求的一种状态，它便发现，它知道它还很像无把握获得，只有临时和相对。于是它又开始了使它光荣而痛苦的绝望的追求。”正是基于上述差异，冯天瑜[1]认为中国文化属于以“求善”为目标的伦理型，希腊文化属于以“求真”为目标的科学型。

## 二、群体认同与个人本位

在中西文化的价值系统中，都把人放在中心位置上，但对人的理解却截然不同。以家庭为基本单元的社会结构，决定了中国人的社会存在遵循着义务本位的群体原则。中国文化把人理解为类的存在物，重视人的社会价值，仅把人看作群体的一分子，人的社会存在首先依存于以血缘关系为纽带的家庭和宗族集团，他在这一切初始亲属集团中享有某种在集团外无法得到的安全、连续和持久的地位，于是他被固定在这个关系网上，在这里满足自己的一切社会性需要，也履行各种必不可少的义务，并以一种内外有别的标准去理解和处理集团之内与外的不同事物。同时要求每个人必须严格遵从并适应他在家庭关系网络乃至整个社会结构中被确定的身份和角色，不能有所逾越，而应当自觉接受“礼”的规范约束。此外，义务本位的群体原则除了宗族集团的认同和乡土情谊之外，还要求对社稷的效忠。这种效忠的出发点并非对人类共同利益和价值的献身，也不是明确个人承担对国家民

[1] 冯天瑜．中国古文化的伦理型特征［J］．江都学刊，1986（3）：16.

族和社会应尽的责任，而仍是对君主大家长的人身隶属和依附。这种伦理性质的价值观使人的价值活动一元化、简单化，使人的精神生活、物质生活贫困化，它导致人的抽象化，使人的个性、创造力受到压抑，忽视对自然的科学探索，而执着于“独善其身”，造成人们在心理上、精神上表现出一种平庸、消极的态度。

西方商业经济和城邦制社会孕育出了西方人个体本位的文化精神。在整体与个体的关系上，西方文化把肯定人作为个体存在的价值，看作人类社会结构的基础，承认个人的尊严与价值，肯定个人的权利，倡导自由精神，鼓励个人创造性的发现，并以个人所表现出的勇敢、力量、智慧为最高的人格体现。在这样的理论背景下，形成了西方人个人中心的处世态度，他不依附于家庭，也不依赖于他人，而是倾向于自我依赖。在伦理观上的体现，则是所谓“合理利己主义”的人际关系原则在西方社会得到较普遍的认同。这一原则的实质是在不损害他人的前提下，每个人都坚定地维护自己的个人利益。为保证每个人在实现自己利益的同时不会损害他人的权利，西方人依照平等互利的契约原则建立社会团体和国家，契约原则是西方式法律体系和民主政治体制建立的基础。

中国传统文化同传统农业文明和自然经济在本质上是一致的，按照弗洛姆的说法，传统农业文明条件下作为个体的人尚未存在，这并不是说人的自由被剥夺，而是说人的个体自由尚未真正形成，人还生活在自然的或原始的关联之中，与由于缺少自觉地征服自然的精神向导，支配人的生活和社会活动的主要文化要素是传统、经验、常识、习惯、自然节律，而不是理性主义文化模式所倚重的理性、科学、自由、主体意识、创新精神。因此，这种文化模式是“以过去为定向”的，具有消极性和保守性，缺少历史感和超越感，受这种文化模式支配的社会缺少内在驱动力和发展的活力。而工业文明或现代化的实质是个体化和理性化的进程，因此，个体本位和个体自由成为现代人的本质性的生存方式，主导性的文化精神。

## 三、中庸和平与崇力尚争

从群体本位与个体本位的不同原则出发，不可避免地导致了中西文化在民族性格和社会价值取向上的差异，这便是中国人注重节制、追求和谐与平稳的文化性格与西方人鼓励竞争、追求功利、崇尚力量和进取的价值目标。

1. 中国精神的“中”与“和”

中国文化从自己的群体价值目标出发，必然把协调人际关系放在首位。儒家的中庸，道家的柔弱、守雌、处下不争，造就了中国人和平文弱的文化性格。一方面汉民族性好和平，不尚征伐，不喜穷兵黩武的扩张侵略。另一方面，在一般民众的世俗生活中，人们重节制、求平稳的结果是老成持重、世故圆滑、妥协折中、谦退隐忍、随遇而安成了中国人的立身准则，“明哲保身”“知足常乐”“安分守己”“适可而止”“后退一步自然宽”“出头的椽子先烂”等俗语成了中国人的处世格言。由此衍生出的不思变化，不求进取的文化氛围无疑消解了中国社会发展和进步的动力。

2. 西方价值的“利”与“力”

以个体的商业活动为基础的西方文化，始终把“利”与“力”看作健康的价值，它鼓励人们积极地追求现实的功利，并在平等的基础上开展竞争，努力获取个人的最大利益和幸福。由此形成了西方崇力好斗尚争的民族性格和文化精神，主要表现为：一是功利主义的道德原则，即尽可能趋利避害，追求自己的最大幸福，而将是否有用作为判断是非善恶的前提；二是强烈的竞争意识，以及由此发展为好勇尚武的冒险精神，诚如赫拉克利特所说："一切都是斗争所产生的"；三是对力量的崇拜，通常把勇敢善战，能以力量征服对手看作最大的美德，并由此发展为对更高层次的力量表现——知识、智慧、技术的崇拜。

由此又衍生出中西文化在民族关系问题上协和万邦与征服世界的差异，如陈独秀在《东西民族根本思想之差异》一文中所说："西洋民族以战争为本位，东洋民族以安息为本位。儒者不尚力争，何况于战。老氏之教，不尚贤，使民不争，以佳兵为不祥之器。故中土自西汉以来，黩武穷兵，国之大戒。佛徒戒杀，益堕健斗之风……若西洋诸民族，好战健斗，根诸天性，成为风俗。自古宗教之战、政治之战、商业之战，欧罗巴之全部文明史无一字非鲜血所书。英吉利人以鲜血取得世界之霸权，德意志人以鲜血造成今日之荣誉。"

从秦朝开始直到清朝初年，历代最稳定的、设置行政区域的疆域范围，基本都是阴山山脉和辽河中游以南，青藏高原、横断山脉以东的中国内地。这一范围四周并不都有什么难以逾越的地理障碍，尽管王朝的军队一次次外出远征并获得胜利，郑和七下西洋，比起发现新大陆的哥伦布，要早半个多世纪走向了大海，但却很少将自己的正式政区扩展出去。究其原因，与中庸和平的民族精神不无关系，辜正坤[1]认为中国未发生海外殖民、扩张土地的原因，一是太

[1] 辜正坤. 中西文化比较导论［M］. 北京：北京大学出版社，2007：42-43.

善良、太人性、太讲仁义礼智信；二是自大心理，认为自己的“天朝”这块地方是最好的，别的地方都是蛮夷所居之地，看不上；三是家庭观念极强，多半不愿意离乡背井到所谓边远的地方去。当然，从科学文化的角度看，尽管郑和航海在规模、航路和航海技术等实用科学层面上远远领先于西方，但在科学探索动机、科学精神和理论知识背景等科学文化层面上却大大逊色于西方，两种科学文化背景的差异是导致中西航海活动不同结局的深层原因。郑和下西洋注重的是人文、政治的交往，宣扬德化与友好往来，而忽视了开发与利用海外自然资源和市场，未能把航海活动转化为促进科技进步和经济发展的因素。因此，郑和带给这个世界的只能是一种让世人迷惑与惊叹了几个世纪的海洋精神，留下的是在航海技术领先的情况下痛失近代科学革命机遇的惨痛教训。汤因比[1]对此评论道：“在15世纪后期葡萄牙航海设计家的发明之前，这些中国船在世界上是无与伦比的，所到之地的统治者都对之肃然起敬。如果坚持下去的话，中国人的力量能使中国成为名副其实的全球文明世界的‘中央王国’。他们本来应在葡萄牙之前就占有霍尔木兹海峡，并绕过好望角；他们本应在西班牙人之间就发现并且征服美洲的。”

## 四、封闭性与开放性

传统中国在地理上半封闭的隔离机制，自足的农业经济

[1] 汤因比.人类与大地母亲［M］.上海：上海人民出版社，1992：650.

以及强烈的血缘宗族意识铸就了中国人平稳求实的大陆型性格。由这一性格凝聚而成的民族精神除了中庸和平的思想行为模式外，还表现为求统一、尚传承、重内省、轻开拓的文化心态，从而形成了以自我保存、向心凝聚为宗旨的发展方针和独立自足、稳定绵延的文化形态。从纵向的历时发展看，中国文化重宗派传承因袭而轻权变、恶革新，这一特征突出表现在学术文化界尊孔读经的经学传统，政治上封建君主集权专制的古圣先王之法千余年的延续，民间生活生产方式也是重守恶变，不违祖制，唯古是法，遵古炮制。如医家以家传秘方为生，商家以百年老号为荣，学书法、绘画也需从临摹古人笔墨入手，社会团体、家族乃至丛林寺院则以师父、长老为尊等等，如此强固的遵统合模、尚古拒变的历史惯性，无疑严重阻碍着文化的创新。从共时的角度看，中国文化主题体现为眼光向内，重视内部的统一和凝聚，追求以我族为中心的一元价值系统，而在文化的横向交流和吸收上取被动的姿态。总之，从崇古守常、我族中心到大一统的文化价值观，必然使中国文化从开放涵纳逐步趋向于保守自足，即或是创新，也常常是寓创新于保守。其最有名的例子，就是汉武帝的“复古更化”运动。“复古”是承继尧舜三代的道统，“更化”是要以儒家的道理改变秦代遗留下来的恶俗。复古是保守，更化是创新，汉武帝把创新的基础建立在保守上，这就是寓创新于保守。

西方文化的开放精神，首先表现在它总把目光投向世界，善于从不同的异质文化中汲取精神养料。同时还表现在积极向外开拓上，这种开拓首先是开发农业生产基地和商业贸易市场，其次是对外的扩张征服与殖民活动，第三是文化的传播与输出，这三者在许多时候又是连在一起的。另外，求变务新的创造进取精神也是西方文化开放性的体现。赫拉克利特曾说:“不能两次踏进同一条河流。”“太阳每天都是新的”。文艺复兴以后,变化、超越、突破、更新的思想成为西方社会的时尚,西方的哲学、美学与艺术思潮的流变,乃至科学技术的发展,都充分体现了这一精神。

## 五、伦理精神与宗教精神

中国文化的基本精神和特征可归结为伦理精神,或称为伦理本位主义或伦理中心论。其含义就是把一切问题伦理化,把一切是非判断都归之为以封建伦理纲常为标准的价值判断。这种伦理型文化决定了中国文化的一系列特征:一是道德学说成为维护社会秩序的精神支柱和各类观念的出发点、归结点。如中国儒家文化强调人生之要义,首先是格物、致知、诚意、正心,而后自然就能够修身、齐家、治国、平天下,这就是朱熹从《大学》中总结的儒家八条目。总之,一切惊天动地的伟大事业都必须落实到平凡的道德修养之中,内圣而后才能外王。当年朱熹在评价周敦颐的玄奥高深的太极无极之说时总结道:“其高极乎太极无极之妙,而其实不离乎日用之间;其幽探乎阴阳五行之赜,而其实不离乎仁义礼智刚柔善恶之际。”因此,所有玄而又玄的东西,说到底,不过是以仁义道德和日常修养作为根基。二是入世思想构成社会主导心理,避免了全民族的宗教迷狂。中国文化自古以来,对于宗教就采取了一种非常理智的实用主义的态度。不论是本土之宗教还是传入后经改造的佛教,对超越性的彼岸理想大多漠不关心。乃至于我们今天到中国的寺庙里边去看看,老百姓们烧香磕头、求神拜佛的目的是什么呢？他们所求的绝不是一种无他无我、六根净绝的涅槃境界，而是祈求子孙满堂、祛病免灾、荣华富贵、升官发财，这些祈求全部都是入世的或现世性的。鲁迅先生曾指出："中国人自然有迷信，也有'信'，但好像很少'坚信'。我们先前最尊皇帝，但一面想玩弄他；也尊后妃，但一面又有些想吊她的膀子；畏神明，而又烧纸钱作贿赂；佩服豪杰，却又不肯为他作牺牲。崇孔的名儒，一面拜佛，信甲的战士，明天信丁。宗教战争是向来没有的，从北魏到唐末的佛道二教的此伏彼起，是只靠几个人在皇帝耳朵边的甘言蜜语。"（《且介亭杂文·运命》）一切均视利命保生和现实功利为转移，只有迂腐之辈才一意孤行地去追求真理、坚持信仰。换言之，中国人缺乏为追求真理而殉道的精神，缺乏一种宗教式的迷狂和执着。由此也形成了多神信仰、政指导教、轻超越重现世、宗教情绪不强烈、由人而神等宗教特征[1]。其中祖先崇拜则为中国人宗教生活和社会生活的核心，与之相关的性器崇拜又对中国古代哲学产生了深刻影响。传统哲学里的形上学或宇宙论的玄思，大部分来自《周易》,《周易》中的阴阳爻两个基本符号，无疑是代表男女的性器。《系辞传》的作者，似乎还没有忘掉这一本源。例如："夫乾，其静也专，其动也直，是以大生焉；夫坤，其静也翕，其动也辟，是以广生焉。""是故阖户谓之坤，辟户谓之乾，一阖一辟谓之变。""天地氤氲，万物化醇，男女构精，万物化生。"这些话都是作者心目中，先有男女交配之象做底子，而后创造的一些宇宙论的言辞。李泽厚[2]则从美学角度出发，认为中国文化是乐

[1] 韦政通. 中国文化概论［M］. 长沙：岳麓书社，2003：63.

[2] 李泽厚. 美的历程［M］. 北京：中国社会科学出版社，1989：50.

感文化，而不是罪文化。中国智慧的最高层是美学而非宗教。中国整个文化心理的一个重要的民族特征是“实践理性”。所谓“实践理性”就是“把理性引导和贯彻在日常现实世间生活、伦常感情和政治观念中，而不作抽象的玄思”。

西方文化的基本精神是宗教精神，它表现为西方人的价值取向是追求灵魂的不朽。他们对上帝怀有崇敬、虔诚的心理，认为上帝是永恒不变、完美无缺的本体世界。对上帝的信仰是道德的来源，认为维系人与人之间联系的是上帝，上帝是公正的裁判者和全能的保护者。上帝观念对西方人的世界观、人生观、价值观、思维方式以及生活方式、审美情趣、风俗习惯等都产生了极其深远的影响，也是连接西方现代文化与传统文化的有力纽带。对此，余英时[1]指出：“西方自宗教革命与科学革命以来，上帝和理性这两个最高的价值观念都通过新的理解而发展出新方向，开辟了新的天地。把人世的勤奋创业理解为上帝的召唤，曾有助于资本主义精神的兴起；把学术工作理解为基督教的天职，也促进了西方近代人文学术的发展。上帝创造的宇宙是有法则的、有秩序的，而人的职责则是运用理性去发现宇宙的秩序与法则。这是近代许多大科学家所接受的一条基本信念，从牛顿到爱因斯坦都是如此。爱因斯坦把上帝理解为理性在自然界的体现，因此他终生都拒绝接受量子力学中的不确定原则。在政治、社会领域内，自由、人权、容忍、公平等价值也不能脱离上帝与

[1] 余英时.从价值系统看中国文化的现代意义[J].// 文化：中国与世界（第1辑）[M].上海：三联书店，1987：89.

理性的观念而具有真实的意义。西方外在超越价值系统不仅没有因为现代化而崩溃，而且正是现代化的一个极其重要的精神源泉。”

有学者则将中西文化的伦理与宗教精神之差异，概括为协调的现实精神与超越的浪漫精神，认为中国文化的基本精神是一种协调的现实精神，这种精神在历史过程中体现为一种浓郁的伦理意识，它始终指向现实性的人伦关系，形成并不断完善着种种现实行为规范，从血缘姻亲之间的家庭行为规范到社会国家的政治行为规范，无一不是贯穿着伦理意识这条主线。这种协调的现实精神一方面培养了中国人修养有素的内在道德品性，建立了一种充满人文色彩的封建世俗文化；另一方面则导致了中国传统文化自我更新和自我否定机能的退化，使中国封建社会自宋代以来逐渐陷入停滞不前和腐朽僵化的泥沼。西方文化的基本精神是一种超越的浪漫精神，这种精神在历史中体现为一种强烈的宗教意识，它始终不渝地指向彼岸性的理想生活，用人与宗教对象之间的信仰关系来否定人与人之间的现实关系。这种超越的浪漫精神一方面导致了西方历史发展的跳跃性和极端化特点，使西方文化成为具有较强的自我更新功能的开放性文化系统；另一方面也导致西方人在追求理想的过程中对直接的现实生活的让渡和否定，使扭曲人性的殉道迷狂和禁欲主义在相当长的历史时期里成为占主导地位的观念形态和行为方式。孔子与苏格拉底，这两个伟大的文化圣人可谓这两种精神的典型代表，孔子用昔日的光荣来巩固现实，苏格拉底则用未来的理想来否定现实。现世生活对孔子来说是目的和归宿，对于苏格拉底来说却是手段和起点。在孔子身上体现着一种感性色彩浓郁的人文精神，现世的自我道德修养是人生的基础和核心，利命保生是至高无上的生活原则。在苏格拉底身上则体现了一种神秘气息浓重的宗教精神，追求理想和为之殉道是人生的主要内容，现世生活成为“好的生活”的必要的牺牲品。利命保生和舍身殉道，这两种分别由孔子和苏格拉底所代表的生存价值取向极大地影响了中国人与西方人的思维方式和行为方式，导致了协调的现实精神与超越的浪漫精神之间、现世伦理意识与彼岸宗教意识之间的对立，并且构成了中西文化截然不同的精神特质。由于这两种迥然而异的生存价值取向的范导作用，在中国两千年的封建社会中出现了人文色彩浓重的世俗文化、修养有素的内在道德生活和因循守旧的历史惰性；在西方社会中则出现了长期在精神和物质两端之间来回摆动或相互否定的异化现象，混杂着希望与焦虑的超验宗教理想，以及不断更新的社会历史面貌[1]。

对中西文化的总体特征，中外学者总试图从类型上加以概括。从文化类型来看，方汉文[2]认为古希腊文化是哲学型文化，重视对于世界的认知，以分析为主要方法，以形而上学的思辨和理解为思维特征。中国是历史型文化，重视经验的积累，以感悟、具体现象的记载与感知为思维特点。古希腊的经典是《荷马史诗》而不是历史，希腊人对于诗的评价远高于历史。希腊历史学到了希罗多德等人的著作中才发展起来。中国的历史学传统早在六经中就已存在，中国重视历史，“六经皆史”是一句有代表性的话。如果从六经算起，可

[1] 赵林．中西文化分野的历史反思［M］．武汉：武汉大学出版社，2004：85，95，99.

[2] 方汉文．比较文化学［M］．桂林：广西师范大学出版社，2003：51.

以说中国历史传统比古希腊要早至少4—5个世纪。希腊文化的代表人物是哲学家，如苏格拉底、柏拉图、亚里士多德等，而中国文化的代表人物是历史学家，老子曾经为“柱下史”，也就是史官，孔子写了史书《春秋》，被认为是其重要贡献。从孔子的《春秋》到司马迁《史记》到二十五史，中国有世界上最丰富的历史典籍，最杰出的历史学家，最悠久的历史学传统。韦政通[1]则将中西文化的差异概括为七个方面：即重主体（能）—重客体（所）、道德心—认知心、道德文化—科学文化、重直觉—重理智、重内心体验—重客观成就、圆而神—方以智、重文化之统—重文化类别。成复旺[2]认为中国文化的根本范型是“生命模式”，西方文化的根本范型则是“技术模式”。所谓“生命模式”，是指“按照植物生长和人口生育的样式、按照生命的诞生和成长的样式来认识世界的”。“生命模式”作为中国哲学的元范型，展开则表现为天人合一、重“生”意识、心化、道德化。而“技术模式”则是“按照人制作器物的样式来考虑问题，因为人制作器物是一种典型的技术行为”。

## 第四节　中西哲学与思维方式

哲学，在古代一般都认为是关于智慧的学问。在古希腊，哲学原词的意思是“爱智慧”。马克思、恩格斯认为：哲学是关于自然界、社会和人类思维及其发展的最一般规律的学说（《自然辩证

[1] 韦政通.中国文化概论［M］.武汉：岳麓书社，2003：17.

[2] 成复旺.走向自然生命［M］.北京：中国人民大学出版社，2004：1–21.

法》)，即关于世界观与方法论的学问。从哲学所研究的关系而言，可分为研究人与人之间关系的人际哲学、研究人与物或主客之间关系的主客哲学、研究物与物之间关系的客际哲学。总体上讲，中国哲学长于人际哲学，西方哲学长于客际哲学，而就主客哲学而言，则中西方各有侧重，中国哲学侧重于主体，西方哲学侧重于客体。

## 一、天人合一与天人对立

人与自然的关系是古今中外哲学所关心的基本问题，而中国哲学在诸多天人关系中，天人合一的整体思维最终占据了主导地位，成了中国传统文化的基质，并对中国传统科学文化各层面产生了深刻的影响。首先，作为宇宙观照的自然观，“天”是化生万物的本源，人是天工造化之物，天人合一即人与自然的整一、协调、有机的联系，人与自然万物同是天造之物，禀一脉之气生，故人能与天地万物相贯通。其次，作为认识论的基本范畴，“天”指认识对象、客体，人指认识主体，天人合一则指认识主客体相互依存，相互包容的一体关系。这样势必导致主体的认识活动或者将个人经验觉悟合理外推，与外在事物融为一体；或者向心内求，将客体纳入主观内心。前者可称为客观的认识态度，后者则为主观的认识态度。第三，作为社会观照的社会观，“天”是人格化的、有德性的实体，它是一切社会法则和价值的来源，天人合一是指天道法则与社会法则、天道模式与社会模式的一体性，即天道与人道的一致，是人道对天道的遵从。第四，作为对神秘力量探测的宗教观，“天”是人事不能及，无能为力之事的终极原因，是“天命”“命数”“命运”，天人合一就是说天主宰着人事的成败，而人能以至诚求得神助，天人是共运的关系。

在天人合一的观念中，天地自始就不是机械性、物质性的，而是一种生化的过程，充满着洋溢着活泼泼的生命，诚如《易传》所云：“天地之大德曰生。”朱熹也说：“天地以生物为心。”天地既为生命体，则其与人为生命体，就无本质上的差异。这是天人合一论的第一个条件。其次，天地不但洋溢着生命，而且也充满着价值，例如《中庸》说：“诚者，天之道也。”《乐记》云：“春作夏长，仁也；秋敛冬藏，义也。”天地既充满价值，则其与能实现价值之人，就无本质上的差异，人法天就是效法天地所呈现的伟大价值。这是天人合一论的第二个条件。第三，天人合一中的人心，是以仁来界定的，仁以感通为其本性，所以人心在原则上是能与宇宙万物相感相通的。心不但能知天道，而且天地万物，根本就不能外于心而存在——这是绝对唯心论的观点。例如庄子说：“与天地精神相往来。”“天地与我并生，万物与我为一。”陆象山云：“宇宙即吾心，吾心即宇宙。”王阳明曰：“天地万物俱在我的发用流行中，何尝有一物超于良知之外，能作得障碍。”“心无体，以天地万物之感应为体。”人心既能与天地万物由感通而为一，在这样的心论中，天人合一，实是必然的归结。

西方文化中也出现过早期人类与自然混沌一体的通灵认识，但在它逐步进入文明发展的高级阶段，对自然的认识与驾驭能力不断提高的过程中，人与自然的关系便由简单地适应、依赖变为积极的利用、改造的进攻性关系，像古希腊罗马人较为彻底地以奴隶制扫荡了原始氏族社会的遗迹那样，他们也较为彻底地扫荡了原始思维，创立了人与自然分离的哲学认识，即由原始混沌、物我相通的朦胧联系走向物我分离、主客对立的二元世界。在人与自然的关系上，西方文化一开始就表现出控制与征服自然的强烈欲望，强调人与自然的对立关系是整个西方文化突出的特征。如《圣经·创世纪》说："凡地上的走兽和空中的飞鸟，都必惊恐、惧怕你们；连地上一切的昆虫并海里一切的鱼，都交付你们的手，凡活着的动物，都可以做你们的食物，这一切我都赐给你们，如蔬菜一样。" 19 世纪英国历史学家亨利·托马斯·布克尔在《英国文明史》中说："全部文明的进程是以精神法则战胜自然法则——人战胜自然为标志的。" 征服自然必以认识自然为基础，于是科学理论、实用技术即使在神学盛行时期也作为认识上帝、征服自然的有力武器备受西方文化重视。

物我二分在认识论上表现为主客体的对立二分。早在古希腊时期，哲学家普罗泰戈拉就结束了人类儿童时期的主客混体状态，他发现了人在认识活动中的独特地位和作用，提出人"是一切存在者存在的尺度，是一切不存在者不存在的尺度"[1]。主客体的二元对立成了西方哲学思维的基本前提，构成了现象与本质，形式与内容，主体与客体，感性与理性，原因与结果，必然与偶然等二元对立的哲学范畴。主客对立的逻辑前提导致了一个分裂的宇宙，由此西方人建立起无数对立的范畴：人与自然，人与他人与社会，人与神，灵与肉，有限与无限；主体与客体，实体与属性，质料与形式；现象与本质，原因与结果，理性与经验，主观与客观，理论与实

---

[1] 转引自西方哲学著作选读［M］. 北京：商务印书馆，1981：54.

践。西方文化正是认定事物内部、外部的矛盾冲突促成了事物的发展，所以宇宙世界、人类社会才如此充满生机活力，永不止息地运动。同时，与二元对立的思维模式相伴随的二值判断的价值观，容易将事物对立的性质绝对化、简单化，形成非此即彼的正负对错分析和形而上学的思维方法。

## 二、形神合一与灵肉分离

当我们将视野由人与自然的关系转向人本身时，自然会涉及人的心理与生理（躯体），即心神与肉体的关系。对此，中西文化也有着不同的认识。

### 1. 中国文化的形神合一观

中国古代先哲对形神关系的探索，大多持形神合一的观点。《庄子》一书已开始以形与神对举，如《徐无鬼》篇言："劳君之神与形。"并最早提出以薪与火比喻形与神的关系："指穷于为薪，火传也，不知其尽也"（《庄子·养生主》），意谓脂膏作为烛的主要燃料终究要烧尽，而火是一直继续存在的，以此比喻形体会消灭而精神是不灭的。《管子·内业》篇基于精气说，提出"人之生也，天出其精，地出其形，合此以为人"，认为人的精神活动来源于精气，是精气的作用，所谓"气，道（通）乃生，生乃思，思乃知"。荀子提出"形具而神生"的命题，《天论》篇曰："形具而神生，好恶喜怒哀乐藏焉……耳目鼻口形能各有接而不相能也，夫是之谓天官。心居中虚，以治五官，夫是之谓天君。"明确肯定了形体与精神的主从关系，真正形成了唯物主义的形神一元论。《淮南子·原道训》云："形者，生之舍也；气者，生之充也；神者，生之制也。一失位，则三者伤矣。"已经认识到形、气、神在人的生命体中的有机联系和精神对形体的巨大作用，无疑有着重要的理论意义。东汉桓谭以烛火比喻形神，其《新法·祛蔽》曰："精神居形体，犹火之然（燃）烛矣……烛无，火亦不能独行于虚空，又不能后然其灺。烛犹人之耆老，齿堕发白，肌肉枯腊，而精神弗为之能润泽内外周遍，则气索而死，如火烛之俱尽矣。"比较明确地阐明了形亡而神灭的观点。王充将形神观纳入他的元气学说，认为"人未生在元气之中，即死复归元气"，人的生命只是元气变化过程中的一种短暂形态。他继承并发展了烛火之喻，主张"精神依倚形体"，"形须气而成，气须形而知。天下无独燃之火，世间安得有无体独知之精"（《论衡·论死》）。南朝范缜主张"形神相即"，认为"神即形也，形即神也。是以形存则神存，形谢则神灭也"。并将体用范畴导入形神观，提出了"形质神用"的新命题，即"形者神之质，神者形之用；是则形称其质，神言其用；形之与神，不得相异"。为了形象地说明这一真理，他举了一个有名的"刀刃之喻"："神之于质，犹利之于刃；形之于用，犹刃之于利。利之名非刃也，刃之名非利也。然而舍利无刃，舍刃无利。未闻刃没利存，岂容形亡而神在！"（《神灭论》）范缜以质用关系说明形神关系，以刃利之喻代替烛火之喻，从而使形神关系达到了接近科学认识的高度。

2. 西方文化中的形神分离观

精神与肉体对立、心身二元的观念，可谓西方对形神关系问题认识的主旋律。西方古代大哲学家柏拉图即吸取了关于灵魂不死和转世的神秘主义说法，认为人的灵魂和理念一样是先于肉体而存在的，而且是永存不朽的，并且具有知识。柏拉图的这种心身二元对立的思想对后世影响很大，心理学史专家舒尔茨[1]指出："从柏拉图时代起，大多数学者采取所谓二元论的观点，认为心和身是具有两种不同本质。"中世纪基督教文化最显著的特点就是以灵肉对立为核心的二元对立，而基督教的精神实质则是灵魂战胜肉体并最终超越肉体的唯灵主义。维克多·雨果说："人有两只耳朵，一只听从上帝的声音，一只听从魔鬼的声音。"上帝代表着人的灵魂和信仰，而魔鬼则代表着人的肉体和情欲。亨利希·海涅[2]说："邪恶的撒旦和善良的基督对立着，基督代表精神世界，撒旦代表物质世界；我们的灵魂属于精神世界，肉体属于物质世界；从而，整个现象世界，即自然，根本是恶的；撒旦，这黑暗的主宰者，就想用它来引诱我们堕落；因此，必须谢绝人生中一切感性快乐，对我们的肉体，这个撒旦的采邑，加以折磨，这样才能使灵魂越加庄严地升到光明的天国，升到基督光辉灿烂的国度。"十七世纪法国杰出的哲学家和数学家笛卡儿[3]将心身完全分开，视作两个不同的实体："物体和心灵分属两种实体，彼此互不相关。物体的根本属性是广延性（占有空间），心灵的根本属性是思维。有广延性的东西不可能思维，能思维的东西必无广延性；思维、意识不以物质为转移，不是物质的产物，物质也绝无产生思维、意识的能力。"精神和肉体是两个并行不悖、独立存在的实体，谁也不决定谁，谁也不依赖谁，二者分庭抗礼，泾渭分明。虽然从医学上他承认"精神和肉体高度地搅混在一

[1] 舒尔茨．现代心理学史［M］．北京：人民教育出版社，1981：21.

[2] 亨利希·海涅．论德国宗教和哲学的历史［M］．北京：商务印书馆，1974：16.

[3] 全增嘏．西方哲学史［M］．上海：上海人民出版社，1983：503-504.

起”，“组成一个单一整体”，但又从哲学的角度断言，医学应专心研究人体的生理功能，而把灵魂的问题留给上帝和他的代理人（教会）来处理。生物医学模式正是这种心身二元论思想的反映。

## 三、直观体验与逻辑分析

天人合一的自然观作为一种本体论模式，自然联系着直观体验的认识论模式。天人对立的本体论模式，自然联系着逻辑分析的认识论模式。中国哲学思维偏好运用直观体验的方式去获取和传达涵盖力极强、极灵活、为认识主体留有极大空间的认识成果。西方哲学思维则希望通过严密的逻辑分析去获得和传递精确、可靠、稳定的知识，因而它注重规则的缜密，重视认识的客观性与同一性。

近年来，学者们对东西方思维方式的研究空前繁荣，对两种思维方式的特征剖析得甚为清晰。大致可以认为，中国传统思维方式的特征为直觉的、统觉的、整体的、有机的、模糊的、混沌的、体悟的、形象的、模拟的、辩证的和经验的；西方思维方式的特征为逻辑的、分割的、分析的、精确的、确定的、抽象的和演绎的。有学者从思维的心理机制考虑，认为东方思维方式的主要特征是直觉思维，由此而演绎出东方人思维出发点的整体性和有机性、思维过程的体悟性和跳跃性、心理表征的形象性、思维结果的模糊性和混沌性、擅长使用的是介于逻辑与非逻辑方法之间的模拟方法。西方思维方式的最主要特征是逻辑性，由此演绎出西方人思维出发点的分割性和可析性、思维过程的严密性和连续性、心理表征的抽象性、思维结果的精确性和确定性、擅长使用的方法为分析法和演绎法[1]。因此，一般倾向认为中国传统思维的主流是经验思维，特别是直觉思维，而逻辑思维只是居于从属地位。

直观体验是一种不经过逻辑而直接洞察事物本质的思维过程。因此，首先它是非逻辑的思维，它拒绝任何规则的限制或思维定式，包括逻辑和语言规则，因而灵活有创造力。同时，这种思维方式拒绝一个肯定的答案，它使认知处于永远开放的状态，也符合中国哲学对本体模糊本质的认识。如“道”，它是宇宙之本体，是自然规律，是实体，是虚空……然究其实，则是“道不可闻，闻而非也；道不可见，见而非也；道不可言，言而非也”（《庄子·知北游》）。人只能不断地认识它，却永远也不可能完全清晰地把握它，因而不能明确界定它。其次，直观体验思维十分重视为认知者留下广大自由的主观空间，有极强的主观性，或者说对主体智慧的依赖性。由于认知者个人的经验、智力因素、认知路径的不同，只要不从文化方面外在地加以限制，每个人的智慧便可能在此空间中自由生长。第三，直观体验具有立体有机联系的特征，联系性是其达到认识目的的重要途径。这种联系性首先建立在宇宙整体论观念上的一切都在联系中，宇宙万物之间存在着广泛的、立体交错的有机联系，任何事物现象的任何内外特征都可成为直观体验思维的导线，通过类比联想和整体领悟等以获得新知。同时，这种联系性还是互为因果，相互推动变化，彼此包容的联系，也是无所不在，超越时空、虚实的广泛联系，以及辩证的、转化的联系，诚如中医学所论的阴阳、

[1] 傅世侠，罗玲玲．科学创造方法论［M］．北京：中国经济出版社，2000：648.

五行之联系。直观体验的过程，王前[1]分为三个环节：一是体验的积累和整理；二是取象比类（即通过适当的比喻，表达对事物的某种“象”，尤其是某种抽象的本质属性的体验和理解）的突破；三是立象尽意，得意忘象，在无言的体验中把握事物的本质属性和规律性。

在西方哲人二元对立的世界中，现象与本质是最普遍的对立。现象是流动不定的，变化无常的，虚假不真的，被本质决定的，又是多种多样，有着复杂联系、纵横网结的；而本质是确定不变的，永恒的，单纯的，因而本质是真实的，具有终极性的认识价值。本质被现象包裹着，要认清本质必去其表象。这种去伪存真的方法就是分析的方法，它将整体分解为部分、方面、特性和因素，把事物从它的类属中分裂出来，凝固在运动中静止的一瞬，使之更接近单纯和不变。而且是越单纯、具体、唯一，越能得到确定、精密、简单、真实的认识。分析方法作为西方哲学认识的心理基础，并由此发展出追求精密分析和严谨逻辑的科学文化形态。

王前[2]将中西文化思维类型概括为“用心”与“动脑”的区别，认为此是两种文化一个相当重要的本质差别。其中中国文化思维“用心”的特征在于注重心物交融，直观体悟，知情意相贯通，“用心”获得的许多知识和技艺是可意会不可

---

[1] 王前.中西文化比较概论［M］.北京：中国人民大学出版社，2005：71–77.

[2] 王前.中西文化比较概论［M］.北京：中国人民大学出版社，2005：4–5，9–10.

言传的；西方文化思维“动脑”的特征在于强调主客二分，逻辑推断，理性至上，“动脑”获得的知识和技能力求有严格精确的表达。由“用心”的直观体验与“动脑”的逻辑分析，又衍生出中西文化方法论的对立——灵活变通与严格规定、模式论的两极——机体与机器，以及知识论的差异——心术与技术。

赵林[1]则认为经验性的道德本体与形而上学的逻辑实体（或宗教实体）的分歧，是中西哲学思维的根本分歧。中国哲学说到底是一种道德哲学，它所关注的问题，与其说是对客观对象（自然、上帝等）的认识，毋宁说是人的主体性的道德实践。因此，一切抽象的哲学范畴最终都具体化为实用性的道德规范和现实性的政治秩序。西方哲学一直把形而上学问题当作自己的根基和灵魂，并且形成了现象与本体、现实与理想之间的深刻对立。从古希腊哲学开始，西方哲学就奠定了一种“本质先于存在”和“本质决定存在”的思维惯性，这种把抽象本质看得比感性现象更加真实的哲学态度导致了西方传统文化重理想轻现实、尚超越贬实用的浪漫精神和宗教情怀。实用性和现世性的哲学思维取向，造成了中国哲学主客体的“绝对同一”和各种形而上学范畴的经验化和具体化，一方面使中国人对形而上学意义上的本体漠不关心，远离自然和神，轻视科学和神学；另一方面，使中国人始终面对此生此世的现实生活，专注于个人的道德修养和安邦治国之道，培养了中国人内在的精神品性，并在此基础上营造了一种稳定而繁荣的封建世俗文化。

[1] 赵林．中西文化分野的历史反思［M］．武汉大学出版社，2004：151.

张岱年等[1]认为在中国传统哲学中占主导地位的思维方式，以重和谐、重整体、重直觉、重关系、重实用为特色，并在一定程度上采用了观察、分析的方法。从思维方式看，中国古代思想家重整体轻分析、重直觉轻知解、重关系轻实体、重实用轻理论，这对于以分析、知解、实体和公理化体系为特点的近代自然科学的产生是很不利的。从自然观看，中国古代特别强调“天地一体”“变化日新”，它的许多结论与支配近代自然科学的“力学自然观”格格不入，而与现代自然科学则相吻合。

韦政通[2]认为，从方法上看，中国文化重直觉，西方文化重理智。直觉的方法是不可说的，理智的方法必须通过言说，而且是愈详尽愈好。直觉的方法产生一种特殊之见，理智的方法主要在能获得普遍之见。特殊之见，所见属个人的；普遍之见，则为人所能共知。直觉的方法不依赖思维、推理和经验；理智的方法，则必须依赖思维、推理和经验。直觉的方法是直入事物内部，与事物融而为一，理智的方法是环绕事物的外部，与事物是保持距离的。由此导致在文化成绩上，中国文化在道德这方面收获最丰硕，西方文化在科学方面效果最大。

---

[1] 张岱年，程宜山．中国文化论争［M］．北京：中国人民大学出版社，2006：183，231.

[2] 韦政通．中国文化概论［M］．长沙：岳麓书社，2003：18–19.

## 第五节　中西文化与医学的关系

著名哲学人类学家蓝德曼[1]曾指出："人类生活的基础不是自然的安排，而是文化形成的形式和习惯。正如我们历史地所探究的，没有自然的人，甚至最早的人也是生存于文化之中。"克利福德·格尔茨[2]也指出："我与马克斯·韦伯一样，认为人是悬挂在由他们自己编织的意义之网上的动物，我把文化看作这些网，因而认为文化的分析不是一种探索规律的实验科学，而是一种探索意义的阐释性科学。"文化做为一种知识背景，无疑引导或决定着人们观察客观事物的目的、内容，并做出不同的观察陈述，形成不同的理论体系或流派。况且医学作为一门具体的学科，有着内在的特殊性，即医学的研究对象与研究者都是具有"社会—生物"双重属性的人，都处于具体的文化氛围之中，文化传统中的价值观念必然左右着他们的心态与追求目标，思维模式又限定着他们的研究方法与手段。因此，对同一客观事物或现象的认识和判断，由于认知主体不同的文化心理和视角，而势必运用不同的认识手段，经过不同的思维加工过程，而形成不同的医学理论体系。总之，作为人类文化一个分支的医学，其本身也是文化的产物，文化影响着医学的起源、发展，并可作用于医学概念框架和方法论原则的形成，进而对医学理论内容和形式有所影响。

观察渗透理论也为中西文化与医学的关系，提供了很好的说明。首先，科学观察不仅是接受信息的过程，同时也是加工信息的过程。

---

[1] 蓝德曼．哲学人类学［M］．北京：工人出版社，1988：260.

[2] 克利福德·格尔茨．文化的解释［M］．上海：上海人民出版社，1999：5.

科学家在观察过程中，不仅仅要“看到”事实和现象，同时也要对“看到”的事实和现象进行理解和估价，这必然会涉及对外界的信息进行评价、选择、加工和翻译。这就与人的理论知识背景有关，不同的知识背景，不同的理论指导，甚至不同的生活经历，对同一现象或事物会做出不同的观察陈述。例如，2003 年我国某研究机构的科学家虽然早在 2 月 26 日就用电子显微镜拍摄到或者“看到”了冠状病毒颗粒，但由于受到某种错误理论的误导，所以并没有认识到这种病毒颗粒和“非典”之间的因果关系，结果不仅丧失了发现冠状病毒的机会，而且对“非典”病因做出了错误的解释和判断。其次，观察陈述是用科学语言表述出来的，通过语言，来自客体的信息被编码记载下来。但科学语言总是与特定的科学理论联系在一起的，在使用科学语言时，与之相应的理论框架也会同时发挥作用。第三，理论在观察中既起着“定向”作用，引导观察者有选择地接受外界信息，又起着“加工改造”作用，帮助观察者理解观察到的究竟是什么。科学上的观察，不仅仅在于看到某种事实或现象，更重要的在于对这种事实或现象的解释。爱因斯坦[1]分析说，“是理论决定我们能够观察到的东西”，“只有理论，即只有关于自然规律的知识，才能使我们从感觉印象推论出基本现象”。只有理论，才能推动科学家不断地做出意义重大的科学发现，才能想象出肉眼观察不到的现象如何发生，事物之间如何相互作用，并

[1] 爱因斯坦 . 爱因斯坦文集［M］. 第 1 卷 . 许良英，范岱年编译 . 北京：商务印刷馆，1976：211.

最终找到真正有科学价值的事实和现象。理论决定观察的目的和对象、内容，提供了观察语言。文化也有着类似于这里的理论的作用。

中西不同文化决定了中西医学的起源与发展的差异。如从劳动生产方式的角度，对中西文化进行比较可以发现，古代中医文化是一种农业文化，近代西医文化是一种工业文化。传统农业劳动是“生物型”的生产劳动，近代工业劳动是“机械型”生产劳动，两种劳动各有不同的特点，对人们的认识和思维方式产生了不同的影响。农业生产的胚种与成体都是有机体，它不能机械分割；胚种的生长的过程是发育的过程；农业生产需要和谐的自然环境；农民是多面手，分工的限制较少。所以，农业文化本质上是有机性文化，把自然界看作一个有机整体、一个变化过程，强调人与自然的和谐。古代哲学的有机论是生物型的农业文化的结晶。中医文化是这种有机文化——农业文化的一个组成部分。工业生产中的机器是人造的，是人用各种零件组装而成的。机器可以机械分割，各零件被拆开后仍可保持其相对独立性；零件在机器中占有确定的位置，可精确测量；机器是白箱，可以拆开观察；机器结构是具有高度稳定性的静态结构；机器运转的简单性和可重复性直接影响到工业时代认识模式的形成，近代哲学的机械论是近代工业社会机器文化的结晶。西医文化是机器文化的一部分。从农业文化与工业文化的视角来认识中西医文化，对于我们正确认识中医发展规律提供了一些有益的启示。中国的农业社会历史漫长，农业文化在历史上占主导地位，中医文化本质上是一种农业文化、有机体文化。因此，在近两千年的发展过程中，中医能够一直保持传统形态延续下来，是与中国农业文化的连续性密不可分的。近代以来，中医受到了严重的冲击，从表面看这是中西医之间的碰撞，实质上是两种不同文化的撞击，是农业文化与工业文化的撞击，是有机论与机械论的碰撞。20世纪80年代以来，世界范围内的中医热的兴起，是和现代人类从“机器时代”进入“信息时代”的转变、现代自然观从机械论走向新的有机论分不开的。

从时空的角度而言，东方文化是时间型文化，西方文化是空间型文化。即西方文化按照空间型轨迹演进，中国则走着时间型的道路。时间在这里的定义是“周期性变化”，空间在这里的定义是“非周期性变化”。一切符合周期性变化规律的，都属于时间范畴，而一切符合非周期性变化规律的，可以纳入空间属性的存在模式。我们说，中国文化意识具有时间特性，是说这一文化圈中的精神现象主要以追求时间意识（探讨时间现象）为特征；我们说西方文化意识具有空间特性，则是说，在那里，精神现象与空间意识是紧密相连的[1]。除了周期性与非周期性两大属性外，还可以演绎出时空模型的其他属性。时间型文化：周期性变化、连续、合一、求同、无形、一维、无限、动态等；空间型文化：非周期性变化、间断、分离、求异、有形、三维、有限、静态等。从中西两种医学范式的奠基性著作《黄帝内经》与《希波克拉底文集》中，即可看出中西医学时间型与空间型文化的特点。《黄帝内经》阴阳五行——时间与周期性变化。希波克拉底认为组成人体有四种基本元素——血液、黏液、黄胆汁、黑胆汁。四种元素在比例、能量、体积等方面配合得当，且完美地混合在一起，人就享受健康。如某种体液分离，不相协调，任何

[1] 赵军．文化与时空［M］．北京：中国人民大学出版社，1989：3-6.

一方的过多或偏少会导致疾病。四体液说与五行学说貌似相合，都是用几种物质来解释人体健康及疾病，其实两者内在差异很大。五行注重的是“行”，即事物的动态功能及其变化之序，突出表现为变化之循环规律；四体液说则偏重的是“素”，即事物的组成要素、成分、比例等。循此方向发展起来的近现代医学之基本概念，如细胞、细菌、病毒、基因、抗生素等，都具有典型的空间特征——非周期性变化。由此可见，中西医文化的差异本质上可看成是时间型文化与空间型文化的差异。中医文化强调是周期性变化、连续、合一、求同、无形；西医文化偏重是非周期性变化、间断、分立、求异、有形。

美国物理学家卡普拉在《转折点——科学、社会和正在兴起的文化》中对东西方文化及中西医文化进行了有趣的比较研究。他借用中国的阴阳概念对中西文化进行了划分，从总体上看，他认为中国文化是一种阴性文化，西方文化是一种阳性文化。阴性文化的主要特征表现为：女性、收缩、保守、响应、合作、直觉、综合；阳性文化的主要特征表现为：男性、扩张、要求、进攻、竞争、理性、分析。在卡普拉看来，西方文化作为一种阳性文化，已经到了“阳至”的阶段，根据“阳至而阴，阴至而阳”的原理，西方文化目前正面临着“阳至而阴”的转折。中医与西医属于两种不同的医学模式，中医文化属阴性文化，西医属阳性文化。做一个形象的比喻，中医是女性：注重实际经验、感性直觉、体验品味；西医是男性：讲究理性思维、逻辑推论和精确分析。

以上可以说是从中西医学比较的横断面阐述了文化对于医学的影响作用。其实，从中医学纵向的发展而言，也很容易发现中医学的演进和中国古代传统文化的发展之间具有同步演进的规律[1]。春秋战国以前呈现为创生期的同步演进，春秋战国、秦汉时期为第一高峰同步演进，晋、隋、唐时期为第二高峰同步演进，宋、金、元时期为最高峰同步演进，鸦片战争以后，随着传统文化的衰落，中医学也随之进入发展滞后期。换言之，从中医文化发展的脉络来看，每次理论的创新和突变都与此时的文化思潮、价值理念有着极为密切的关联，从秦汉之际的黄老学说到《黄帝内经》理论的出现，从汉魏易学卦爻六位模式的出现到《伤寒论》"六经传变"理论的提出，从魏晋时期"文人的自觉"到服食之风的兴盛，从隋唐儒道释三家思想的合流到"普救众生"医学伦理思想的倡导，从宋明理学的勃兴到丹溪"滋阴"思想的提出，从清代乾嘉学术的出现到清季医籍的厘定整理，从清末西学的传入到"中西医结合""废除中医"等变革声浪。可以说每一次科学技术高峰都伴随着一次中医学的发展高峰，表现为高峰时相上的同步，而且在发展高度与性质上，二者也表现出同步性。总之，中医学的成长同样是一个文化发展过程。

综上所述，可见文化作为内在于人的一切活动之中，影响人、制约人、左右人的行为方式的深层的、机理性的东西，特别是作为文化结构内核的思维方式，无疑是医学发生、演变的文化基因。中医学在自然观、认识论、方法论、逻辑推理、概念体系、技术手段等各个层面都一以贯之地体现着中

---

［1］ 李如辉 . 论中医文化学研究［J］. 浙江中医学院学报，2002，26（2）：4–7.

国传统文化的特性，如天人相应的自然观，形神统一的整体观，辨证论治的治疗观，不治已病的预防观，阴阳自和的调理观，司外揣内的功能观，取类比象的思维观，哲学意蕴的语言观等等，无不是中国传统文化之基因的表达。当然，近代以来引进的科学技术知识，“支撑起了一个全新的话语系统和思想世界，使得原来建立在旧的知识结构基础上的思想文化传统因为脱离了原有知识系统的支持而失去了语境，经学体系最终坍塌了，而一种被称为‘现代性’的新语境和新思想悄然兴起，由此标志着一种划时代意义的社会思想文化变革的开始”[1]。由此则引发了中医文化与现代社会文化之间的冲突，造成文化错位、话语阻隔等现象，导致了中西医学的百年论战，至今仍是中国医学界困惑与未能解决的问题。

[1] 段治文.中国现代科学文化的兴起[M].上海：上海人民出版社，2000:9.

# 第二章 太极图说

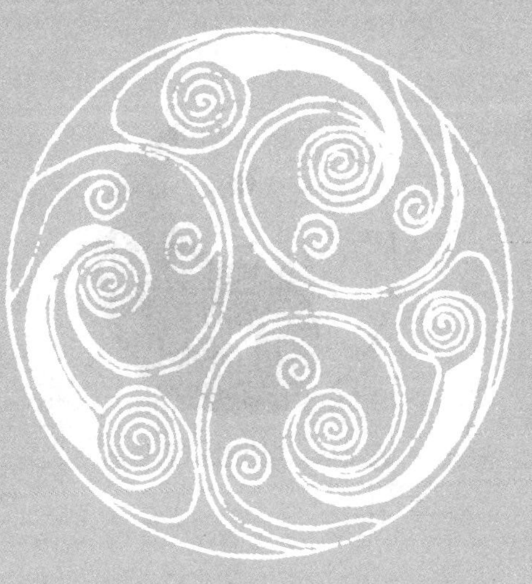

太极图被称为“中华第一图”，可以说是中国传统文化最具代表性的符号。从中国儒家、道家与道教，到中医、气功、武术、丹家等古代科学技术及民俗文化，乃至韩国国旗图案、诺贝尔物理学奖获得者尼尔斯·玻尔勋章族徽等，均可见到太极图的身影。这种广为人知的太极图，其形状如阴阳两鱼互纠在一起，故习称为“阴阳鱼太极图”（图 2–1）。其与先天八卦相配见图 2–2。

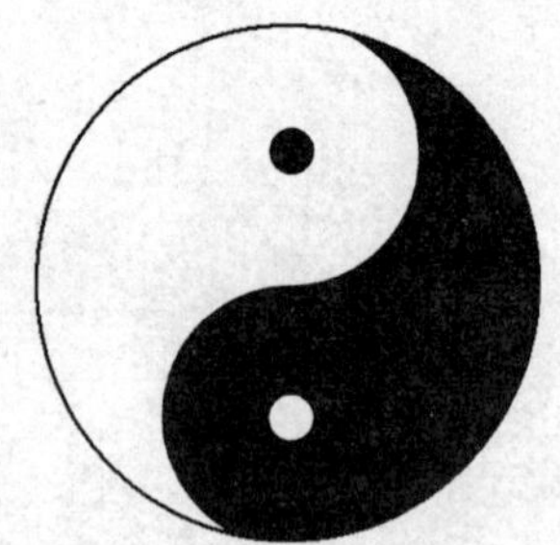

**图 2–1 现代流行太极图**

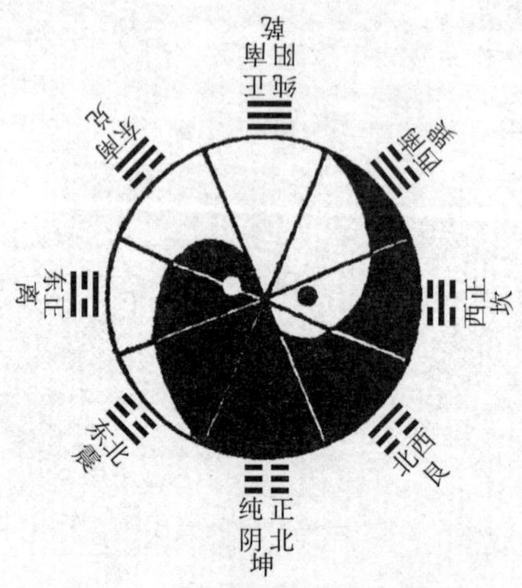


**图 2–2 太极图与先天八卦配合图**

## 第一节　太极图的由来

关于太极图的由来，至今学术界尚无一致的认识。大致可以分为思想渊源、演变与太极图的定型出现三个问题来讨论。

### 一、太极图的思想渊源

太极图的形成，有一个漫长的演变过程。从思想源头而言，虽然各家观点不一，但都认为与古代天文学密切相关。1983 年朱灿生[1]根据南京大学天文系宋姑庭等对月亮运动规律所做的统计，提出太极图来源于月亮运动统计规律。李士澂[2]则否定了朱灿生的观点，提出“八卦太极图’反映了西汉以前人们对髀影的认识，即与立杆侧影相关。田合禄[3]也认为太极图是远古时代古人立竿测日影以辨四方、冷热的产物，是一种原始的天文图。太极图画的是平面图，而实质是古人立竿测日影所得的太阳视运动立体投影图。冯时[4]提出太极图的原本实际就是一个象征天盖的圆图上绘出了苍龙的星象，这个圆形的天盖可以理解为“太极”。由于苍龙东升西落，回天运转，于是人们将其描绘成卷曲的形状。这个图像日趋抽象之后，映衬出两龙盘环相绕，并逐渐演变成了黑白回互的图像。太极图又称“河图”。从实际天象看，龙体正从银河而出，这与“龙马出河”的传说简直再贴切不过了。

---

[1] 朱灿生．太极图来源于月亮运动统计规律的探讨［J］. 自然杂志 1983,6(4)：248，249.

[2] 李士澂．论太极图的形成及其与古天文观察的关系［J］. 东南文化，1991(Z1)：9–30.

[3] 田合禄．论太极图是原始天文图［J］. 晋阳学刊，1992(5)：23–28.

[4] 冯时．中国天文考古学［M］.2 版．北京：中国社会科学出版社，2010：498–500.

古人认为，天上的河汉起于东方的箕宿和尾宿之间，因此东宫七宿作为龙的象征，正像巨龙跃河而出。

另外，冯时[1]对璇玑的考察认为，璇玑是以真天极为中心的圆形天区，其范围由北斗的第一星天枢旋周四游规画而得。陆思贤等[2]认为，在古人的观念中，北极星是在微微的旋转着，称“含元出气”，因以“璇玑”名之。出图文物玉璇玑与勾云形玉佩都是古人想象为北极星的精灵而制造的，其中勾云形玉佩也可名为璇玑。璇玑是专供祭“天心”即北极星的礼仪用器，或者说，璇玑是象征了人心与天心的精灵，表示天心与人心已完全融合，而不是天文仪器。原始太极图式旋涡纹的源，就是璇玑与勾云形玉佩（图 2–3、2–4）。从另一个角度说明太极图的形成，也与古代天文学有关。

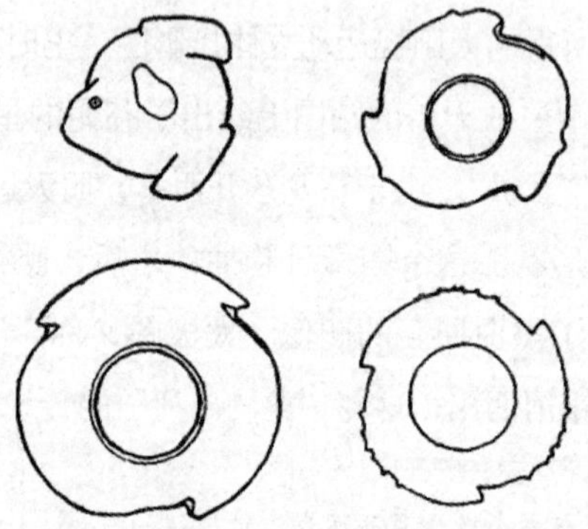

**图 2–3　大汶口、龙山文化的璇玑**

[1] 冯时. 中国天文考古学［M］.2 版. 北京：中国社会科学出版社，2010：95–98.

[2] 陆思贤，李迪. 天文考古通论［M］. 北京：紫禁城出版社，2005：93–107.

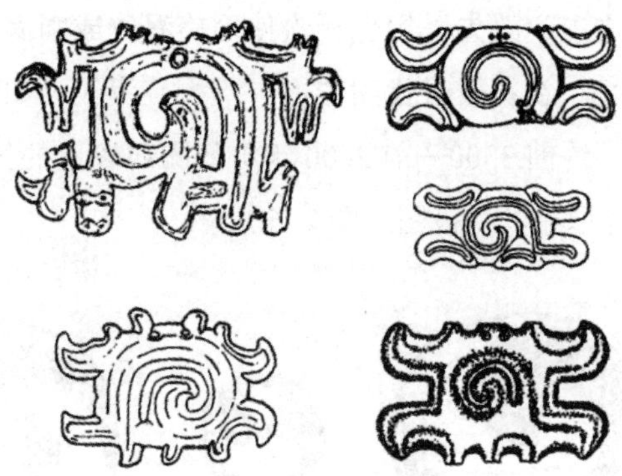

图 2–4　红山文化的勾云形玉佩

## 二、太极图的演变

关于太极图的演变，冯时[1]认为辽宁省阜新县查海遗址发现的石龙距今已有 8000 年，似乎是目前我们所能见到的最早的太极蟠龙图（图 2–5）。

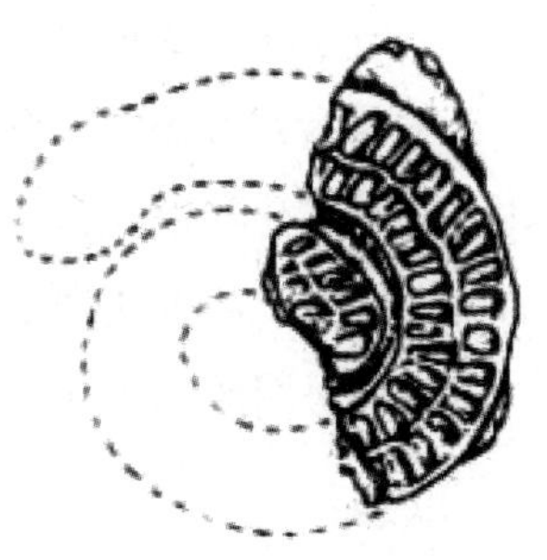

图 2–5　查海石龙

陆思贤等[2]认为旋转运动是自然界普遍存在的一种现象，古人利用旋转原理钻燧取火，发明了纺轮纺线，发明了陶轮制造浑圆的陶器，发明了车辆可载物远行。旋转原理的使用在生产生活上的意义既然这么重大，而先民们在仰观天象中认识到，星空也是一个大旋涡，是在昼夜不停

[1] 冯时 . 中国天文考古学［M］.2 版 . 北京：中国社会科学出版社，2010：497

[2] 陆思贤，李迪 . 天文考古通论［M］. 北京：紫禁城出版社，2005：104–108.

地旋转之中，故先民们也喜欢使用旋涡纹或圆涡作为天象的装饰图案。新石器时代陶器上有不少旋涡纹，如绘制在屈家岭文化（约前 3300—前 2600 年）的陶纺轮上的三个旋涡纹，可视为最原始的太极图（图 2–6）。

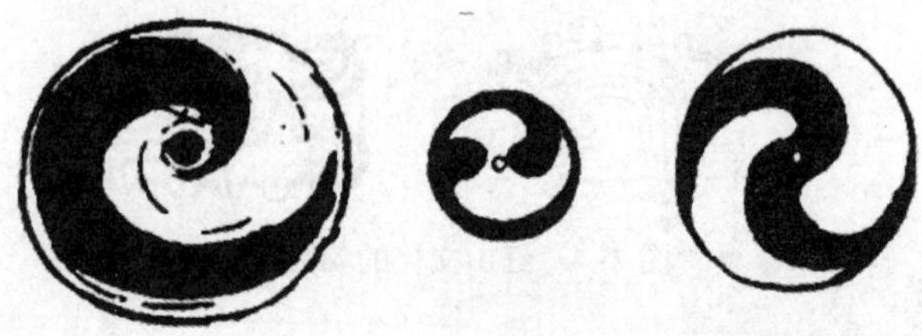

**图 2–6　屈家岭文化太极图式旋涡纹**

新石器时代晚期的马家窑文化（距今 5000 ～ 4000 年）星云式旋涡纹（图 2–7）、约公元前 2400 年—前 2200 年的陶寺文化早期陶盘的勾龙（图 2–8）、周代铜盘上蟠龙图像（图 2–9）、战国漆器上画的太极图（图 2–10）等，大致反映了古太极图的演变过程。

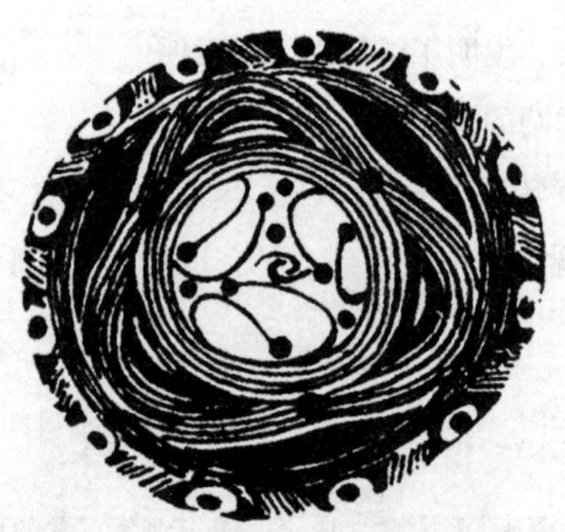

**图 2–7　马家窑文化星云式旋涡纹**

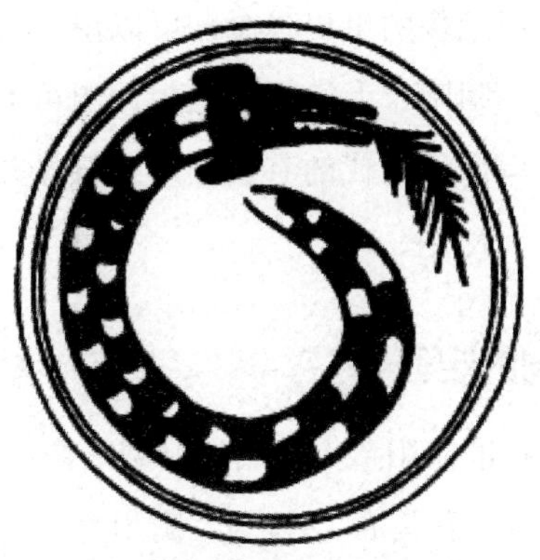

图 2–8　陶寺文化陶盘上的社神图像

图 2–9　周代铜盘蟠龙图像

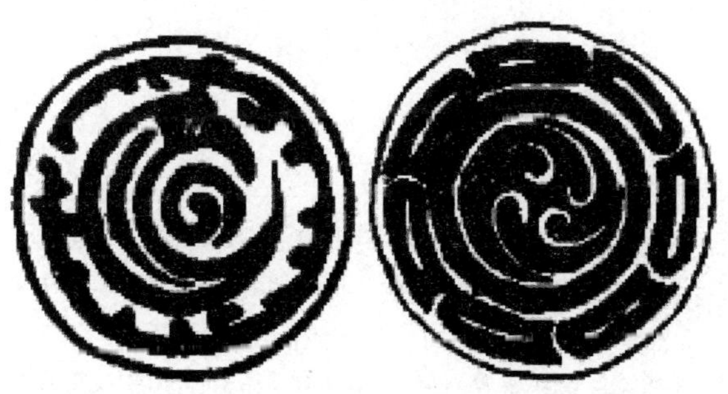

图 2–10　战国漆器上画的太极图

上述图形隐含的思想观念，可以说与太极图都有一定的关系。由此，阴阳鱼太极图的思想渊源可上推到原始时代的阴阳观念，但原始时代的有关图形、符号并不一定都能直接推衍出阴阳鱼太极图。

## 三、太极图的定型

现在流行的阴阳鱼太极图的典型图像，首创于何时何人，至今仍有争议。张其成[1]认为“阴阳鱼”太极图与道教有关，宋元及清代胡渭的部分有关观点基本可信，这种关系主要体现在内丹阴阳等思想观念上。现存文献中最早一张“阴阳鱼”太极鱼出自南宋张行成的《翼玄》(图 2–11)，经明初赵㧑谦改造（简化），定型于明末赵仲全。张彧[2]论证认为《易先天图－浑天象》非张行成之图。另有学者也认为该图是清乾隆间李调元编刻《函海》丛书时间接传抄的，可能中经改动。《翼玄》作于南宋绍兴间，较《易学启蒙》和《周易本义》今原本未见。“阴阳鱼太极图”并非是什么神秘的传说河图，也非出自远古与北宋陈抟和南宋蜀隐者，而是在南宋朱熹后，世人推演《易》图而逐渐形成的结果[3]。

---

［1］ 张其成．阴阳鱼太极图源流考［J］．周易研究，1997（1）：9–15.

［2］ 张彧．《易先天图－浑天象》非张行成之图［J］．周易研究，1995（4）：93–96.

［3］ 杜泽逊．国学茶座［M］．第 7 期．济南：山东人民出版社，2015：97–100.

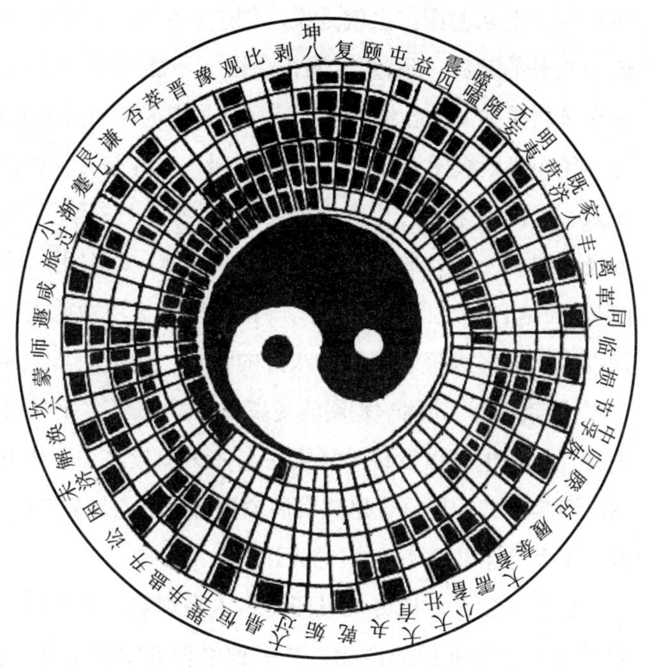

图 2–11 《翼玄》易先天图

李申[1]通过对阴阳鱼太极图的系统考察，认为《阴阳鱼太极图》（图 2–12）最早见于赵抝谦《六书本义》，是元末明初学者的创作，当时名为《天地自然河图》，就是说，在赵抝谦看来，这图乃是《河图》，即伏羲时代龙马从黄

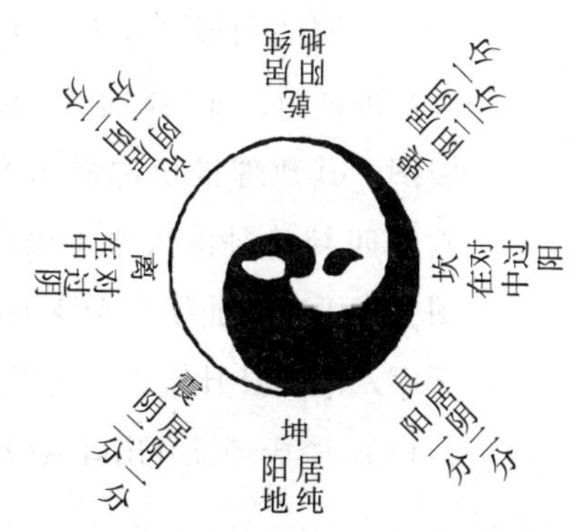

图 2–12 《六书本义》载《大地自然河图》（《四库全书》本）

[1] 李申．易图考［M］．北京：北京大学出版社，2001：80–92.

河里背负上来的图。也就是说，创造这个图的目的，是为了说明八卦的起源。不过,《阴阳鱼图》不能叫《河图》，因为朱熹《周易本义》已将黑白点《河图》定为《河图》的正宗。也不能叫《太极图》，因为《周氏太极图》才是《太极图》的正宗。此图后来叫过《古太极图》(章潢《图书编》)、《伏羲太极之图》(《易经来注图解》)、《先天图》《太极图》《太极真图》《天地自然之图》等。《阴阳鱼太极图》巧妙地表达了宋代以来人们对太极、阴阳、八卦的认识，囊括了其他易图的重要优点，成为易图学发展的最高成就。对图 2–11 与图 2–12 进行比较，也可以发现《翼玄》易先天图较之《天地自然河图》更为复杂，更符合思想发展愈到后期就愈加复杂的规律，因此不大可能早于《天地自然河图》。

综上所述，可以说太极图是古人在观察、思考自然现象的基础上哲学玄思的产物，是一种说理的图像工具。所以，不同的人由于对于哲学原理理解以及表述能力的差异，可以形成不同的图像。今人李士澂[1]根据易理（先天序）原则和数理逻辑，即绘制了具有严密“数学规律”的伏羲方位太极图。其数理推衍过程如下：根据伏羲六十四卦长图，按六十四卦的卦值大小（分阴阳取卦值），把长图演变成圆图，并用连续曲线“光滑圆润连接”各卦卦值，便形成同先天序六十四卦卦值相应的以黑白色量多少成序列的图阵（图 2–13）。李氏还推导出画太极图的一系列数学公式。

---

[1] 李士澂．论太极图的形成及其与古天文观察的关系［J］．东南文化，1991（Z1）：9–30.

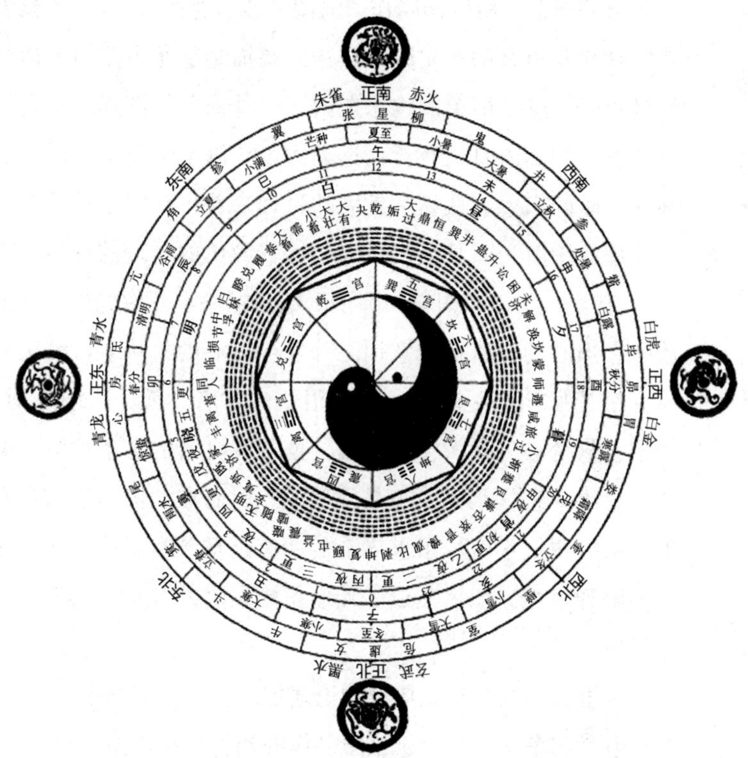


图 2–13　伏羲太极六十四卦时刻节气星宿方位图

## 第二节　太极图意义阐释

冯时[1]曾指出：这个黑白回互的神秘图像由于以浑沌的宇宙作为背景，因而古人叫它“太极图”，又由于接连有了龙衔箓图从黄

[1] 冯时 . 中国天文考古学［M］.2 版 . 北京：中国社会科学出版社，2010：499–500.

河而出的神话，所以又叫作“河图”或“龙图”，这三个概念其实是相互重叠的，它原本只是一幅描绘苍龙星象回天运行的星象图。这个简单的构思造就了一种简单的图式，但它的原始意义却随着日销月铄而逐渐湮没，以至于引发出后人的种种奇妙的玄想。从易学发展的过程来看，易图不过是对某些易理的图解，而且还是对那些比较简单的易理的图解。李申[1]甚至认为，易图学，除了少数几幅基本图像之外，大多数是在当时的主流社会意识之外发生发展的，从事这种工作的，都是哲学水平较低、甚至很低的学者。就《阴阳鱼图》而论，赵㧑谦、章潢、胡渭等，虽各有自己的学术贡献，但论其思维即哲学水平，却是很低的。然而在太极图崇信者看来，太极图似乎穷尽了世界上的所有道理。本来是天文、易理的解释模型，似乎又成了人们思想发生的源头，引发了许多联想。

这里仅举两个较为典型的论述加以说明。如李申[2]对太极图意义的考察认为，①该图创作的初衷，是作为八卦之源，所以称为《河图》，企图取代黑白点《河图》的正宗地位。②该图巧妙地描述了太极、阴阳、八卦的关系。太极分阴阳，并不脱离阴阳而自存。阴阳分四象、八卦，也不脱离四象、八卦而自存。且阴阳相合包含，也囊括了阴阳互根、相生、只是一气的思想。③象征着从太极、两仪到万物化生的过

[1] 李申.易图考[M].北京：北京大学出版社，2001：97-98.

[2] 李申.易图考[M].北京：北京大学出版社，2001：93-94.

程。④象征着阴阳消长思想。杨成寅[1]分析阴阳鱼太极图的内涵有：①是人类用以揭示宇宙万物的本体、本源、本质、发展规律的图像。②万物皆为气，气分阴阳。阴阳范畴是宇宙中一切相对待（相对立）而又相联系（相统一）的事物或事物构成因素的代表或象征。③阴阳相互包含，即阴中有阳，阳中有阴。④阴与阳是在相互逐渐转化的。⑤宇宙万物的变化、运动、消长、化生，其根源皆在于事物阴阳的变化、运动和消长。⑥阴与阳又表示事物性质的对立、对待或差异。⑦阴阳交合是宇宙万物化生的根源。⑧太极图上阴阳鱼的形态、体量的变化，反映着从坤卦到乾卦的奇偶二数的变化。⑨是表示万物谐和发展的理想图像。⑩阴阳鱼的谐和在更多情况下只应理解为“适宜”“适中”“恰到好处”。另外，有人认为从物理学看太极图，竟与牛顿定律引力公式、库伦定理、法拉第定理相吻合[2]。似乎太极图成了无所不能的百宝箱。

## 第三节　太极图与中医学

中医学以中国哲学为其理论建构的基础，太极图所引发的思考，同样也反映于中医学领域。张其成[3]认为中医模式采用取象比类的思维方法，将天文、地理、自然、社会等人体外因素全部归纳在其中，形成一个以人体为中心、涵括宇宙万物的太极巨系统，其中人

[1] 杨成寅．太极哲学［M］．上海：学林出版社，2003：55-56.

[2] 欧阳红．易图新辩［M］．长沙：湖南文艺出版社，1996：126.

[3] 张其成．易学与中医［M］．北京：中国书店，1999：282.

是一个小太极，宇宙是一个大太极，在这个太极巨系统中，宏观和微观统一在一起，宇宙和人统一在一起。从这个意义上说，中医不仅是一门以太极象数模式为基础的整体动态医学，而且也是一门统括天地人的宏观宇宙学。田合禄等[1]所著《中医太极医学》最具代表性，该书认为太极蕴含着日、月、地体系的运动规律与阴阳、五行、八卦，以及太极的分合、全息、象数理等理论，这一切都是中医学的基本理论，中医是以太极理论为基础的医学，其内容涉及太极元气医学、太极阴阳医学、太极五行医学、太极八卦医学、太极全息医学、太极时空医学、太极养生医学、太极病因学、太极诊断学、太极治疗学、太极方药学。段晓鹏[2]则认为中医全息论与太极图相契合，首先，太极图所隐含的“天地大太极，万物小太极”观念与此理论有异曲同工之妙；其次，从第一级太极图深入若干级更小的太极图所依然呈现的一个个完整的阴阳环抱的图形也蕴含着全息理论。

沈晓雄[3]提出月经太极图说，认为经后期为阴中生阳，经间期乃乾阳健盛，经前期为阳中生阴，月经期为坤阴主用。夏桂成[4]等提出太极、八卦、时辰钟（子午流注）等是中医

---

［1］田合禄，周晋香，田蔚．中医太极医学［M］．太原：山西科学技术出版社，2006：46–140.

［2］段晓鹏．太极图与中医全息论［J］．中医药学报，2012，40（3）：1–3.

［3］沈晓雄．月经太极图说［J］．北京中医药大学学报，1997，20（2）：8–10.

［4］夏桂成，殷燕云．从太极八卦时辰钟结合图探析生殖节律［J］．南京中医药大学学报，2006，22（4）：250–251.

固有的阐述圆运动生物钟规律的理论。将太极图作为分析月经周期生殖节律的内基，复以八卦图的推导方法为中心，再结合时辰钟的系统理论图应用于临床，期望有助于更好论治未病（图 2–14）。

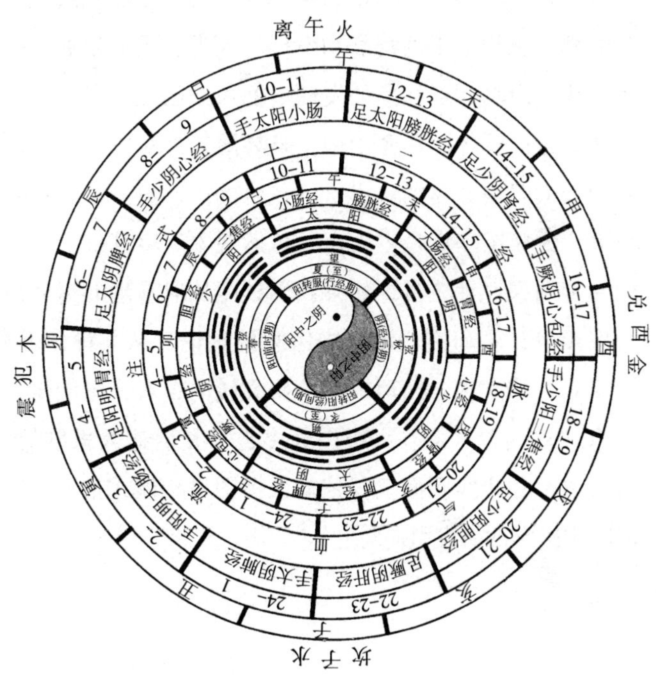

图 2–14　太极八卦时辰钟结合的圆运动生物钟图

在中医学领域，应用太极图阐释理论还有三阴三阳开阖枢理论等，不可否认，以后也可能出现更多不同的解释。以至于有学者认为中医理论肇始于神秘的太极图里的“无极、太极、阴阳”三要素，它给中医理论提供了三大公理：①任何相对独立的自组织物质系演化同源；②任何相对独立的自组织物质系围绕统一的“中时空位”而演化；③任何同源演化的自组织物质系以阴阳属类相等的规律向双极性方向演化[1]。

李申[2]对太极图由来的考察认为，易图，即是像《阴阳鱼图》这样水平最高的易图，也不过是对某些易理的图解，而且还是对那些比较简单的易理的图解。因而一般说来，它不能推动思想水平的提高和发展。人类思维的发展，归根到底，就是由具体到抽象的发展。把人类已经抽象、升华了的理重新拉回具体的形象之中，是易图崇拜对中华民族思维发展的最大阻碍。易图认为自己包含的东西愈多，这种阻碍就愈大。太极图毕竟是古人在对自然现象观察基础上哲学思考的一种图像说理工具，如果我们试图从对易理的解释模型太极图出发，去研究、演绎中医学的理论，从某种角度而言，是将对人体生理、病理本体的研究转向了对易图的研究，无疑有本末倒置之嫌。太极图最多也只是启迪人思维的工具，若脱离了临床实际而仅仅依据太极图进行模式推演，很有可能将中医学的研究引向歧途。

---

[1] 王全年，李秀美．太极图潜在的公理揭示人体全息本质秘密［J］．中华中医药学刊，2013，31（6）：1037–1040.

[2] 李申．易图考［M］．北京：北京大学出版社，2001：100、110.

# 第三章　数的妙用

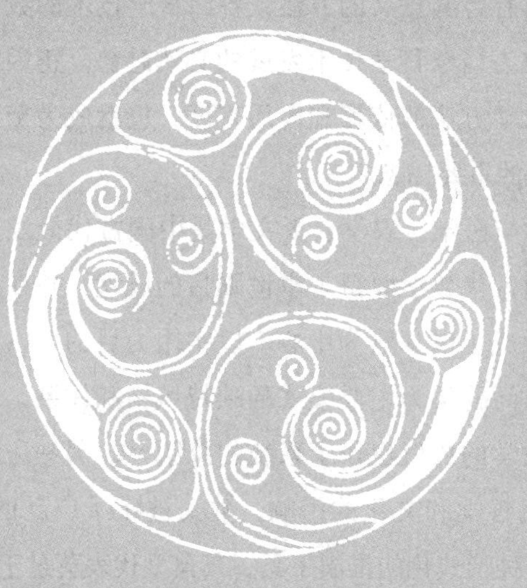

数学是研究客观世界的空间形式和数量关系的科学，是辩证思维的有效辅助工具和表现形式。马克思[1]在考察近代自然科学发展的状况时，曾深刻地指出："一门科学只有成功地运用数学时，才算达到了完善的地步。"在现代，数学方法正在渗透到科学技术的各个领域和社会生活的各个方面，成为一种具有普遍意义的方法，各门科学技术的数学化和计量化已经成为当今科学技术发展的必然趋势。正因为如此，对数学或数学方法的依赖和应用程度，也就成为衡量科学技术发展水平的重要标志之一。

数学与医学、农学、天文学是中国古代最发达的四门学科。中国古代数学取得了举世瞩目的成就，并在历史的发展过程中形成了以算法为中心、以实用为目的、以归纳为主要方法、以问题集为主要模式的独特风格和体系，现代人对中国传统数学的成就也作了系统的总结[2]。另一方面，由于受中国古代哲学和文化的影响，数又被赋予广泛的文化内涵，而成为一种形式化的推演工具，其典型代表莫过于"象数"。

## 第一节　象数的概念

象数概念源于易学，是"象"与"数"的合称，其字面

---

[1] 保尔·拉法格.回忆马克思恩格斯[M].北京：人民出版社，1973：7.

[2] 郭金彬，孔国平.中国传统数学思想史[M].北京：科学出版社，2004：18.

意义分别指形象、表象和度数、量度。本来在易学领域，人们对象数思维的内涵以及象与数的关系，有比较一致而且明晰的认识，一般认为象数思维是指运用带有直观、形象、感性的图像、符号、数字等象数工具来揭示认知世界的规律，通过类比、象征等手段把握认知世界的联系，从而构建宇宙统一模式的思维方式，是象思维和数思维的合称[1]。在象数思维中，象与数互为表里，诸如阴阳奇偶数、五行生成数、八卦次序数、天地生成数、九宫数、河图数、洛书数、大衍之数等，实际上都是一种特殊的象。然而在中医学领域中，对象数思维中数的认识，常常与数学计量之数混为一谈，有必要加以辨析。

## 一、象数之数与数学之数的区别

《易传》在解释《易经》时初步提出了一套象数原理，指出：易卦“参伍以变，错综其数。通其变，遂成天下之文；极其数，遂定天下之象”(《系辞上》)。认为由易卦阴阳之数和爻数的错综变化而成各种卦、爻之象，由这些卦象、爻象则可象征任何事物及其位置关系。即“象”是通过“数”来确定与表示，这里“数”已不具有量的含义，是形象和象征符号的关系化，以及在时空位置上的排列化、应用化和实用化。数学之数是抽象的概念，数是由单位构成的集体，它不考虑事物的其他属性，只考虑事物的量的规定性，它是在事物中抽象地存在，与事物的量以外的属性没有关系，已经超越了经验和直观。象数之数与数学之数不同，它没有单位，没有大小可比性，也没有精确计算之性，更是只有整数没有小数，因而

[1] 张其成．中医哲学基础［M］．北京：中国中医药出版社，2004：289–290.

其义随意而宽阔，它更多地反映了客观世界质的而非量的特征，主要并不是用来计算，而是一种象征，易数始终与易象相联系，是一种特殊的象。正如王树人等[1]所指出：象数之数“并不标志超出直观，而是标志着直观地动态化。就是说，《周易》的象数，只是使直观不致僵化，而不是要超出直观达到某种程度的抽象。正因为如此，把《周易》的数称为‘象数’，也许更为贴切。”

## 二、象数之数的显在与隐蔽

中医学在运用象数思维方法时，有些比较明显，如阴阳奇偶数、五行生成数、九宫数等，很容易辨识；有些则比较隐匿，难以辨识，由此导致误判。如王琦[2]将象数思维作为中医原创思维的内涵之一，认为“数”包括定量之数和定性之数，中医学对人体组织器官的实际测量之数、脉数、呼吸之数、血气运行度数等，还有阴阳五行、五脏六腑、六淫七情、三部九候、灵龟八法等，都给了“数”的规定，这些都是运数思维的体现。这里将定量之数纳入象数思维之中，则有悖共识，容易造成概念的混乱；另一方面，将血气运行度数与呼吸之数等并列，视为实际测量之数，也值得商榷。现特以《灵枢·五十营》所论为例，加以说明。

---

［1］王树人，喻柏林．传统智慧再发现——常青的智慧与艺魂［M］．北京：作家出版社，1996：80.

［2］王琦．取象运数的象数观［J］．中华中医药杂志，2012，27（2）：410–411.

列维·布留尔[1]曾指出：在原始思维“那里不存在简单的只是名称的名称，也不存在只是数字的数字，互渗使他们将属于这个数的某种神秘性质和意义结合起来进行想象性推导。”而在具有原始思维素质的象数思维中，象数也被作为一种模式或模型用于理论的推导，《左传·昭公三十二年》注引服虔曰：“三者，天地人之数。”《说文解字》也说：“三，天地人之道也。”加之《周易》建立了天地人三才的宇宙模式，故使“三”成为中国古代集体意识中的模式数字，形成了对世界进行宏观三分的宇宙观。到了西汉董仲舒，“三”则被崇尚为无所不归的“天之大经”，从而使它具有神秘意义。如《春秋繁露·官制象天》说：“三起而成日，三日而成规，三旬而成月，三月而成时，三时而成功。寒暑与和三而成物，日月与星三而成光，天地与人三而成德。由此观之，三而一成，天之大经也。”《白虎通·封公侯》也指出：“天道莫不成于三：天有三光，日、月、星；地有三形，高、下、平；人有三等，君、父、师。故一公三卿佐之，一卿三大夫佐之，一大夫三元士佐之。天有三光，然后能遍照，各自有三法，物成于三，有始、有中、有终，明天道而终之也。”可见在中国古代文化中，三、五、六、九等数字，常常具有宇宙模式的价值。

《灵枢·五十营》在论述人体血气运行度数时，引入了人体经脉的长度为16丈2尺、一息气行0.6尺、昼夜呼吸次数为13500息等数据，以推论血气一昼夜在人体运行50周次。首先为了计算人体经脉的长度，《内经》则根据“天人合一”的观念，从天有二十八宿，推论出人有二十八脉，如《灵枢·五十营》说：“日行二十八宿，

[1] 列维·布留尔.原始思维[M].北京：商务印书馆，1985：215.

人经脉上下、左右、前后二十八脉，周身十六丈二尺，以应二十八宿。”而人体实际的经脉数十二经脉 24 条，若加上奇经八脉则有 36 条之多，远远超出了 28 脉之数。为此,《灵枢·脉度》在计算经脉长度时，只计算十二经脉及督脉、任脉、跻脉之数，同时由于跻脉有阴跻、阳跻之分，均为左右对称循行，全部加入则为 30 条经脉，因此产生了“跻脉有阴阳，何脉当其数”的问题，“岐伯答曰：男子数其阳，女子数其阴，当数者为经，其不当数者为络也”。同一条跻脉，在男子为经脉，在女子为络脉，反之亦然。其目的无非是为了凑足二十八脉之数，以应天道二十八宿。

经脉长 16 丈 2 尺之数，则隐含着“人以九九制会”的思想，即经脉左右各一，那么人体一侧经脉的长度 8.1 丈，恰合九九之数；任、督二脉共长九尺，也在“九九制会”的数中。正常人一昼夜的呼吸次数为 23040 ～ 25920 次,《灵枢·五十营》提出为 13500 次，也是为了满足其术数推演的需要，其中一息气行 0.6 尺之数，源于“人一呼，脉再动，气行三寸，一吸，脉亦再动，气行三寸，呼吸定息，气行六寸。”气行从三开始，然后以三的倍数递增，共行五十营于身，合于三五之数；气行一周二百七十息，合于三九之数。气行五十周，“凡行八百一十丈”（16.2×50 = 810），正合九九之数[1]。

不仅血气的运行度数隐含着象数之数的推演，其他如《素问·三部九候论》说：“三而成天，三而成地，三而成

[1] 卓廉士．从古代数术看经脉长度与营气流注［J］．中国针灸，2008，28（8）：591-595.

人。”“一者天，二者地，三者人，因而三之，三三者九，以应九野。”“三”同时作为分类模式，则脏腑中有三焦，经脉有三阴三阳，病因有三部之气，病机有三虚三实，诊法中“人有三部，部有三候”(《素问·三部九候论》)，药物有上、中、下三品等，无不是这一思想的体现。乃至五脏六腑、五运六气中所反映的数，也是象数之数作为模式推演的结果，所谓“天六地五，数之常也”(《国语·周语下》)，故《难经集注》解释腑何以为六，脏何以为五的问题说：“其言五脏六腑者，谓五脏应地之五行，其六腑应天之六气，其天之六气，谓三焦为相火，属手少阳，故言腑独有六也。”《白虎通·五行》也说：“人有五脏六腑何法？法五行六合也。”

## 第二节　象数之数在中医学中的运用

中医学由于受中国传统哲学及其思维方式的影响，加之古代科学技术水平的限制，缺乏必要的实验和测量手段，因此在运用数学方法上，一方面采用了一些数学定量方法，更重要的是走向另一条完全不同质的道路，即象数方法。如在《内经》中就有两种数：一种是观察实测的数，包括对人体组织器官实测的数据、制方中药物的相对数量比、针刺的次数等。另一种就是易数，它与所指事物的量的规定性没有联系，而仅仅表示一种象。故《素问·五运行大论》说：“天地阴阳者，不以数推，以象之谓也。”《内经》并对阴阳、五行给予了象数的规定，《灵枢·根结》指出：“阴道偶，阳道奇。”《素问·金匮真言论》指出：五行配五脏，其中肝木之数为八，心火之数为七，脾土之数为五，肺金之数为九，肾水之数为六。这里奇、偶数不管大小，只表示阴阳；自然数1与6、2与7、3与8、4与9、5分别表示五行水、火、金、木、土，并非计量的数值。因此，邱鸿钟称“中医古典数学主体上是一种以数为‘象’进行推演的哲学”[1]。总之，易学象数概念中，“象”与“数”是可以相互转化的一体关系，“无数外之象”，也“无象外之数”（王夫之《周易外传·系辞上》）。这种象数相关的思想，无疑带有原始思维的痕迹[2]。

由上可见，《内经》对“数”的应用有数学之数和象数之数的区别。因此，在对中医相关问题分析时，应明确区分象数之数与一般之数，绝对不能将一般的数当作象数来看待，或者将象数之数作为数量来理解和应用。否则，不仅违背了历史，也会贻误后学，并给他人攻击中医授以话柄。如《思考中医》一书恰好在许多地方犯了这样的错误。如对白虎汤的解释，认为白虎汤用药四味，因地四生金，四为金数，为西方之数，与方名相合。其次，君药石膏色白味辛，色味均与白虎西方相合。再看诸药的用量，君药石膏用一斤，臣药知母用六两，天一生水，地六成之，一、六为坎水北方之数，以北方寒水清泻火热。西方而用北方之数，这不但是以子救母，也为金水相生。佐使药粳米用六合，亦为此意，且粳米之用为生津，故亦用水数。甘草用二两，二为南方火数，用之以防寒凉泻火伤伐中阳，使平和之中又具有顾护中阳之

[1] 邱鸿钟．医学与人类文化［M］．长沙：湖南科学技术出版社，1993：403.

[2] 邢玉瑞．中医象数思维与原始思维［J］．现代中医药，2004,24（1）：1–3.

妙[1]。如此，则治疗阳明腑证的小承气、调胃承气汤用药三味，三为木数，又当何讲？又查《伤寒论》113方，药用4味的方剂达24首，如麻黄汤、理中汤、四逆散、白头翁汤、吴茱萸汤、茯苓桂枝白术甘草汤等，几乎涉及所有六经病证，恐怕难以都用西方金来加以解释。再如对小柴胡汤的解释，认为该方用药七味，七为火数，这说明它用的是火的格局，与少阳相火相应了。其中柴胡用八两，黄芩用三两，三、八正好是东方之数，正好是寅、卯、辰之数。这一君臣药的用量，就把整个少阳的性用以及少阳病的欲解时相烘托出来[2]。但《伤寒论》中用柴胡的方剂7首，6首方剂与黄芩相配伍，其中小柴胡、大柴胡、柴胡桂枝干姜汤3方用八两，柴胡桂枝汤与柴胡加龙骨牡蛎汤用四两，柴胡加芒硝汤则用二两十六铢。黄芩与柴胡相配伍的6首方剂中，黄芩用量也有3方并非三两，如柴胡桂枝汤、柴胡加龙骨牡蛎汤为一两半，柴胡加芒硝汤则为一两。上述用量恐怕也难以用象数之学完全加以说明，况且《伤寒论》113方中，药用7味的方剂共14首，并不限于小柴胡汤，它如大青龙汤、半夏泻心汤、旋复代赭汤、葛根汤等，并不完全与少阳相火相关。又如解释炙甘草汤大枣用三十枚，当归四逆汤大枣用二十五枚，认为炙甘草汤是养阴的方剂，三十是十个基数中阴数的总和，是一个“群阴会”，当然就有养阴作用；当归四逆汤是温养阳气的方剂，二十五是十个基数中阳数的总和，是一个“群阴会”，正好与当归四逆汤的主治功用相应[3]。但总计《伤寒论》用大枣者40方，用量分

[1] 刘力红.思考中医[M].桂林：广西师范大学出版社，2003：267-268.
[2] 刘力红.思考中医[M].桂林：广西师范大学出版社，2003：312.
[3] 刘力红.思考中医[M].桂林：广西师范大学出版社，2003：317.

别有4、5、6、10、12、15、25、30枚不同，是否都可以用象数理论解释之？还有如认为乌梅丸出自《伤寒论》388条，三、八为风木之数，38条讨论大青龙汤，均是通过条文的序号传达风木的信息。乌梅作为厥阴主方的主药，用量为300枚，这个数又一次体现了厥阴的方时特性[1]。通过上述牵强附会的解释，刘力红教授还给张仲景封了一个新的称谓，即“张仲景是中医用数的鼻祖”[2]。真不知张仲景果真如此，还是将自己的牵强附会强加给张仲景，也不知这样的解说对中医学的振兴、发展、推广有何益处？如果中医用药原理如此机械简单，那么中医学还有什么理论和科学性可言？

而且，现代像刘力红教授那样用象数之学解释中医学者，可以说不乏同道。如有人提出所谓的“中国八卦医学”，有什么八卦脏象说、八卦经络说、八卦病因说、八卦诊断说、八卦本草学、八卦辨证、八卦互体治法、八卦方剂配伍、八卦腧穴理论、八卦针灸取穴、八卦针刺手法、八卦气功修持等等，并认为八卦医学原理与莱布尼兹二进制、爱因斯坦相对论、玻尔理论等有关[3、4]。把不同时代、地域思想有一定相通性而毫无因果关系的事件混淆在一起，以哗众取宠；把兴趣和工夫集中在八卦、六十四卦的所谓预测功能上，希图用占卦为人诊治疾病，而取代四诊、八纲、辨证论治。更为可笑的是以药物名称笔画数、处方中药味数及剂量以附会八卦，

[1] 刘力红.思考中医[M].桂林：广西师范大学出版社，2003：471.
[2] 刘力红.思考中医[M].桂林：广西师范大学出版社，2003：317.
[3] 刘杰、袁峻.中国八卦医学[M].青岛：青岛出版社，1993.
[4] 刘杰.中国八卦本草[M].青岛：青岛出版社，2005.

推论方药的功能[1]。如此这般，将活生生的人体生理、病理变化与药效学研究，填充在古代八卦的占筮构架之中，以占筮代替对疾病的诊治，以巫术代替医学，将对医药学的研究转换为对象数占筮的研究，势必造成中医学术的倒退。

另外，刘力红教授的《思考中医》还提出“术数就是关于数学的学问”，当然并不是现代意义上的数理逻辑系统[2]。传统的数学就包含在河图、洛书之中，中医与现代科学一样也需要数学，所以就离不开河图、洛书这两图[3]。对此也有必要加以说明。张其成[4]在《象数易学》中，对术数的源流有详细的考辨，指出术数，即数术，是以“数”为工具进行预测吉凶的技术，并详细考证了象数学与术数的区别在于目的与功用、内涵与外延的不同。汉代刘歆《七略·术数略》和班固《汉书·艺文志》的相关论述，可以说为其论断提供了有力的证据。术数既然以“数”为工具，其中必然包含着数学的知识，但不能不加区别地认为“术数就是关于数学的学问”。这就像《易经》中包含着丰富的哲学思想，但我们不能因此就认为《易经》就是一本哲学著作。因为《易经》毕竟是一本占筮书，只是经过《易传》的发挥，才升华为哲学著作。

中国传统数学的内容十分丰富，虽然许多著名的中算家，在思

---

[1] 贾向前、李仲瑞．易医妙用［M］．太原：山西科学技术出版社，1999：152-158.

[2] 刘力红．思考中医［M］．桂林：广西师范大学出版社，2003：13.

[3] 刘力红．思考中医［M］．桂林：广西师范大学出版社，2003：312.

[4] 张其成．象数易学［M］．北京：中国书店，2003：51，91.

想上持有河图、洛书为“数之本原”的观点[1]，但自从《易传·系辞上》提及河图、洛书，刘歆、班固、郑玄等人将之与八卦相联系，从汉到唐，人们并没有说明河图、洛书的具体形式，直至宋代刘牧才将汉以前已产生的十数图、九数图分别与河图、洛书相联系，后由朱熹定型而流传至今。这种河图、洛书数图，从数学的角度而言，仅仅是一种组合数学的幻方，而在中国传统文化以及中医学中的应用，则更多的是作为象数而非数学。因此，绝对不能说传统的数学就包含在河图、洛书之中，更不能说中医学需要数学，就离不开河图、洛书这两图。

综上所述，象数之数或显在或隐蔽的存在于中医学术体系的诸多方面，在具体问题分析时，不能将数学之数和象数之数相混淆，对二者的区别应始终保持清醒的认识，甚或是某种警觉。

## 第三节　象数与原始思维

原始思维是以意象为基本要素，以主体、对象和观念的三维混同为其特殊机制，在感性直观的基础上，主要以自我体验的模式解释外部客观世界，并通过类比互渗、联想与想象将意象整合为一种有序的整体系统的一种思维方式，具有

[1] 郭金彬，孔国平．中国传统数学思想史［M］．北京：科学出版社，2004：18.

表象性、意象性、具体性、集体性、拟人性、神秘性、潜逻辑性等特征。众所周知，象数思维是《周易》特有的一种思维方式，它主要通过事物之间“象”和“数”的联系来解释客观世界此事物与彼事物的联系。中医学在总结医疗实践经验，建构理论体系时，明显地受到了《周易》象数思维的影响[1]。在这种思维方式中，“象”与“数”本身就是统一的，“数”中有“象”，“象”中含“数”，二者可以相互转换。这种象数相关的思想，应是对原始观念的一种承传。在原始时代，人类还不能把数从所数的事物中抽象出来；在文明时代之初的相当长的一段时期中，抽象的数的观念虽然已经形成，但人们往往还是习惯于把数跟与这些数相关的事物联系在一起来理解它的意义，正如布留尔[2]所说：“每当他想到作为数的数时，他就必然把它与那些属于这些数的，而且由于同样神秘的互渗而正是属于这一个数的什么神秘的性质和意义一起来想象。数及其名称同是这些互渗的媒介。”在他们看来，物质世界必然表现为某种数，物与数之间具有内在的联系，因而只要是相同的数，其“象”也相同，其所代表的物质也必然具有内在的联系。特别是十以内的常数，在战国秦汉时代，已经与一些基本物质之间形成了较为固定的联系模式，或者说构成了集体表象。如一，代表天，或被认为是生成天地的“太一”；二，象征天地或阴阳、乾坤，或以序数代表地；三，象征天地人，或代表人；四，象征四时；五，象征五行、五音等；六，象征六律或六气；七，象征七曜或七星；八，代表八风或八方；九，

[1] 邢玉瑞.《周易》思维与《内经》理论建构[J].陕西中医函授，1999（5）：1–7.

[2] 列维·布留尔.原始思维[M].北京：商务印书馆，1981：201.

代表九州、九野或九天；十，代表十日；等等。

中医理论的建构，也常常借用象数原始思维的方式。如《灵枢·邪客》论述人体的形态结构说：“天圆地方，人头圆足方以应之。天有日月，人有两目。地有九州，人有九窍。天有风雨，人有喜怒。天有雷电，人有音声。天有四时，人有四肢。天有五音，人有五脏。天有六律，人有六腑。天有冬夏，人有寒热。天有十日，人有手十指。辰有十二，人有足十指，茎垂以应之；女子不足二节，以抱人形。天有阴阳，人有夫妻。岁有三百六十五日，人有三百六十节。地有高山，人有肩膝。地有深谷，人有腋腘。地有十二经水，人有十二经脉。地有泉脉，人有卫气。地有草蓂，人有毫毛。天有昼夜，人有卧起。天有列星，人有牙齿。地有小山，人有小节。地有山石，人有高骨。地有林木，人有募筋。地有聚邑，人有䐃肉。岁有十二月，人有十二节。地有四时不生草，人有无子。此人与天地相应者也。”不仅《内经》有此认识，与《内经》同时代的著作也有论述。如《淮南子·精神训》说：“夫精神者，所受于天也，而形体者，所禀于地也。故曰一生二，二生三，三生万物……故头之圆也象天，足之方也象地。天有四时、五行、九解（当指九天）、三百六十六日，人亦有四肢、五脏、九窍、三百六十六节。天有风雨寒暑，人亦有取与喜怒。故胆为云，肺为气，肝为风，肾为雨，脾为雷，以与天地相参也，而心为之主。是故耳目者，日月也；血气者，风雨也。”其中既有通过“数”来联系的，也有的是据“象”而联系的。《淮南子·地形训》尚对人类以及动物的胚胎发育采用象数来解释：“天一地二人三，三三而九。九九八十一，一主日，日数十，日主人，人故十月而生。八九七十二，二主偶，偶以承奇，奇主辰，辰主月，月主马，马故十二月而生。七九六十三，三主斗，斗主犬，犬故三月而生。六九五十四，四主时，时主彘，彘故四月而生。五九四十五，五主音，音主猿，猿故五月而生。四九三十六，六主律，律主麋鹿，麋鹿故六月而生。三九二十七,七主星，星主虎，虎故七月而生。二九十八,八主风，风主虫，虫故八月而化。”这里通过一连串的联系，把多种动物的孕育期与“九”之数联系起来，而“九”之数又是由“天一地二人三”之“三”的自乘获得的。这样一来，各种动物的孕育期似乎都与天、地、人联系在一起了。其目的是想通过数的变化来说明各种动物胚胎的孕育周期是由数所象征的大自然的联系感应来决定的，最终是为了说明人类十月而生规律和天地万物同一，是天人合一观的另一种体现。李约瑟认为这种理论富有浓厚的毕达哥拉斯学派的气味，也许可以称之为“象数学”的发展[1]。

另外,《内经》认为“天地之至数，始于一，终于九焉”(《素问·三部九候论》)，并以此来说明有关诊断、治疗乃至针具的制作等问题。如《素问·三部九候论》论三部九候诊法云:“一者天，二者地，三者人，因而三之，三三者九，以应九野。故人有三部，部有三候，以决死生，以处百病，以调虚实，而除邪疾……三部者，各有天，各有地，各有人。三而成天，三而成地，三而成人，三而三之，合则为九,九分为九野，九野为九脏。故神脏五，形脏四，合为九脏。”这里“三”以及它的自乘积“九”作为模式数字，即蕴含着原始宇宙观和原始哲学观念，诊法的三部九候以及人体九脏的构

[1] 李约瑟.中国古代科学思想史[M].南昌：江西人民出版社，1999：340.

成，通过数的中介，而达到与天地人以及九野的统一。同时，“九”作为“天地之至数”，也获得极大的神秘性，诚如汉代王逸《九辨章句》所云：“九者，阳之数，道之纲纪也。故天有九星，以正机衡；地有九州，以成万邦；人有九窍，以通精明。”《内经》并运用十以内的常数与一些基本事物之间的固定联系模式，作为论理的依据，如《素问·针解》论“九针上应天地四时阴阳”说：“夫一天、二地、三人、四时、五音、六律、七星、八风、九野，身形亦应之。针各有所宜，故曰九针。人皮应天，人肉应地，人脉应人，人筋应时，人声应音，人阴阳合气应律，人齿面目应星，人出入气应风，人九窍三百六十五络应野。故一针皮，二针肉，三针脉，四针筋，五针骨，六针调阴阳，七针益精，八针除风，九针通九窍，除三百六十五节气，此之谓各有所主也。”《灵枢·九针论》则进一步论述说：“九针者，天地之大数也，始于一而终于九。故曰一以法天，二以法地，三以法人，四以法时，五以法音，六以法律，七以法星，八以法风，九以法野……夫圣人之起，天地之数也，一而九之，故以立九野。九而九之，九九八十一，以起黄钟数焉。以针应数也，一者，天也；天者，阳也；五脏以应天者肺，肺者，五脏六腑之盖也；皮者，肺之合也，人之阳也。故为之治针，必以大其头而锐其末，令无得深入而阳气出。二者，地也；人之所以应土者，肉也。故为之治针，必筩其身而员其末，令无得伤肉分，伤则气得竭。三者，人也；人之所以成生者，血脉也。故为之治针，必大其身而员其末，令可以按脉勿陷，以致其气，令邪气出。四者，时也；时者，四时八风之客于经络之中，为瘤病者也。故为之治针，必筒其身而锋其末，令可以泻热出血而痼病竭。五者，音也；音者，冬夏之分，分于子午，阴与阳别，寒与热争，两气相搏，合为痈脓者也。故为之治针，必令其末如剑锋，可以取大脓。六者，律也；律者，调阴阳四时而合十二经脉，虚邪客于经络而为暴痹者也。故为之治针，必令尖如毫，且员且锐，中身微大，以取暴气。七者，星也；星者，人之七窍，邪之所客于经而为痛痹，舍于经络者也。故为之治针，令尖如蚊虻喙，静以徐往，微以久留，正气因之，真邪俱往，出针而养者也。八者，风也；风者，人之股肱八节也。八正之虚风，八风伤人，内舍于骨解腰脊节腠理之间，为深痹也。故为之治针，必长其身，锋其末，可以取深邪远痹。九者，野也；野者，人之节解皮肤之间也。淫邪流溢于身，如风水之状，而溜不能过于机关大节者也。故为之治针，令尖如挺，其锋微员，以取大气之不能过于关节者也。”上述论述，充分反映了以数为中介的原始思维的特点。

## 第四节　数在中医学中的模式作用

模式标志了物件之间隐藏的规律关系，而这些物件并不必然是图像、图案，也可以是数字、抽象的关系，甚至思维的方式。简单地说，就是从不断重复出现的事件中发现和抽象出的规律，似解决问题的经验的总结，是一种认识论意义上的确定思维方式。

亚里士多德[1]在论毕达哥拉斯学派时曾指出：“他们认为‘数’

[1] 亚里士多德．形而上学［M］．北京：商务印书馆，1997：13.

乃万物之原。在自然诸原理中第一是‘数’理，他们见到许多事物的生成与存在，与其归之于火，或土或水，毋宁归之于数。数值之变可以成‘道义’，可以成‘魂魄’，可以成‘理性’，可以成‘机会’——相似地，万物皆可以数来说明……他们认为数的要素即万物的要素，而全宇宙也是一数，并应是一个乐调。他们将事物之可以数与音律为表征者收集起来，加以编排，使宇宙的各部分符合于一个完整秩序；在那里发现有罅隙，他们就为之补缀，俾能自圆其说。”中国古代的术数学也认为，数字玄冥幽微，数中有术，隐藏了事物规律和宇宙本体的秘密。李零[1]说：数术之学是与宇宙或天地有关的古代知识体系，在数术方技之学中，包括了对“天道”或“天地之道”的认识与对“生命”“性命”或“人道”的认识两个方面，后者是被视为前者的复制。也就是说，天之历数亦在吾身。而数术的“数”有二义：其一，数有预测、推算的含义，通俗地说即是占卜；其二，数表现为先天地而已存、后天地而已立的规律或法则。天道宇宙的“数”，不仅具有计量功能，而且还带有神秘的作用[2]。换言之，数成了中医学建构理论、诊治疾病、推测死生预后的模式。

《素问·三部九候论》说：“天地之至数，始于一，终于九焉。”其中从一到九的九个自然数，在《内经》中不同情况下

---

［1］ 李零．中国方术考［M］．北京：东方出版社，2000：19.

［2］ 李建民．发现古脉：中国古典医学与数术身体观［M］．北京：社会科学文献出版社，2007：99–100.

都承担着模式的作用。对此，卓廉士[1]在《中医感应、术数理论钩沉》一书中，专列“天地之至数，始于一，终于九焉”一章加以阐述，值得参阅。此外，还有“天五地六”、数字十二、二十八等，也有着类似的价值。笔者亦曾讨论过“天五地六”与十一脉、十二月与十二经脉、二十八宿与二十八脉之间都有着内在的联系[2]。这里仅就学者讨论较少的数字七在中医学中的模式作用予以讨论。“七”作为神秘数字，也可以作为一种规制数字或模式，用于建构世界秩序，其投射到王权架构、祭祀礼仪、文化现象中，形成不同的数字文化结构，同样也可能影响到中医学的理论建构及临床实践。

## 一、七数分类模式

早在帛书《五十二病方》中，就多次出现对数字“七”及其倍数“二七”等的运用，如所载治疗疣疾的巫方曰：“以月晦日之丘井有水者，以敝帚骚（扫）尤（疣）二七。”“祝尤（疣），以月晦日之室北，靡（磨）宥（疣），男子七，女子二七。”所载治疗癞疾的禁咒方说：“赍者潼（肿），若以柏杵七，令某颓（癞）毋一。”吕亚虎对出土简帛文献中神秘数字“七”与医疗活动的文献进行了系统梳理，认为无论是禁咒巫术疗法，还是一般的医学疗方中，“七”或“二七”是被经常运用来作为动量或物量的标准。这说明在中国早期医学中，“七”这一神秘数字很早就已进入人们的医疗信仰中，并且

[1] 卓廉士．中医感应、术数理论钩沉［M］．北京：人民卫生出版社，2015：145-201.

[2] 邢玉瑞．经络学说的建构与古代神秘数字［J］．江西中医学院学报，2006，18（1）：24-25.

占据着非常重要的位置[1]。

中医经典著作中，也常有神秘数字“七”的身影，如《内经》中有“七星”“七窍”“七疝”“七诊”等术语。《灵枢·九针》曰:“七以法星”，“星者人之七窍”。《灵枢·脉度》云:“五脏常内阅于上七窍也……五脏不和则七窍不通。”头面七窍是观察五脏虚实的窗口。《素问·三部九候论》提出三部九候诊脉法中七种有病脉象谓:“七诊虽见，九候皆从者不死……若有七诊之病，其脉候亦败者死矣。”《素问·骨空论》谓:“任脉为病，男子内结七疝，女子带下瘕聚。”《难经》有五脏七情、七冲门之说，《神农本草经》有中药配伍的七情之论等等。

关于中医病因七情学说的形成，张光霁等[2]对“七情”中“七”的由来做了考证，认为这一数目的确定是同时受到了儒家思想、包括《礼记》在内的时代文风、医家以七论病方式以及陈无择推崇经典思想的影响。乔明琦等[3]通过对陈无择治学根柢、学术风格的考察，也认为陈无择把情定为七是受汉代以来“七体”文风与《难经》以降“以七论病”思路影响的结果。

在方药的临床应用方面，后世亦有神秘数字“七”的运

[1] 吕亚虎.战国秦汉简帛文献所见巫术研究［D］.西安：陕西师范大学，2008.

[2] 张光霁，张燕.七情之“七”及各情含义［J］.浙江中医药大学学报，2010，34（3）：297–299.

[3] 乔明琦，韩秀珍.七情的学术渊源与困境中的出路［J］.山东中医药大学学报，1997，21（5）：335–339.

用，如《华佗神方》卷四载治“诸黄症神方”所用药物：瓜蒂二七枚，赤小豆二七枚，秫米二七粒。同卷治“急黄神方”用药有：赤小豆、丁香、黍米、瓜蒂各二七枚。在制药方面，《本草纲目》卷九水银条《集解》：“烧存性，盛入瓮内，封口，埋土坑中四十九日，取出自成矣。”《本草纲目》卷八铁铧，主治心虚风邪等，“以久使者四斤，烧赤，投醋中七次，打成块，水二斗，浸二七日，每食后服一小盏。”等等。

## 二、七日周期节律

恩斯特·卡西尔[2]指出：“神话空间感与神话时间感不可分割地结合在一起，两者一起构成神话数观念的起点。”田大宪[1]认为人类总是以表示空间方位观念的符号作为时空认识的基本尺度。这种原始的时空混同，往往呈现为以空间方位的某一点来标志时间循环的周期，因而某一空间方位也就同特定的周期归为一体。因此，神秘数字“七”在表示“极限方位”的同时，也可表示生命的周期变化，有物极必反、周而复始的意味。《周易·复卦》曰：“复：亨。出入无疾，朋来无咎。反复其道，七日来复，利有攸往。”《彖传》曰：“反复其道，七日来复，天行也。”即“七日来复”是天体运行之道。从中国传统天人合一的观念来看，“七日来复”也当是人体生命运动的规律。《灵枢·平人绝谷》云：“黄帝曰：愿闻人之不食，七日而死，何也？”张仲景《伤寒论》第7条曰：“病有发热恶寒者，发于阳也；无热恶寒者，发于阴也。发于阳，七日愈；发于阴，六日愈。

---

[1] 田大宪.中国古代神秘数字的历史生成与研究路径[J].社会科学评论，2009(4)：55-67.

以阳数七、阴数六故也。”第 8 条说：“太阳病，头痛至七日以上自愈者，以行其经尽故也。”这里虽有实际观察的结果，但也有神秘数字观念的影响。而《素问·刺法论》的论述，则更多地反映了神秘数字“七”模式的影响，所谓“其刺以毕，又不须夜行及远行，令七日洁，清净斋戒……思闭气不息七遍，以引颈咽气顺之，如咽甚硬物，如此七遍后，饵舌下津令无数……刺毕，可静神七日，慎勿大怒，怒必真气却散之。”这里反复提到斋戒、静养当以七日为期。《刺法论》所载小金丹的组成及炼制谓：“辰砂二两，水磨雄黄一两，叶子雌黄一两，紫金半两，同入合中，外固了，地一尺筑地实，不用炉，不须药制，用火二十斤煅之也。七日终，候冷七日取，次日出合子，埋药地中七日，取出顺日研之三日，炼白沙蜜为丸，如梧桐子大，每日望东吸日华气一口，冰水下一丸，和气咽之，服十粒，无疫干也。”卓廉士[11]认为，这里药物配伍的比例应该来自反复组合的经验，但炼制的时间一共用到了三个“七日”，一个“三日”，三七二十一，然后用“火二十斤”加“一尺筑地实”，又应三七二十一之数。物以三生，七为天地周期之数。显然与神秘数字“七”所蕴含的极限循环之意有关。

另外，也有不少学者将《素问·上古天真论》所论女性以七为生长发育基数作为神秘数字“七”的应用范围，但该文与男性以八为生长发育的基数相提并论，究其实质，当主要来自古代医家对人体生长发育及生殖规律的实际观察总结。一般情况下，女性到 14 岁左右月经来潮，到 49 岁左右绝经为更年期，而男性发育较女性稍迟，故女性以七、男性以八为基数，基本符合各自的生长发育及生殖规律，现代对中国健康人骨量随年龄增长变化的研究，也发现骨量变化的规律与肾主骨理论所描绘的骨骼生长发育及其衰老的基本规律基本一致[1]。因此，用神秘数字“七”解释女性以七为生长发育基数的问题，似有牵强附会之嫌。

综上所述，神秘数字“七”的产生，与人类对于宇宙空间、天体运行规律以及人体生命节律的认识等因素有关，体现了原始时代时、空、数一体的整体思维特征；其与中医学的关系主要反映在七数分类模式与以“七”为基数的周期节律两个方面，在对神秘数字“七”与中医学关系的认识时，须持十分审慎的态度，理清模式推演与实践经验的主次、因果关系。其他作为模式使用的数字亦当如此对待。

---

［1］ 刘忠厚．骨质疏松研究与防治［M］．北京：化学工业出版社，1994：1-10.

# 第四章 经验之果

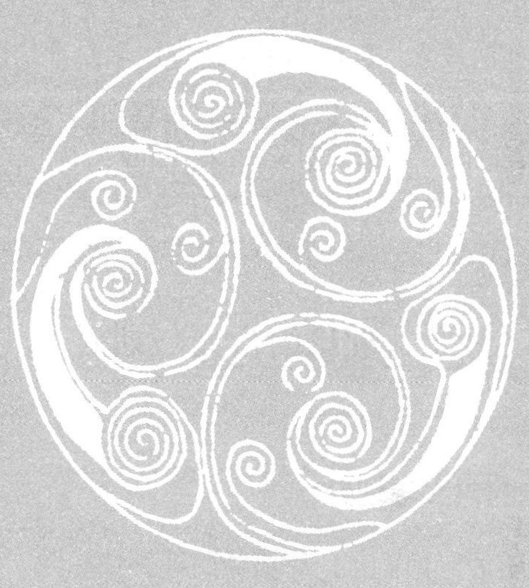

一般认为医学本身就是一种经验科学，经验对医学的发展、进步至关重要，中西医学概莫能外，但相对而言，中医学更偏向于经验医学。但有学者则认为中医学不是对人体生命运动、疾病过程及治疗疾病等经验事实的描述和记录，而是对经验事实进行解释的理论知识体系，是经理论（逻辑）思维整理的具有辩证和类推特点的逻辑体系，是由一系列基本范畴组建的概念、范畴体系，故中医学是理论医学[1]。这一观点很有启发意义，它涉及经验与理论的界定、划分，以及中医学与经验、理论的关系等诸多问题。

## 第一节　经验、理论的含义与划分

### 一、经验的含义与划分

从哲学的层面而言，所谓经验即感性经验，指人们在同客观事物直接接触的过程中，通过感觉器官获得的关于客观事物的现象和外部联系的认识。辩证唯物主义认为，经验是在社会实践中产生的，是客观事物在人们头脑中的反映，是认识的开端。但经验有待于深化，有待于上升到理论。F·培根认为一切知识来自个人的经验，并认为经验是由外物作用于感官而产生的。唯物主义的经验论者J·洛克也认为知识来

[1] 任秀玲.论中医学的理论医学特征[J].中华中医药杂志，2006，21（6）：323-325.

源于经验，但他把经验分为外部经验（感觉）和内部经验（反省）两种。

从经验产生的方式的角度而言，可以划分出三种不同的经验概念：一是日常生活经验。它既不是系统的观察，也不是实验活动，而是一个人借助其亲身经验而发生的成长和教育。这种生活经验包括了某些无法传达给别人的东西，除非后者自己拥有类似的经验。因此，这里有一个“默会知识”的成分，它是无法仅仅用语词来传递的。我们通常与别人一起具有这种生活经验，别人常常帮助我们获得这种理解。这种亲身经验因此是可以为他人所了解的。二是以系统观察形式出现的经验。即在科学研究中根据特定概念对某些类型的事件进行观察和记录，如达尔文对动物的观察，天文学家对行星的观察等。在这些经验的基础上，我们能提出可以被新的观察所加强或弱化的假说；换句话说，我们可以借助于假说–演绎的方法来从事研究。三是科学实验的经验。即人们根据一定的科学目的，运用特定的科研手段（科学仪器与设备）主动干预或控制被研究对象，在典型环境或特定条件下获取的科学事实。实验是发现新事实的主要来源，1901—2008 年诺贝尔生理学或医学奖（除 9 年因战争而停颁之外），计有 5 项临床技术奖（全部集中在诺贝尔奖早期），3 项工程技术奖，其余均属于科学实验奖。当然，并非所有的科学都依赖于实验，但所有的科学都进行系统的观察，就此而言所有的科学都运用经验，正是在此意义上，人们把自然科学和社会科学也称为经验科学，因为它们提供的理论是有实质内容的，并且可通过对现实的经验观察来检验。在这里，经验就是指知识的现实性或实质性。

## 二、理论的含义与划分

一般认为，理论与经验相对而言，是指概括地反映现实的概念和原理的体系。它是系统化了的理性认识的结果。人们在实践中获得关于客观事物的感性认识，随后对它进行加工制作，上升到理性认识；再把这种理性认识按照一定的逻辑进行必要的整理，使之条理化系统化为一个严整的体系，从而形成理论。任何理论都是由概念和原理构成的，它既是一个有结构的命题系统，同时是一个演绎陈述的等级系统，它的各个命题或陈述之间有着某种特殊的演绎结构使之相关起来。

理论大致可划分为科学理论、数学与逻辑理论、形而上学理论三类[1]，分别对应于经验科学、形式科学与形而上学。科学理论是系统化的科学知识，是关于客观事物的本质及其规律性的相对正确的认识，是经过逻辑论证和实践检验并由一系列概念、判断和推理表达出来的知识体系。科学理论（自然、社会）或科学命题是要对现实世界做出陈述，因而具有经验的内容。所以，科学理论或命题的真假，不能仅仅由逻辑分析来解决，而必须由经验来检验。一种科学理论，尽管可以建构为某种演绎陈述的等级系统，但是，科学中的任何命题并不能因为它与由之导出的公理（科学理论的基本定律）相一致而成为真的，相反，如果这个导出命题与经验不

[1] 林定夷．问题与科学研究：问题学之探究［M］．广州：中山大学出版社，2006：108–111.

一致或相悖，就将不但危及这个导出命题本身，而且还将危及由之导出的那些前提。科学理论和科学命题的真假是要由经验来判决的。

数学和逻辑中的命题都是分析命题，分析命题并不对自然界做出预言，因而不具有经验内容，不能提供自然信息。分析命题虽然有真假可言，但分析命题的真假仅由语句间的意义分析来解决，而并不依据经验来检验，它的真命题都是一些重言式，而所有矛盾式都是永假命题。原则上，数学和逻辑学理论都是一些重言系统，数学定理和逻辑定理都是一些重言式。因此，一个数学定理或逻辑定理能否成立，只接受逻辑的分析，而不接受经验的检验。一个数学或逻辑命题之所以是真的，仅仅是表明它与由之导出的那个公理系统相一致或符合，而并不对我们的经验世界做出陈述。

形而上学理论虽然表面上也像是要对现实世界做出陈述，因而形而上学“命题”也像是具有经验内容的综合命题，但实际上它既不是像数学或逻辑命题那样的重言式，可以通过逻辑的分析而判定其真假，也不像科学命题（综合命题）那样可以接受经验的检验。原则上，形而上学命题都是一些无真假可言的（既不真亦不假的）“伪命题”。它仅仅在表面上像是对世界做出了陈述，实际上它不具有经验内容，不曾告诉我们任何自然信息。

## 第二节　中医学理论的特质

当我们说中医学是理论医学的时候，根据上述对理论的划分，自然必须搞清楚中医学是哪种类型的理论医学。

## 一、从中医理论的建构看中医理论的特质

中医理论的建构，一方面来自于临床实践经验以及日常生活经验的归纳总结，另一方面来自对中国古代哲学概念与原理的引进。其中，经验体系是中医学中最核心的部分，是中医学赖以生存、发展的基石。辨证论治作为中医学临床诊疗的基本实践模式，是以状态调整为导向、证－治－效紧密相关的一种整体、动态的个体化复杂干预过程。在这个过程中，个体医生对临床经验进行积累，通过归纳总结个体病人形成的病人群体的共性特征，形成自己独特的学术观点；而个体医生的学术观点被医生群体所采用，学术观点逐渐变成了学术思想；如果学术思想被传承、被流传就形成了学术流派；学术思想如果被进一步的提炼升华，就上升为中医理论。无论个人经验、个人学术观点、学术思想或中医理论，都是在临床的实践中不断地得到检验和修正，不断地被凝练升华。《伤寒论》与《温病条辨》作为中医学术发展史上具有里程碑式的代表著作，即是通过对大量个案的归纳总结，把握了辨证论治的规律，发展了中医理论。但是，中医学术的发展由于缺乏科学理性的反思和科学实验方法对现象背后本质的进一步揭示，因此，中医理论从某种角度而言，就成了一个贮存和再现经验事实的工具系统，其对病、证的认识，由于搜集的材料局限于表象经验范围内，故病与证也只能以临床表现的排列组合或主症兼夹来构造，内在机制则靠推测来填充和弥补，这样构造的病与证的模型，无疑仍然是经验型的，辨证论治也是对众多经验的分类捆绑。作为工具的中医理论，

只联络有关临床事实，并不表达真实机制，或此或彼无须考察是否符合客观实在。中医理论的这种工具性特征，表明中医学仍停留在经验水平，这种貌似理论的经验工具极大地妨碍了中医经验的理性化、客观化要求[1]。

《内经》作为中医理论体系的奠基之作，在构建中医理论的过程中，借助了中国古代哲学的气一元论思想与阴阳、五行学说。气论作为一种自然观，着重探讨物质世界的本源，它以无形之气的聚、散等来阐释有形之物与无形“虚空”之间的内在联系，揭示事物的整体性、过程性和统一性。阴阳学说着重以一分为二的观点，运用阴阳的属性及对立互根、消长转化的理论来研究事物的性质及其对立统一的关系。五行学说则把自然界看作统一的整体系统，用木、火、土、金、水的属性及其生克乘侮规律来研究事物之间的相互关系及其作用。以这些哲学思想为指导来构建中医理论，势必强调从整体、宏观、动态的角度去研究人体的生活活动及其与外环境的关系，从而形成中医学重视整体、功能、运动等特点。同时，中国古代哲学中的天人观、形神观、中庸观、常变观等，都对中医理论的发生、发展有着重要的影响。正由于中医学主要借助中国古代哲学形而上的思维方式认识人的生命活动，所以，有学者根据《易传·系辞上》“形而上者谓之道，形而下者谓之器”的论述，提出中医学的研究对象是形上之人，西医生物医学研究的是形下之人[2]。

---

[1] 聂广. 中医感悟录[M]. 北京：中国医药科技出版社，2006：5.

[2] 李致重. 中医形上识[M]. 香港：奔马出版社，2005：277.

## 二、从科学理论的功能看中医理论的特质

科学理论具有解释和预见两大功能。科学解释和科学预见都是根据科学理论所揭示的规律性和本质联系，按照同样的逻辑机制从理论前提和先行条件演绎出来的推论。科学解释是从已知的事实概括、抽象出理论，再从这个理论逻辑地推导出内容上与这些事实耦合的判断。科学预见则是从该理论逻辑地推导出未知事实的结论，这些事实或者已经存在但不为人们所知，或者暂未存在，但应当和能够在将来产生。如爱因斯坦的广义相对论不仅解释了已知水星轨道的摄动现象，而且也预见了光线在引力场中的弯曲效应，这都是后来为天文观测证实了的预见。

反观中医学理论，一方面其从经验归纳总结所形成的理论，或者是对经验的约定性说明，如疟疾的病理是风、寒、暑、湿、痰浊之邪，伏于少阳半表半里，用小柴胡汤加常山、草果等治疗是和解少阳，祛邪截疟，它并没有反映疾病现象和医疗事实的本质原因和内在机制；或者理论只是经验的替代工具，是对一组经验现象的捆绑，并不表达真实机制，如“风寒袭表”只是“发热恶寒，头身疼痛，无汗，苔薄白，脉浮紧”的代称，辛温解表是对麻黄、桂枝、荆芥、防风等药物组合的说明。因此，当我们提起“风寒袭表”时，一系列临床表现组合便不言而喻，说到“辛温解表”，一系列相关的方药组合随即而现。另一方面，从中国古代哲学移植、引进的理论，则具有上述形而上学理论的所有特征。中医阴阳、五行学说，犹如有学者对质量互变规律分析所说：科学是允

许套公式的，通过套公式而演绎出具体结论，尽管其结论是可错的，但却可由此来检验理论。辩证法却不然，它不可能导出任何可检验的蕴涵，任何可检验的具体结论都不可能是真正从它导出的。因此，那些具体结论的错误也不可能危及任何那些作为前提的所谓“辩证法规律”。所以，像以辩证法那样用“质、量、度”来解释水的结冰和沸腾，虽然它所“解释”的是一种物理现象，但这种对物理现象的“解释”方式，不可能被写入物理学教科书，因为它完全是一种伪解释[1]。当然，阴阳、五行学说与中医学之关系，并不完全等同于质量互变规律与物理学之关系，它与中医实践长期磨合，已成为中医学重要的理论框架。但是，这种理论往往也只有解释功能，甚或是事后的，是在经验的基础上为了解释经验而存在的，并无严格意义上的预测价值。如根据五行相生规律所确立的治法，常用的有培土生金、金水相生、滋水涵木、益火补土，而没有养木生火之类的提法，况且益火补土之“火”，也根据临床实践经验修正为肾阳，而并非五行学说本义之心火。再如在五行预测中人们常举“见肝之病，知肝传脾，当先实脾”为例，其实这种表述也是建立在临床经验基础上的，人们发现在情绪受到刺激之后，大多伴有消化系统功能异常的情况，中医学称之为“肝胃不和”“肝郁脾虚”等。我们并不能根据五行理论预测其他的传变关系，如“见心之病，知心传肺，当先实肺”等，尽管张仲景在《金匮要略》中说“余脏准此”，但缺乏实践经验支持的形而上学思辨演绎，是很难达到预测的目的的。

中医学产生于自然科学发展的自然哲学时期，它深深地烙印着

---

[1] 林定夷．问题与科学研究：问题学之探究［M］．广州：中山大学出版社，2006：111.

这个时代的历史痕迹：①用哲学的普遍性概念替代医学具体事物和现象的命名。有的直接引用，有的经过改造。②用哲学的一般性原理替代医学特定问题的解释。如用气的升降出入、阴阳的对立互根、五行的比类取象、生克乘侮来说明人体生命过程和疾病发生、发展和预防的具体事实。③用事物的表象譬比、类推医学研究对象的内在机制。如用六淫及其特性来解释外感病的病因、病理和药物的药理，用四气五味解释药物性质，用君臣佐使解释药物配伍等[1]。从科学发展的历史看，一门科学理论愈是不成熟，其中所包含的形而上学成分就会愈多。中医临床经验犹如一粒粒珍珠，正是借助于哲学体系编织成理论之网的。因此，并不能因为中医学有一系列基本的概念、范畴按一定的逻辑结构组织成体系，就笼统地将中医学称为理论医学，与之相对将西医学称为经验医学。如果要说中医学是理论医学，也只能说是形而上学的理论医学，也就是通俗所说的哲学医。诚如聂广[2]所言："中医理论的实质是以古代哲学为构架工具的、以思辨和类推为特点的、用来解释医学经验的、未经科学验证的假说体系。"

虽然科学家在创造和建立科学理论的过程中，形而上学理论或某些"命题"甚至还能起到某些启发作用，正如古希腊的原子论的形而上学，曾经对道尔顿建立近代化学中的科学原子论和对以牛顿为代表的几代科学家建立近代物理学理论，都曾经起到过巨大的启发作用一样。甚至即使像黑格尔

---

[1] 聂广．中医感悟录［M］．北京：中国医药科技出版社，2006：9.

[2] 聂广．中医感悟录［M］．北京：中国医药科技出版社，2006：12.

式的辩证法的形而上学，实际上对科学的发展也可以有某种启发的作用。但科学家发展科学理论的任务之一，就是要不断地区分并剔除科学理论中的形而上学成分，因为不断地区分并剔除科学理论中的形而上学成分正是科学理论取得进步的重要的途径。奥地利物理学家薛定谔 1925 年在《我的世界观》中对形而上学与科学理论的关系有着精辟的论述："形象地说，当我们在知识的道路上迈进的时候，我们必须让形而上学的无形之手从迷雾之中伸出来引导我们，但同时也必须时刻保持警惕，以防止形而上学温柔的诱惑把我们引离正路坠入深渊。或者换种说法，在探求知识的道路上迈进的大军中，形而上学是一支先遣队，它深入到情况不明的敌方境内布下前哨。我们不能没有前哨，但我们也知道这些前哨最容易遭到狙击。再打个比方，形而上学并非知识大厦的一部分，而只是建造大厦不可缺少的脚手架。或许我们甚至可以说形而上学在其发展中可以转变为物理学（形而下学）。"[1]很明显，中医学正是因为其形而上学的思辨限制了人们更深入地研究现象本身的规律性，阻碍了中医实证科学的发展；哲学思辨理论没有办法加工科学研究所提供的新的经验材料，没有办法使经验向概括运动，抑制了中医科学理论的发展。因此，中医学从本质上说是经验与形而上学理论的结合，经验才是中医学的精华所在。

[1] 刘大椿．科学哲学［M］．北京：人民出版社，1998：14.

## 第三节　经验与中医理论的建构

一般说来，理论总是来自实践经验的概括、升华，中医理论的建构也概莫能外，同时，中医理论的建构又与人们的日常生活经验有着密切的联系。

### 一、生活经验常识的归纳推论

中医理论的建构，离不开对生活经验的直觉关照。如脏腑的命名，即取义于日常生活中的“藏”“府”。藏、府二字的本义都指仓库而言，二字古义可通，故《素问·玉机真脏论》有“著之玉版，藏之藏府”之说，文中“藏府”一词即为二字连用而叠词同义。在古代文献中，藏、府二字之义散文则可通，对文则有异，二者所藏似乎有所差异。“藏”为贮藏珍贵物品之所，如《史记·龟策传》云：“至周室之卜官，常宝藏蓍龟。”指出帝王为国事而占卜之辞属于极为机密的文书，不可外传。“府”则是储藏财物货品的地方，即或是木、火、土、金、水、谷等与古人生活密不可分的“六材”，也须不断地出入周转。由于肝、心、脾、肺、肾与胃、小肠、大肠、胆、膀胱等均深居于人体的胸腹腔之内，诚如《灵枢·胀论》所说：“脏腑之在胸胁腹里之内也，若匣柜之藏禁器也，各有次舍，异名而同处，一域之中，其气各异……夫胸腹，脏腑之郭也。”而《素问·五脏别论》则认为：“五脏者，藏精气而不泻也”；“六腑者，传化物而不藏也”。《灵枢·本脏》也指出：“五脏者，所以藏精神血气魂魄者也；六腑者，所以化水谷而行津液者也。”依此而取象比类，则分别将肝、心、脾、肺、肾称之为脏，胃、小肠、大肠、胆、膀胱等称之为腑。另外，由于“藏”与“府”古义可通，二者可以互训，皆为藏物、物聚之意，故《黄帝内经》中脏与腑也常统称为“脏”，如《素问·灵兰秘典论》中之“十二脏之相使”，《素问·六节藏象论》中“十一脏取决于胆”之说等，其所言“脏”皆涵盖“腑”在内。故张介宾《类经·藏象类》说：“合言之，则皆可称脏，犹言库藏之藏，所以藏物者。”

中医对肾的相关功能的认识，即源自对人体自身生长发育过程的观察与体悟，《素问·上古天真论》对男女生长发育与生殖功能演变过程的论述，可谓其典型。该篇认为人体生长发育生殖规律在女性以七岁为年龄段，男性以八岁为年龄段，大致可划分为三期：一是生长发育期，女性七岁至二七，男性八岁至二八岁，此时肾中精气充盛，齿更发长，天癸至，月事以时下，“精气溢泻，阴阳和”，始有生育能力；二是壮盛生育期，女性为三七至四七，男性为三八至四八，此期肾中精气满盛，“真牙生……筋骨坚，身体壮盛，发长极”；三是渐衰期，女性为五七至七七，男性为五八至八八，此期肾中精气逐渐虚衰，面憔发白，甚至发脱齿落，天癸竭，丧失生育能力。这里围绕着老年人生育能力问题的讨论，首先观察总结出了男女两性不同的生长发育及生殖的年龄阶段及规律，虽然对于女性以七、男性以八为生长发育的基数问题，后世医家有不同的解释，但七、八之数无疑是来自于古代医家对人体生长发育及生殖规律的实际观察总结。一般情况下，女性到 14 岁左右月经初潮，到 49 岁左右绝经为更年期，而男性发育较女性稍迟，故女性以七、男性以八为基数，基本符合各自的生长发育及生殖规律。其次，由男性的“精气溢泻”——“阴阳和”——“故能有子”的时序因果联系中，可以推论出“精气溢泻”之“精气”具有“生殖机能”的结论（故后世称之“生殖之精”）。故《灵枢·本神》云：“故生之来，谓之精。”《灵枢·经脉》也说：“人始生，先成精，精成而脑髓生……。”同时，由于机体的生长、发育与生殖功能的发展具有同步性，这又使得《黄帝内经》极其自然地将“主生长、发育”归结于“生殖之精”。“茎垂者，身中之机，阴精之候，津液之道也”（《灵枢·刺节真邪论》），由于“茎垂”既是津液（尿液）排泄之道，又是泄精之道，实合二为一，均属“前阴”。而肾主水，合膀胱，开窍于前阴，尿由前阴出，精亦由前阴出，从而推知前阴溢泻之精（生殖之精）也为肾所主，故曰“肾藏精”，也是其理论发生的可能依据之一。第三，由于观察到骨骼、牙齿、毛发的发育状态与肾中精气的盛衰以及生殖功能的发展具有同步性，况且“骨者，髓之府”（《素问·脉要精微论》），齿为骨之余（叶天士《外感温热篇》），在病理情况下，“肾气热，则腰脊不举，骨枯而髓减，发为骨痿……肾热者，色黑而齿槁”（《素问·痿论》）。由此则形成了肾主骨的理论，并将齿、发也归属于肾，当然这其中也不乏五行学说的影响。第四，既然生殖之精藏于肾，为个体发育之始基，所谓“两神相搏，合而成形，常先身生，是谓精”（《灵枢·决气》），据此后世概括出“肾为先天之本”的结论。但生活经验告诉人们，个体出生后，必须依赖“水谷”与“清气”才能生存，如《灵枢·五味》所说：“谷不如半日则气衰，一日则气少矣。”《素问·六节藏象论》则云：“天食人以五气，地食人以五味。”说明先天要依赖后天的滋养。因此，《素问·上古天真论》提出“肾者……受五脏六腑之精而藏之”的命题，后世医家则概括为“肾藏先后天之精”。

阴阳范畴的形成，一方面来源于古人“远取诸物”的自然现象，即天地、日月、阴晴、昼夜、寒暑这些与人类生存关系最密切的客观现象；另一方面则来源于“近取诸身”的生殖现象。对日、月等自然现象的把握，不如男女间的性关系容易被初民所体验和认知。故李约瑟[1]指出：“中国人的科学或原始科学思想认为：宇宙内有两种基本原理或力，即阴与阳，此一阴阳的观念，乃是得自于人类本身性交经验上的正负投影。”中国古代哲学家把原始社会生殖崇拜中重生的观念一直延续下来，并使之不断发展，加之中华民族早已形成的重内重已、推己及物的思维定式，促使古代学者不仅重视人自身的繁衍，而且以对人的认识和自我体验去推认天地自然等一切客观事物。因此，他们把人的男女两性的关系普遍地向外推广，认为天地万物都有生命，并且都应该以男女阴阳的观点去看待它们。《礼记·中庸》即言：“君子之道，造端于夫妇；及其至也，察乎天地。”这就是说，先认知夫妇关系，然后再把它推导到天地或日月关系上去。正如吕思勉[2]所说：“古之人，见人之生，必由男女之合；而鸟亦有雌雄，兽亦有牝牡也，则以为天地之生万物，亦若是则已矣。”《易传》在中国哲学史上提出了“一阴一阳谓之道”的命题，而《易传》又是以男女关系来理解、思索阴阳关系的。《系辞上》说：“乾，阳物也；坤，阴物也。”“夫乾，其静也专，其动也直，是以大生焉；夫坤，其静也翕，其动也辟，是以广生焉。”这种对天地乾坤的描述，完全与人的两性生殖联系在一起。《系辞下》则云：“天地氤氲，

[1] 李约瑟．中国古代科学思想史［M］．南昌：江西人民出版社，1999：349.

[2] 吕思勉．先秦学术概论［M］．北京：中国大百科全书出版社，1985：6.

万物化醇；男女构精，万物化生。”天地阴阳之气交感化生万物的思想，正是对男女两性交合的引申。男女交媾生育后代的过程，是阴阳矛盾关系中高级的运动形式，在普遍存在的阴阳关系中，具有代表性、典型性，可以成为研究其他阴阳关系的指南与借鉴。由此可见，“阴阳之道”的最基本的含义，就是两性之道，是对生殖崇拜意识的升华。故嵇文甫[1]说：“男女一小天地也，天地一大男女也。乾完全是表示男性，坤完全是表示女性。由他们的交媾翕辟，万物就化生出来。这明明是把两性关系移到宇宙上，成为一种性的宇宙观。”张立文[2]则指出：“《易传》宣称它所探讨的重要问题是天地万物的生成，‘生生之谓易’，‘天地之大德曰生’。《易传》以三个阳爻为乾，象征天和父；三个阴爻为坤，象征地和母。由于天地或父母的交感而生出三男三女，从人类的生殖而推及自然界。”在这里，以男女间的交媾繁育万物为宇宙的总法则，“一阴一阳之谓道”则是对它的哲学概括。由此促进了阴阳作为本原性意义上的概念的形成和广泛应用，这里的阴阳，也就成为哲学意义上的元阴、元阳。

另外，《愿体医话》载《阅微草堂笔记》云：“金石燥烈，益以火力，亢阳鼓荡，血脉贲张，故筋力似倍加强壮，而消烁真气，伏祸亦深。观艺花者培以硫黄，则冒寒吐蕊，然盛开之后，其树必枯。盖郁热蒸于下，则精华涌于上，涌尽则

---

［1］ 嵇文甫．嵇文甫文集［M］．郑州：河南人民出版社，1985：39.

［2］ 张立文．中国哲学范畴史（天道篇）［M］．北京：中国人民大学出版社，1988：270.

立槁耳。”即以日常养花之理，来说明金石燥烈药物对人体伤害之理。还有提壶揭盖、釜底抽薪、逆流挽舟等治法的提出，等等，都与生活经验常识有着密切的联系。

## 二、农业生产经验的类比推论

中国传统社会以农业经济为主，而农业生产方面的播种、收获、贮藏，与自然界的春夏秋冬节令紧密相连。人们从祖祖辈辈的实践中认识到，要想获得好的收成，就必须顺应自然节令；而自然节令的春夏秋冬前后相继，白昼黑夜的交替循环，是不以人的意志为转移的客观现象。因此，人们认识事物，处理问题，必须以长期的经验观察所得为依据，而不能超越经验所得，从玄思冥想中去另行设定农业生产的程序。中医学从农业生产的季节性、周期性与自然节令的关系，认识自然界的规律，提出了四时阴阳消长节律、四时气机升降浮沉节律等，并以此规律来指导临床对疾病的诊治。《素问·四气调神大论》明确指出：“夫四时阴阳者，万物之根本也。”“故阴阳四时者，万物之终始也，死生之本也。”认为随着阴阳之气的消长盛衰变化，而呈现出春温、夏暑、秋凉、冬寒的四时节律变化。由于人以“四时之法成”，因此，自然界不仅用自己的物质材料产生和滋养着人，而且把自身的基本属性即“阴阳四时”传输给人，故四时阴阳这一时间节律既是天地合气而为人所依循的主要法则，也是人体自身所具有的最重要的规律。换言之，人体阴阳与自然界四时阴阳的变化具有同步性。因而人体功能活动受四时阴阳消长变化的影响，表现在脉象上，则如《素问·脉要精微论》所说：“四变之动，脉与之上下。”具体脉象则为：“春日浮，如鱼之游在波；夏日在肤，泛泛乎万物有余；秋日下肤，蛰虫将去；冬日在骨，蛰虫周密，君子居室。”张伯讷等[1]在一年二十四节气日对16例18～35岁正常男青年的脉象分别进行观察，分析所测得的脉图发现，脉图波幅各参数具有明显季节性变化趋势，四季之间主波幅 $h_1$ 差异显著，冬夏差约为1/3倍，经余弦法计算，表明正常人脉图 $h_1$ 的四季变化存在着近似年节律，其特点符合《内经》所说四时正常脉象的变化。在脉象观测的同时，还进行了心功能检测，以及尿儿茶酚胺24小时排量的观察，发现心搏出量、心输出量、心脏指数及血管顺应性四季无显著差异，而总外周阻力、平均动脉压及尿儿茶酚胺量冬季高于夏季（$P<0.05$），提示脉象变化的生理基础，可能是神经－体液因素受到外界气候因素影响后对血管舒缩状态的调节。表现于疾病的发生与病理变化上，《素问·阴阳应象大论》指出，随着四时阴阳消长的变化，四季气候寒热不同，则会形成不同的时令邪气而伤害人体，即所谓“冬伤于寒，春必病温；春伤于风，夏生飧泄；夏伤于暑，秋必痎疟；秋伤于湿，冬生咳嗽”。宋代朱肱在阐发“冬伤于寒，春必病温”时说：“冬伤于寒，即时而病，名曰伤寒；不即时而病，至春夏阳气转盛，寒邪因春温之气而变，名曰温病；因夏暑热之气而变，名曰热病。”喻嘉言《医门法律》则云：“风也，湿也，二者无定体而随时变易者也，湿在冬为寒湿，在夏为湿热。风在冬为寒风，在春为温风，在夏为暑风，在秋为凉风。”说明六淫邪气可因时令阴阳消长的影响而变化。《素

---

[1] 张伯讷，殷文治，费兆馥，等．正常人脉象四季变化规律的初步探讨［J］．上海中医药杂志，1984（10）：42–44.

问·阴阳应象大论》还论述了阴阳偏盛的病证与季节阴阳消长的关系：阳盛身热的患者，“能冬不能夏”；阴盛身寒的患者，“能夏不能冬”。依此推论，则阴虚的病人夏季受阳盛的制约而病情加重，冬季得阴助而病情缓解；反之，阳虚的病人夏季得阳助而病情缓解，冬季得阴盛的制约而病情加重。《素问·六元正纪大论》并提出了“用寒远寒，用凉远凉，用温远温，用热远热，食宜同法”的治疗和饮食调理原则，说明了四时阴阳消长节律在临床的指导意义。

四时气机升降浮沉节律是就阴阳之气的运动而言，春夏气机升浮多而沉降少属阳，秋冬沉降多而升浮少为阴，所谓“冬至一阳生，夏至一阴生”，即指此规律而言。《素问·四气调神大论》提出“春夏养阳，秋冬养阴”，即以四时气机升降浮沉节律为基础。春三月“养生之道”，夏三月“养长之道”，秋三月“养收之道”，冬三月“养藏之道”都是指的顺应自然界的气机升降和物候变化，春生夏长，秋收冬藏，而不是指四季寒热的温度高低变化。李东垣《脾胃论·天地阴阳生杀之理在升降浮沉之间论》对此节律也做了论述：“阴阳应象论云：天以阳生阴长，地以阳杀阴藏。然岁以春为首，正，正也；寅，引也。少阳之气始于泉下，引阴升而在天地之上，即天之分，百谷草木皆甲拆于此时也。至立夏少阴之火炽于太虚，则草木盛茂，垂枝布叶。乃阳之用，阴之体，此所谓天以阳生阴长。经言岁半以前，天气主之，在乎升浮也。至秋而太阴之运，初自天而下逐，阴降而彻地，则金振燥令，风厉霜飞，品物咸殒，其枝独存，若乎毫毛。至冬则少阴之气复伏于泉下，水冰地拆，万类周密。阴之用，阳之体也，此所谓地以阳杀阴藏。经言岁半以后，地气主之，在乎降沉也……升已而降，降已而升，如环无端，运化万物，其实一气也。”《灵枢·四时气》则根据此规律提出具体的针刺治疗方法："四时之气，各有所在，灸刺之道，得气穴为定。故春取经、血脉、分肉之间，甚者深刺之，间者浅刺之。夏取盛经孙络，取分间绝皮肤。秋取经腧，邪在腑，取之合。冬取井、荥，必深以留之。"明确指出必须根据四时人气升降出入所在的不同部位而针刺。反之，"逆四时则生乱气"，发生一系列的病变。

## 三、天文现象观察经验的类比推论

农业生产离不开对天文气象知识的了解，加之天文星占在古代的兴盛，人们对天文现象实际上较现代人更为关注，由此也积累一些天文现象的经验知识，这些知识也常被中医学借用于建构中医理论体系。如月相的盈亏变化是人们很容易观察的现象，《内经》就将人体、月相和潮汐现象联系起来加以考察，提出人体的气血随着月相的盈亏变化而有盛衰变化节律。《灵枢·岁露论》明确指出："人与天地相参也，与日月相应也。故月满则海水西盛，人血气积，肌肉充，皮肤致，毛发坚，腠理郄（闭），烟垢著。当是之时，虽遇贼风，其入浅不深。至其月郭空，则海水东盛，人气血虚，其卫气去，形独居，肌肉减，皮肤纵，腠理开，毛发残，膲理薄，烟垢落。当是之时，遇贼风则其入深，其病人也卒暴。"《素问·八正神明论》也有类似的论述，认为人体气血的盛衰、对疾病的反应性以及对治疗的敏感性和耐受性，都随月节律而变化，由此提出了根据气血盛衰的月节律来确定补泻的治疗原则："月生无泻，月满无补，月郭空无治，是谓得时而调之。因天之序，盛虚之时，移光定位，正立而待之。故曰月生而泻，是谓脏虚；月满而补，血气扬溢，络有留血，命曰重实；月郭空而治，是谓乱经。”强调治疗疾病，必须“以日之寒温，月之虚盛，四时气之浮沉，参伍相合而调之”。认为日、月、四时节律，对于疾病的治疗具有同等重要的意义。《素问·缪刺论》并具体论述了针刺治疗行痹时，必须以月相的盈亏、人体气血的盛衰为依据来确定针刺取穴的多少。

中国古人很早就认识到事物的环周运动，《夏小正》中已记述了物候、天象和农事活动的许多周期变化。《吕氏春秋·圜道》篇基于“日夜一周，圜道也；月躔二十八宿，轸与角属，圜道也；精行四时，一上一下各与遇，圜道也；物动则萌，萌而生，生而长，长而大，大而成，成乃衰，衰乃杀，杀乃藏，圜道也；云气西行云云然，冬夏不辍，水泉东流，日夜不休，上不竭，下不满，小为大，重为轻，圜道也……”的经验观察，提出圜道观，认为宇宙万物有着周而复始的环周运动，一切自然现象和社会人事的发生、发展、消亡，都在环周运动中进行。《内经》也以圜道观为依据，明确提出了“经脉流行不止，环周不休”（《素问·举痛论》）的观点，只不过其论气血的循环，大多以胃为中心。如《灵枢·玉版》言：“人之所受气者，谷也。谷之所注者，胃也。胃者，水谷气血之海也。海之所行云气者，天下也；胃之所出气血者，经隧也。经隧者，五脏六腑之大络也。”《灵枢·五味》亦指出：“谷始入胃，其精微者，先出于胃之两焦，以溉五脏，别出两行，营卫之道。”这里明显认为胃为气血之源头，并借助海之行云气于天下，推论胃之所出气血通过经隧而布散五脏六腑。而十二经脉首尾衔接的气血循环，则如《灵枢·经脉》所论，始于中焦，由肺手太阴之脉起，循十二经脉流注次序，而最后复归于肺，形成气血的循环圈。这种气血的环周流行之所以起始于肺，大概与肺为气之主，气又推动着血液的循环运行有关。正如《灵枢·邪客》所说："宗气积于胸中，出于喉咙，以贯心脉，而行呼吸焉。"《灵枢·动输》也说："胃为五脏六腑之海，其清气上注于肺，肺气从太阴而行之，其行也，以息往来，故人一呼脉再动，一吸脉亦再动，呼吸不已，故动而不止。"另外，《灵枢·动输》还对病理情况下气血的环流问题做了精辟的论述，指出："营卫之行也，上下相贯，如环之无端，今有其卒然遇邪气，及逢大寒，手足懈惰，其脉阴阳之道，相输之会，行相失业，气何由还？岐伯曰：夫四末阴阳之会者，此气之大络也。四街者，气之径路也。故络绝则径通，四末解则气从合，相输如环……此所谓如环无端，莫知其纪，终而复始，此之谓也。"在这里经脉、四街都是气血环流的通道，气血环流有其自身的方向性，而经脉本身当无所谓方向性。

当然，由于科学发展水平的限制，中国古代对天文现象的认识也有许多错误的地方，如古人认为天常动，地喜静。天上的日月星辰永无休止地旋转，云雨风雾、阴晴冷暖从无常驻，地上动植物的生死枯荣以及几乎所有的人事活动，都随昼夜和季节而转移，而昼夜季节的形成，直接根源于天体的运动。因此，人们认为天比地重要，天统摄着地，天的运动法则规范着世间的一切变化，而天的法则，首先表现为历数。所以古人又将"天"与"时"联系起来，统称为"天时"，在他们看来，时间推移的根据和可靠标志，就在于天体的运行。对天的推崇势必导致对时序的看重，即时间重于空间；另一方面，对时序的重视又与偏向功能动态联系在一起，导致对事物研究重视功能而轻于实体的倾向。

## 四、临床实践经验的归纳总结

临床实践经验是中医理论建构与不断发展的不竭动力，中医学术发展史上各种流派的形成，莫不是临床实践经验的总结和升华，中医学在现代社会的存在、发展，也以临床实践所取得的疗效与经验为根本保障。故邓铁涛[1]指出：中医学的传统研究方法是继承前人的理论—进行临床实践—总结提高—创立新论。临床实践是传统研究的最重要一环，在继承前人理论的指导下诊察病人、治疗病人，给病人以治疗信息，进而收集接受治疗后反馈的信息，如是循环往复，总结提高上升为理论，以修改、补充前人的论述。这种黑箱式的调控正是经验医的特色，它是人类积累医疗经验的主要手段，从“神农尝百草”药症效应到辨证论治，在一定程度上记录并传播了医病方法，满足了人们的医疗需求。以下仅举几例以说明临床实践经验与中医理论形成之关系。

### 1. 临床经验与金元四大家的形成

近代医家费伯雄在《医醇賸义 · 四家异同》中指出：“所谓四大家者，乃刘河间、张子和、李东垣、朱丹溪也。就四家而论，刘、张两家，善攻善散，即邪去则正安之义……李、朱两家，一补阳，一补阴，即正盛则邪退之义。”究其学术见解及师承关系，主要有河间与易水两大学术流派。河间学派的创始人是刘完素，因其为河北河间人，故有河间学派之称；易水学派的创始人是张元素，因其为河北易州人，故有易水学派之称。张从正私淑刘完素之学；李杲

---

[1] 邓铁涛. 邓铁涛文集［M］. 北京：人民卫生出版社，2001：337.

是张元素的学生，朱丹溪则先受业于刘完素的再传弟子罗知悌，又旁通李杲之学。这些金元医家生活、实践在同一时期，并且几乎在同一地区，尤其是刘完素与张元素都生活在12世纪，都是河北人，他们的理论渊源又大多不出《内经》、张仲景之书，但是他们对疾病的看法与采取的治疗办法却有较大的差异，这种不同见解形成的原因，恐怕也只能从各自不同的临床实践经验中去寻找。范行准[1]曾指出："其实金、元学派的论争，基本上由于各人地位关系，而表现在传染病疗法的不同上。""实由各人所处的地位不同，在医学上遂有不同的看法，这样自然有不同的理论而发生了学派上的论争。如刘完素、张从正之主攻伐，是因他们平民出身，平日所接触的又多是广大的劳苦人民。而张元素、李杲等人，多是士大夫阶级或贵族出身，他们服务的对象也是贵族或有钱的地主富翁。他们生病，只有温补之药才容易接受，医家也自然不敢投以病家认为虎狼之药硝黄之剂。"也就是说，在某一特定的时期内，医学家的地位决定了他们的生活环境与服务对象及所遇到的基本医学问题，由此形成的不同医疗经验极大地影响了他们学术思想的形成。

2. 临床经验与瘀血生风病机的提出

瘀血生风，是指以血液运行不畅，或局部血液凝聚，或体内离经之血为主因，引发以动摇、眩晕、抽搐、震颤等为主症，并兼见瘀血症状的病理变化。对于内风的产生，以往

---

[1] 范行准．中国医学史略［M］．北京：中医古籍出版社，1986：165-166.

人们归之于热极生风、肝阳化风、阴虚生风与血虚生风，但在中医临床实践中，人们发现很多内风病证均同时出现瘀血证的症状特点，在治疗上亦常常使用活血化瘀药物，且每每取得较好的疗效。例如，现代临床常见的脑血管意外、脑动脉硬化证、癫痫病、震颤麻痹综合征等多属于中医内风证的范畴，中医称之为中风、眩晕、痫证、颤证等。临床实践证明，这类病症除了具有动摇、眩晕、震颤、抽搐等风气内动的症状外，常常兼见舌质紫暗或舌下脉络青紫、面色灰暗或青黑、皮肤粗糙、血液黏稠度增高等瘀血症状。首选的方剂为桃红四物汤、通窍活血汤，或补阳还五汤加减化裁，最常用的药物为当归、赤芍、川芎、桃仁、红花、丹参、鸡血藤、地龙、全蝎、牛膝、山楂等。总之，大量的临床实践表明，内风证常兼有瘀血症状，活血化瘀可以治疗内风。何绍奇[1]在《现代中医内科学》中总结临床实践经验，明确提出："瘀血阻滞，脉道不通，血行不畅，筋脉失濡而手足颤动，屈伸不利，此即瘀血生风。"刘昭纯等[2]结合临床实践经验，总结出瘀血生风的发病特点为多见于老年患者、多继发于慢性病、多出现神志异常、多与其他内风证并存，进一步完善了瘀血生风的病机理论。

3. 临床经验与中风病机理论的创新

以往对中风病的发病机理，中医学一般认为其发病涉及风、火、痰、虚、瘀诸要素，病机为诸因素扰动脑神、壅塞经络致神识昏蒙、半身不遂。由于病因不同，具体或为肝阳暴亢，风火上扰，鼓荡气血，气逆血乱，上冲于脑，元神扰动；或为湿痰借助风阳上逆之势，

---

[1] 何绍奇　现代中医内科学［M］. 北京：中国医药科技出版社，1991：455.

[2] 刘昭纯，马月香，刘红杰，等."瘀血生风"假说的形成及其意义［J］. 中国中医基础医学杂志，2005，11（2）：88-91，95.

蒙塞清窍，阻滞神明出入之路；或为风火夹痰热瘀血上犯于脑，闭塞清窍，扰乱神明。对于中风后常常出现半身不遂、口舌歪斜等表现，一般认为有两种机制：一为风阳内动，夹痰走窜经络，脉络不畅或闭阻；另则气虚无力运血，血行不畅而瘀滞脉络。由此，气血无以温煦濡养，致使肢体筋脉拘急挛缩或弛缓不收。现代学者则在总结中风病临床病变特征、治疗成败经验的基础上，提出了“毒损脑络”的病机假说，认为中风发病是由于毒邪损伤脑络，络脉破损，或络脉拘挛瘀闭，气血渗灌失常，致脑神失养，神机失守，形成神昏闭厥、半身不遂的病理状态。毒之来源，因于脏腑虚损，阴阳失衡，内风丛起，风火上扰，鼓荡气血，气逆血乱，上冲于脑，或风火夹内生瘀血、痰浊上犯于脑，交结阻于脑络等，终致营卫失和而壅滞，则毒邪内生。并指出该假说提出的理论与实践依据有三：一是脏腑虚损为本，瘀、痰、火化毒损络；二是对中风病理机制的深入研究，为“毒损脑络”病机假说提供了现代生物学依据；三是泄毒治法的实践发展[1]。这里将理论的逻辑推演与现代医学对中风病缺血性损害过程研究的新观点，作为毒损脑络假说提出的首要依据，似乎有本末倒置之嫌。因为毒损脑络假说的提出，仍然是根源于临床经验的归纳总结。首先是20世纪80年代后期日本学者运用黄连解毒汤治疗中风取得良好疗效，继而国内也有大量运用黄连解毒汤加减治疗中风的报道，加之中风病临床大多以

---

[1] 李澎涛，王永炎，黄启福．“毒损脑络”病机假说的形成及其理论与实践意义［J］．北京中医药大学学报，2001，24（1）：1-6.

清开灵、醒脑静注射液为主，运用于中风病急性期的治疗，效果显著。其中清开灵注射液主要含有牛黄、水牛角、金银花、栀子、黄芩、板蓝根等药物，醒脑静注射液主要含有牛黄、黄连、栀子、郁金、冰片等药物，皆可谓集清热解毒药之大成，具有明显的清热泻火解毒之功。其次是通腑化痰泄热法在中风病治疗中的应用。临床观察发现，中风病急性期的转归与腑气不通有密切的关系，随着大便秘结或不通程度的加重，病程延长、病情加重、疗效降低。其中便秘、舌苔黄腻、脉弦滑为中风病急性期的三个重要特征，这些特征是热毒、痰浊蕴结不散之象，采用通腑化痰、泄热法治疗中风急性期患者，常可取得良好的疗效，有较早地减轻脑水肿的作用。一般认为，通腑化痰、泄热法对中风病急性期的良好疗效，是其发挥了畅利枢机，疏导蕴结之热毒、痰浊的作用，为内生之毒的清除打开了门户之故。这也为中风病毒损脑络病机假说的形成提供了临床经验的支持。因此，中风病毒损脑络病机假说的产生，主要源自临床经验的归纳总结，至于现代医学对中风病缺血性损害过程研究的新观点，应该说是对该假说的深化和完善。

## 第四节　经验与中医临床活动

Kathryn Montgomery[1]指出：“医学本身并不是一门科学。尽管它依赖于深厚的科学知识的基础和科学技术的运用，但它仍然是一

[1] Kathryn Montgomery. 医生该如何思考 – 临床决策与医学实践［M］. 北京：人民卫生出版社，2010：1，31.

门实践：照料病人和预防疾病的实践。”“好的医学是一门基于科学教育和良好的临床经验之上的理性的实践。它既不是一门艺术，也不是一门科学。”从临床诊治疾病的活动而言，医学本身就是一门经验性的科学。与西医学相比较，经验在中医临床实践具有不可替代的作用，故有“熟读王叔和，不如临证多”“多诊识脉，屡用达药”等说法。医案、验方等作为经验的表达方式，也就成了中医学独有的著作形式，并且为古今中医家所推崇。如章太炎所说：“中医之成绩，医案最著，学者欲求前人之经验心得，读医案最有线索可寻，循此钻研，事半功倍。”何廉臣所编《全国名医验案类编》夏应堂序也指出：“案者治病之实录，临症之南针也。”

从认识论的角度看，经验是人们认识客观事物的起点。人们对于疾病的认识，首先是从经验开始的。医生的临床经验来源于对大量同类疾病的反复体验的积累，这种积累达到一定程度，就逐渐形成了一种较为稳固而潜在的反射连接模型或模式，这是临床医生思维经验的总结。一旦形成这种相对稳定的经验以后，当类似的信息再度刺激大脑时，他就会按熟知的模型或模式，借助以往的经验和眼前病人的症状进行类比或叠加，自觉或不自觉地对其所反映的事物，比较迅速地作出判断，这一判断的过程正是临床医生经验思维方式的具体运用过程。具体地说，中医专家诊断疾病时，并非像机器那样，事先脑子中已摆好了关于疾病的各种分类及满足每一类型的条件，然后严格按这些条件，看能归入哪些类型。事实上，中医专家在多年临床诊断的经验中，脑子中存储了很多有意义的病情实例，同时又具有一种模糊的直觉联想能力，当遇到一个新病例时，他是由相似性而联想到某一过去的病例，并与之比较，这种相似性是把事物与范例相对照按相似性来分类，是实例与实例对比，而非实例与规则对比，进行分类，实际上也是一种形象性思维。例如冉雪峰[1]报道一治验曰："武昌某氏，有女年十一二，姿质秀丽，但嘴唇偏左上端，有指大一长块，硬化凸起，其色青紫，嘴为之尖，殊不雅观，病虽不重，已历五六年，以为奇恒痼疾，中西方药不效，乃来我处求治。问之不痛不痒，但微感麻痹，欠灵活，说话吃饭均感不便，予想到徐洄溪医案，有恶风一条，与此类似，特彼在面间，此在唇上。徐法系用破气破血，软坚变质，以毒攻毒，诸暴悍药如蜈蚣、全蝎之类，内搽外敷，因仿其意，用：当归三钱，炒甲珠三个，蜈蚣一条，全蝎一个，红花三钱，薄荷一钱五分，三七、甘松、雄黄、硝石各一钱，为细末，酒调敷患处，日换药二次，若痛或肿起，即停敷来诊；内服药用：当归、白芍各三钱，秦艽二钱五分，薄荷八分，没药三钱，琥珀、甘松各一钱，同煎，日服一剂。第一日平平，无若何反应；二日患处微感痒痛，不时掣动；三日唇部肿起，查阅患处情况，风毒瘀滞，似已推动，但恐胶结未全活动，必留残余，又未便再敷日前重剂，因改用散瘀软膏，再敷二日，诊察颜色转好，开始收效。再改用消肿药膏外敷，内服银翘散加活血通络之品，一星期肿消，硬处已消大半，停药，一月后肿硬消尽，惟留残余黑影，三月后恢复如常人。"

丰富的临床经验，可以促进中医理论在临床实践中的运用和发挥，能够提示和启发诊断思路，产生广泛的联想和类比，使医生在疑难病证的诊治时，不断地转换思维方向，从新的角度进行思考。

---

［1］ 冉雪峰．冉雪峰医案［M］．北京：人民卫生出版社，2006：50-51.

例如何绍奇[1]报道治疗一痞满患者，患脘腹胀满已数月，当地医生屡用理气消胀之品，如木香、香附、大腹皮、白蔻、砂仁、厚朴、萝卜头、苏梗之类乏效。何氏先用香砂六君子，继用半夏泻心汤辛开苦降亦无效。治脾胃不应，改用疏肝，用四逆散（柴胡、白芍、枳实、甘草）加川楝子、砂仁、香附，有小效，但其胀终不除。或舒服半日一日后，又复如故。寻思良久，乃忆及王旭高《西溪书屋夜话录》有“疏肝不应，必是血络中瘀滞”之语，《临证指南》亦谓“胀久不愈，当从肝经络脉治法”。其舌脉却无瘀滞之征，而前贤经验如是，何妨一试。方用桃仁、红花、丹参、旋覆花、当归须、川芎、生麦芽、柏子仁。数帖后其恙竟然如失。本案依照一般辨证论治的思路，胀与饮食有关，病在脾胃，和中消食，健脾助运或苦降辛开；胀与饮食无关，其病在肝，疏肝理气，复其条达之常，初从脾胃论治不应而改用疏肝，效果均不显，后借助前人经验，虽舌脉无瘀滞征象，仍用活血通络之法而治愈。从此案例可见，是否具有丰富的经验知识，是决定其临床技能高低的重要因素。

## 第五节 经验与中医文化基因

中医学的发生、发展扎根于中国传统文化的土壤之中，

---

[1] 何绍奇.读书析疑与临证得失[M].北京：人民卫生出版社，2005：338.

秉承着中国传统文化的基因，同时也成为中国传统文化的有机组成部分。

与西方文明大胆发展了工具理性，即超越感知的抽象思维与逻辑推理的能力，把经验与工具理性相结合，导致用这种理性去概括经验，将感性世界浓缩为理性世界 ，最后确立了崇尚科学，信任理性的基本心理走势不同，中国传统文化没有超越作为人类文明起点的经验，而是确信经验，完全依靠经验，把经验与实用理性即同感性活动相联系的理智思考活动相结合，导致对感官刺激的满足，而不愿深究事理，从而形成迷恋经验的心态。迷恋经验的心态在理论根源上主要是把过去的经验定型化和把特殊的经验普遍化，从而不仅不去怀疑经验的可靠性，不去说明经验的合理性，更不去探讨经验背后的深层理性因素，而且把经验加以无限地类推出去，使之泛化，也就是说，思维和行为模式总是停滞在经验型状态。黑格尔[1]曾在《历史哲学》一书中指出：在中国，“各种科学，在这一方面，虽然似乎极受尊重和提倡，但是在另一方面，它们可缺少主观性的自由园地，和那种把科学当作一种理论研究而的确可以称为科学的兴趣相比，这儿没有一种自由的、理想的、精神的王国。能够称为科学的，仅仅属于经验的性质，而且是绝对地以国家的‘实用’为主——专门适应国家和个人的需要。”黑格尔非常清楚地看到，中国文化同经验和实用理性的结缘，缺少的是崇尚工具理性的科学精神。张再林[2]认为中西认识论的歧义在于西方是理想的认识论，中国是日常的认识论；西方的主旨是表象的、绝对的、分析的、符合论的，

[1] 黑格尔．历史哲学［M］．北京：生活·读书·新知三联书店，1956：177.

[2] 张再林．中西哲学的歧异与会通［M］．北京：人民出版社，2004：12.

中国的主旨则是生活的、相对的、整体的、协同论的。而这两种认识理论同时也分别对应着中西两种不同的科学文明：如果说从前者之中孕育了西方基础性的理论科学之鼎盛的话，那么则从后者之中成就了东方应用性的技术科学的灿烂和繁荣。

中国传统文化高度重视实践与观察，其思维方式具有强烈的实践特征和经验特征，强调个人的实践和经验，以便在个人的亲身实践中求知，而不重视一般的理论分析和逻辑推导，属于一种主体实践型经验思维，庄子可谓其重要代表，庖丁解牛是其著名例子之一。庖丁在其一生的解牛实践中，掌握了极其熟练的解牛技巧，可以做到“目无全牛”，他的刀在牛体中“游刃”自如而不会受到任何障碍。一般人解牛，其刀只能用一月或最多一年，就要更换新刀，庖丁的刀却用了十九年，解牛数千，“而刀刃若新发于硎”。因为他能“以神遇而不以目视”，故能够“依乎天理”，做到“以无厚入有间”。这里所说的“神遇”即是一种特殊体验而不是一般的认识。这种体验只能在个人实践中才能体会得到，却不能通过任何间接的方法获得。因为真正的知识与技巧就凝结在个人的实践经验之中，存在于具体事物之中，离开个人经验和具体事物，无所谓一般规律。因此，牛体的结构如何，解牛的原理如何，有何普遍规律，这类问题似乎是多余的。而且，这种真正的知识只能在个人的实践经验中体会，很难用语言概念来表达，故不大可能在理论上提出可普遍接受的原理。如《庄子·天道篇》所述“斫轮”的故事曰：

桓公读书于堂上，轮扁斫轮于堂下，释椎凿而上，问桓公曰:“敢问公之所读者，何书邪？”公曰:“圣人之言也。”曰:“圣人在乎？”公曰:“已死矣。”曰:“然则，君之所读者，古人之糟粕已夫！”桓公曰:“寡人读书，轮人安得议乎！有说则可，无说则死。”轮扁曰:“臣也以臣之事观之，斫轮徐则甘而不固，疾则苦而不入。不徐不疾，得之于手而应于心，口不能言，有数存焉于其间，臣不能以喻臣之子，臣之子亦不能受之于臣，是以行年七十而老斫轮。古之人与其不可传也，死矣。然则，君之所读者，古人之糟粕已夫！”

轮人扁在其一生斫轮的实践中，积累了许多宝贵经验，体会到许多真实道理，比如斫轮既不能太慢，又不能太快，不徐不疾，恰到好处，如此，斫其轮来，方能“得心应手”，随其所至而成方圆。但是，这种知识却“臣不能以喻臣之子，臣之子亦不能受之于臣”。因为这是在个人的实践经验中体会出来的，仅仅属于他个人，只能得之于心而不能言之于口，只能应之于手而不能传之于人。这说明真正的知识和技巧只能在个人的实践经验中去体会，不能用一般的理论语言去表达。这中间虽“有数存焉”，即存在规律性，但只能凝结在个人具体经验中，不能形成抽象的一般理论。由此证明，圣人之道只能存在于圣人的实践经验中，而不能在其著作中，只能得之于圣人之心，不能得之于圣人之言。可见，圣人之言不过是糟粕而已。正可谓“世之所贵道者，书也。书不过语，语有贵也。语之所贵者，意也，意有所随。意之所随者，不可以言传也，而世因贵言传书。世虽贵之，我犹不足贵也，为其贵非其贵也”(《天道》)。即世人所看重的实际上只是言语，只是书册，而这恰恰是不应当被看重和珍贵的，所当看重和珍贵的唯有意义或思想，可是意义或思想却又不能用言语来表达。所以，《庄子·外物》篇又说:“筌者所以在鱼，得鱼而忘筌；蹄者所以在兔，得兔而忘蹄；言者所以在其意，得意而忘言。吾安得夫忘言之人而与之言哉！”在这里，庄子以“筌”和“蹄”比喻语言，以鱼和兔比喻意义或思想，主张“得鱼忘筌”“得兔忘蹄”“得意忘言”，语言不过是表达意义或思想的手段和外壳，如果把握了意义和思想，即可忘记或舍弃语言。

这种对经验的过度迷恋，对古代中国思维造成了广泛和深刻的影响，主要反映在以下几个方面：一是对经典意义的无限夸大。当以往的历史经验一经上升为经典，那么就必然会摇身一变，而被赋予全能的特征，具有空间的普适性和时间的永恒性，最终导致经典的神化，甚至完全和迷信紧密地搅和在一起。日本学者中村元[1]曾指出：“中国人的思想和生活总是在有关的古典中受到检验，因为中国人的生活受到古典的强烈制约。”并认为古代中国人“不仅立古典为生活之规范，而且要求日常生活完全与古典一致。”正是对这一思维特征的反映。二是经验绝对化所形成的泥古思想。对经典的神化必然导致泥古，主要表现为经学思维。中国古代无数的知识分子以经典为研究对象，信奉“述而不作，信而好古”的治学原则，从事于对经典的传、注、笺、义疏、正义、疏证、集注、训诂等等，传统经学的这种滚雪球似的形式充分证明了泥古精神。在这种文化背景中发生与发展的中医学，无疑也表现出了类似的特点，以领悟、注释经典为目的的“演义

[1] 中村元．东方民族的思维方法［M］．杭州：浙江人民出版社，1989：128，130.

式”著作数量颇多，如“类经”“知要”“秘要”“要旨”“心典”“感悟”之类，《内经》《伤寒论》不是后人检验的对象，反而成了评判后验实践的准绳，重视和信奉经典有余，而缺少对经典内容进行科学理性的分析。三是经验世界突出的特点是尚未培养起一种反思的维度，在常识思维或经验思维中，从来没有“为什么”的问题，一切都是天经地义、古来如此的。在这里，人们不必像在科学、艺术和创作活动中那样不断提出和思索“为什么”的问题，不断致力于新问题的创造性解决，而是停留于对“是什么”知识的占有。一代又一代的习医者往往是靠自发的模仿、类比而自在地习得前人诊治疾病的规则、图式、解决问题的路数。

经验与实践主体的人不可分割，它必须由每一个企图掌握该经验的人不断重复、长期摸索才能获得，经验难以快速、有效的推广，反而很可能随着掌握该经验的人的去世而失传。从总体上讲，有些经验反复总结，反复失传，有些经验则长期失传，如麻沸散、鲫鱼霜等等。从个体上讲，每一个名老中医都积累了十分丰富的临床经验，“运用之妙，存乎一心”，人觅而得，人亡而失，人们长期在经验医学里徘徊，每个医家都要摸索半生，才“名”“老”双收。中国古代关于“得心应手”“庖丁解牛”“轮扁斫轮”的寓言故事，既表现出经验所具有的高超技艺，同时也反映了经验的封闭性。

总而言之，就中医学而言，虽有自己独特的理论体系，甚至相当完整、系统，但其理论并未完全从自然哲学中分化出来，医学的发展并未摆脱经验方法，实践中主要还是靠经验的引导摸索，理论面对实践缺乏积极的能动作用，理论的发展缺乏内在的加速机制，仍然依赖经验来驱动，时至今日，仍然有大量的医案著作及病例总结论文发表，仍然要强调抢救老中医经验，即是明证。中医学的黑箱特点也说明，指导临床医疗的是不管黑箱内部机制对输入和输出的确定性关系，即药证效应，是通过亿万次尝试得出的经验，黑箱调控恰恰是经验医的特色。另一方面，对经验的理论解释带有很大的随意性，概念往往不够确切或确定，使经验的传达所借助的理论媒介作用有限，常常造成只可意会不可言传的现象，非亲身体验则不能掌握。中医养生学更是主张反听内视、反观内照、内修内证式的自我调节，以达到身－心－性－命的自我提升、自我超越，而回到生命的真正本源。朱清时院士[1]在论述中医是复杂性科学时所说：把复杂事物看作整体来研究，就只能用“经验＋直觉＋实践检验”的方法，用通俗的话说，就是在多次经验之后突然领悟一个道理，然后再到新的实践中去验证这个道理。这些，都反映出中医学至今仍然主要是经验之果。

当然，诚如赵洪钧[2]所强调的，中医体系在经验知识方面的丰富性，直至近代没有一种医学体系能与它相比。这的确是数千年亿万次的经验总结，这种经验所涉及的领域至今尚有现代医学没有接触过的。至于数千年来中医用之于临床的数千种药物、数万个复方更是远远没有研究彻底。其中自然有些糟粕——偶然性的经验或故意编造的无稽之谈。但是其精华部分无疑是很有价值，足资现代科学借鉴。利用现代手段逐渐揭示其奥秘，提高到理论性认识阶段，从而进一步

[1] 中国中医药报社．哲眼看中医：21世纪中医药科学问题专家访谈录［M］．北京：北京科学技术出版社，2005：5.

[2] 赵洪钧．近代中西医论争史［M］．合肥：安徽科学技术出版社，1989：29.

促进其发展，是有前途的。但经验作为从实践中直接得来的知识，只是对客观事物的表面现象、各个片面、外部联系的反映，是通过人们的感觉来实现的，它反映外界的领域相对较小，是对现实的一种直接的感受。理论则是对客观事物的本质及其规律的反映，是通过人们的思维来实现的，其把握外界的领域相对宽广，是对现实的一种间接思考，而这两者又统一地服务于一个完整的思维过程：一方面，经验认知必须有理论分析的参与，另一方面，理论分析又必须以经验认知为基石。反观中医学领域，临床靠经验看病，理论由哲学推导，二者各自封闭，相互隔离，形成两个独立运动的小循环圈，经验和理论并没有形成必然联系和循环效应，“运用之妙，存乎一心”，人觅而得，人亡而失，人们长期在经验医学里徘徊，每个医家都要摸索半生，才“名”“老”双收。而科学史的研究表明，科学理论、实验和技术三足鼎立，形成互相独立又互相促进的结构，是科学技术加速发展的内在条件。由此可见，中医学的理论研究可以说任重道远。

# 第五章　实验之维

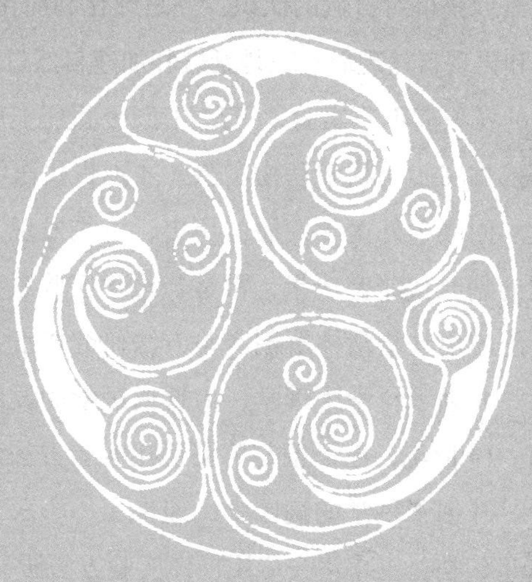

科学实验是人们根据一定的研究目的，运用一定的物质手段，在人为地控制或模拟自然现象的条件下，使自然过程以纯粹的、典型的形式表现出来，暴露它们在自然发生的条件下无法暴露的特性，以便进行观察、研究，探索自然界的本质及其规律的方法。科学实验的最大特点就是在实验过程中变革自然，获得对自然的认识：一是纯化和简化自然现象；二是强化和再现自然现象；三是延缓和加速自然过程。

医学的发展离不开实验，正是由于19世纪实验医学的发展，主要依靠实验动物和动物实验，才把古代医学发展成为现代医学。回顾中外医学发展的历史，不难发现，许多具有里程碑式的划时代研究成果，常常与医学实验紧密相关。17世纪，哈维应用动物活体解剖实验方法研究血液，建立血液循环学说，开创了科学生理学，为近代医学的发展奠定了科学的基础。19世纪，巴斯德与郭霍运用实验方法建立了细菌致病学说，开创了科学的病因学，迎来了一个医学的细菌学时代。20世纪初，巴甫洛夫应用慢性实验方法研究条件反射，论证了人体的整体统一性，揭示了现代医学发展的序幕。诸如塞利学派的应激学说的建立、免疫识别系统的发行、现代遗传工程的兴起、产生生物大分子的模拟实验的成功等，都是使用实验方法做出的重大贡献。正因为医学实验是揭示生理、病理、治疗原理的十分有效的方法。故生理学家巴甫洛夫曾指出：“整个医学，只有经过实验的火焰，才能成为它所应当成为的东西。只有通过实验，医学才能获得最后的胜利。”

## 第一节　中医学的实验研究历程

中医学在其发展过程中，也有实验学的雏形。作为中医学形成标志的《黄帝内经》中，便有着大量医学实验的记载，例如解剖方面的实验记载，临床诊疗实验方面的记载等等。《黄帝内经》以后，历代也有一些医学及动物实验、观察的记录，可概括为以下几个方面。

### 一、人体解剖

早在先秦之际《黄帝内经》的《灵枢·经水》篇中就有着解剖的记载："若夫八尺之士，皮肉在此，外可度量切循而得之，其死可解剖而视之，其藏之坚脆，府之大小，谷之多少，脉之长短，血之清浊，气之多少……皆有大数。"可见当时把人体实验的方法已划分为两类，正常人的检测和尸体解剖。不难设想，没有大量人体检测和尸体解剖工作的积累，是不可能做出这样的归类的。

西汉时期，王莽曾命令对受死刑者的尸体进行解剖，在解剖过程中，用竹签贯入脉管中，以观察脉的走向，并让画师描绘记录。可惜该图今已亡佚。

宋代庆历年间，吴简根据被宋政府军杀害的欧希范等 56 人的尸体解剖结果，由画师宋景描绘成《欧希范五脏图》。该图早已亡佚，但从赵与时的《宾退录》和叶梦得的《岩下放言》等著作中，仍可见到该图的部分内容和相关描述。例如，"肾则有一在肝之右微下，一在脾之左微上，脾则有在心之右"，"其中黄漫者，脂也"。可见其对内脏位置的描述，基本正确。《存真环中图》又名《存真图》，是杨介根据崇宁年间泗州处死犯人的尸体解剖结果整理而成的。该图早已亡佚，但在元代孙焕的《玄门脉内照图》、明代高武的《针灸聚英》和杨继洲的《针灸大成》等书中，分别引用了不少该书的内容。可见《存真图》是对中医学产生过较大影响的一部解剖专著。

清代医家王清任，利用道光年间瘟疫流行，穷苦人家将病死小儿用草席包裹浅埋于义冢，尸体夜间被狗翻出的机会，10天间解剖了上百具尸体，了解了小儿内脏的大概结构。以后，他还三次去刑场，进行尸体解剖，进一步观察人体结构。他还与军官交谈，了解一些人体知识。最后，他把这些知识和观察结果绘成图谱，称之为《亲见改正脏腑图》。该图不但首先描述了会厌和幽门括约肌等组织，而且还纠正了古人的一些错误，如肝、肺的结构、脑的功能等。

鸦片战争后，西方医学大量传入中国。其中，解剖学的传入，对中医进一步了解人体的结构大有裨益。但是，中医在人体结构上有一些独特的认识，例如对经络结构的理解，是现代解剖学、生理学还无法揭示清楚的。我国的解剖工作者根据中医传统对经络的认识，对穴位进行了逐个解剖，到目前为止，对全身365个经穴结构的大体局部解剖已基本搞清。现在正采用多学科结合的方法对经络的现代生物学意义做进一步的探索。

## 二、临床实验

临床实验是以病人或健康自愿受试者为观察对象，用某种因素作用于观察对象，诸如药物、针灸、推拿、运动、心理诱导等等，单独或联合运用多种方法，然后观察作用后反应，并加以记录、整理、研究，从中得到规律性的东西。

中医的临床实验早在远古时期就开始探索。《史记·补三皇本纪》记载:“神农氏……始尝百草，始有医药。”《资治通鉴外纪》说:“神农氏……尝百草酸咸之味，察水泉之甘苦，令民知所避就。当此之时，一日而遇七十毒……”按现在的说法，这是健康自愿受试者进行的药物实验。以后历代不乏类似的实验工作的记载，例如宋代《图经本草》记载:“相传欲试上党人参者，当使二人同走，一与人参含之，一不与，度走三五里许，其不含人参者必大喘，含者气息自如者，其人参乃真也。”通过世世代代的积累，中医学极大地丰富起来。

临床实验是几千年来中医学实验的主要内容。历代大量的方书、医案集中反映这一研究成果。医案是临床上观察病人诊疗结果的记录，汉代称之为“诊籍”。现存最早记载的“诊籍”，当推《史记·扁鹊仓公列传》。据统计，该文记载了仓公淳于意所诊治的 25 例病人，其中 15 人治愈，10 人死亡。医籍中对病人的病情、诊断、治疗方法和疗效多有比较全面的记载。例如仓公治淄川王蹶证，针对发热、头痛，用“寒水拊其头”，结合针刺阳明脉而获显效。又如治淳于司马病，诊其脉，认为“其病顺”，采用“火剂米汁，饮之七八日而当愈”。再如诊齐丞相舍人奴，见其面色“杀然黄，察之如死青之兹”，认为是“内关之病”，因“伤脾气”，预后不良，“法至夏，泄血死”，次年病人果然“至四月，泄血死”。

自晋至唐、宋、金、元，其医案多散在于各方书之中，其中医案较为集中者，当推宋代许叔微的《伤寒九十论》。该书是许氏治疗伤寒的医案集，全书共 90 论，每论皆以病案为先，然后立论分析，较之仓公诊籍，要全面和详细得多。到了明清时期，医案的记载较为全面而详细，同时，不断有专书问世。嘉庆年间问世的由江灌父子编著的《名医类案》，整理和总结了前人比较有特点的医案，汇集成册，成为我国第一部医案专著。此后，除不断有汇集医案的专书问世之外，还涌现出不少个人的医案专集。其中以清代叶天士的《临证指南医案》、徐灵胎的《徊溪医案》、程杏轩的《杏轩医案》、王孟英的《王氏医案》、谢映庐的《得心集医案》、王泰林的《王旭高医案》、张聿青的《张聿青医案》和余听鸿的《诊余集》等较为著名。医案集的出现是临床实验的一大进步，因为医案集多采用按病分类法，同类疾病的医案集中在一起，有利于读者从反复出现的医案中找出有规律性的东西。尤其在个人医案中，同类疾病集于一处，若读者能反复品味，必能体会出某医家诊断、治疗某病独特的思路和方法。像《临证指南医案》就做了叶天士治验的总结和分析，这对于研究前人的经验大有好处。

西医传入中国后，中医开始把现代科学技术、现代西医方法应用于临床的实验研究。例如，引入了大量的先进的诊疗技术，实验中采用随机、双盲、对照等原则，进行统计处理；同时，还开始创造特定的环境、条件，排除可能的干扰，使研究的结果更加准确可靠，便于重复，更容易找出有规律性的东西。到目前为止，用中医和现代科学结合的方法进行中医的临床实验，不但已经验证了许多中医药防病、治病的疗效，并探讨了部分疗效形成的原理；同时，还借此探讨了部分中医基础理论，如对中医脏腑病机的现代生物学机制的探讨、对脉诊机制和客观化的研究，以及对气的物质基础的探索等，取得了一些可喜的成果。目前临床实验研究正向深度和广度拓展。

## 三、动物实验和实验室研究

古代中医动物实验甚少，可简单地分为两类：一类是对动物治病本能的观察应用，初见于《吴普本草》，载庵闾“驴马食仙去”，遂以为长寿药。南朝刘敬叔在《异苑》中记述蛇衔草曰：“昔有田父耕地，值见伤蛇在焉，有一蛇衔草著疮上，经日，伤蛇走。田父取其余叶以治疮，皆验，本不知草名，因以蛇衔为名。”《抱朴子》则记载：“张相国庄内有鼠狼穴，养四子为蛇所吞，鼠狼雌雄情切，将蛇当腰咬断而劈腹，衔出四子，尚有气，以大豆叶嚼而傅之，皆活，后人本于此而以豆汁治蛇咬。”《南史》传说：“宋武帝刘寄奴见一蛇妖中箭后，寻草治伤，遂采此草治人伤亦效。”《本草衍义》载：“蜈蚣畏蛞蝓，不敢过所行之路，触其身即死，故人取以治蜈蚣毒。”等等，均属此类。

另一类是对动物施加某种人为因素后的观察。如唐代的《食疗本草》记载：“黍米……不得与小儿食之，令儿不能行。若与小猫、犬食之，其脚变歪曲，行不正。”这可视作典型的病因病机动物模型。《本草纲目》引唐代的《本草拾遗》说：“赤铜屑主折伤，能焊入骨。及六畜有损者，细研酒服，直入骨损处，六畜死后，取骨视之，犹有焊痕，可验。”宋代《本草衍义》记载：“有人以自然铜饲折翅胡雁，后遂飞去，今人用治打扑伤。”明《普济方》载治喘嗽砒剂鲫鱼丸功效试验：“先用猪肺一枚吹胀，入数粒于肺脘内，顷刻渐瘘，方表其效。”在史书中常有疑某物有毒，而令牲畜食之，若死，则证明确实有毒的毒埋实验。如《国语》记述翾姬以含有乌头的肉饲狗以验其毒。宋·僧养宁《物类相感志》中有“草乌切碎，同米做饭，喂雀儿，尽皆醉倒”的记述，《续名医类案》也有以鹤为受试动物的类似实验。另外，《茅亭夜话》记载了杨于度用猢狲实验灵砂之功用。清代王清任以动物做实验，研究“水铃铛”的问题，一只喂水，一只不喂水，三四日后杀了观察，对比“水铃铛”的变化情况。上述对动物的观察和动物实验的开展，无疑促进了中医学的发展。

现代科学的发展，形成了实验动物学，近几十年，尤其是近一二十年，随着分子生物学的发展，转基因动物技术的应用，极大地丰富了实验动物的种类，给医学研究提供了方便。受其影响，一者，动物实验已成为中医药研究的重要手段；二者，中医的实验动物模型也有了长足的发展，据不完全统计，有关中医动物模型已达150余种。在发展过程中也暴露出了一些问题，诸如不少中医证的动物模型的制作，还不能尽如人意；有些动物模型实用性还不大；对动物模型的选择还存在很大分歧等。

中医治疗用的药物主要是天然药物。基于对自然现象的长期观察，例如物质具体形态的改变，不同物质的抗腐蚀能力，冶炼术及其理论的发展，古代药物学家尝试采用化学合成方法合成新药，这便是著名的炼丹术，也可谓是中医古代的实验室研究。在炼丹术历史上影响较大的当推东汉的魏伯阳和晋代的葛洪。魏伯阳著《周易参同契》，他经过长期的炼丹实验研究，得出了“同类才能相变，异类不能相成”的结论。例如炼制丹砂只能用硫和汞，而不能用别的原料等。葛洪所著的《抱朴子》内外篇中，对炼丹的实验谈得更为详细，例如“丹砂烧之成水银，积变又还成丹砂”。“铅性白也，而赤之以为丹；丹性赤也，而白之以为铅。”对于炼丹中的各种变化描述得更加明白。虽然魏、葛两人都认为“夫金丹之为物，烧之愈久，变化愈妙。黄金入火百炼不消；埋之毕天不朽。服此二物，炼人身体，故能令人不老不死”。这种认识显然是错误的，但是，他们在化学实验和外科用药方面的成就却不可磨灭。

中华人民共和国成立以来，党和政府倡导中西医结合，西学中、中学西，应用了先进的现代研究方法和技术，使中医药实验研究迅速发展起来。实验对象从人发展到动物，再发展到细胞等各个层次。研究领域扩展到中医学的各个分支，取得了辉煌的成就。由于生命学科的复杂性，一些中医临床行之有效的假说，如经络证治、辨证论治、整体观念等机制的研究尚缺乏重大突破；中药药理也因中药成分复杂，以及复方不仅仅是不同药物成分的累加，还会形成新的成分，如此众多复杂的物质，它们在体内代谢的过程很难研究，等等，给中医药研究提出了新的挑战。

## 第二节　中医实验研究的思考

分析上述中医实验研究的发展历程，可见历史上中医的实验研究以临床实验为主，但由于缺乏科学的实验方法指导，临床实验因没有科学的设计而失于规范，更不可能引进统计学等数学方法；主动的、有意识的、创新性的动物实验更是寥寥无几，乏善可陈。正如陈小野曾对古代中、西医动物实验进行比较研究所指出：在实验的受控性上，中医不如西医。在实验目的和内容上，中医动物实验带有强烈的实用性，种种实验不离药效、毒效二途，再就是法医实用技术。而西医除了一些实用研究外，其动物实验的突出用途是基础理论研究，如解剖学、胚胎学、能量代谢、动脉内容物、血液循环、免疫等。在研究精神上，中医动物实验多是为了证实已知，证实在人体上已知的知识。而西医动物实验则是主要为了探索人体内部未知的结构和功能，不断发现新事物。正由于此，导致了中、西医古代动物实验的不同前途，西医形成高度发达的动物实验科学，而中医在几千年间动物实验一直是零星的、简单的，没有呈现逐步进展的趋势[1]。因此，从一定意义上而言，也可以说中医学术的发展一直缺少实验之维的支持。

## 一、中医实验研究缺位的结果

从中西医学比较的角度而言，中医学以经验方法为主，依赖于心悟；西医学以实验方法为主，借助于逻辑。19世纪末，法国著名生理学家克洛德·贝尔纳（1813—1878）写下了《实验医学研究导论》（1865）一书，系统总结了16—19世纪以来逐渐建立的实验医学的方法论原则，宣告了一个与古代观察科学具有完全不同性质和方法论的医学新纪元的开始。他第一次把从古至今的医学划分为“观察的科学”和“实验的科学”两大类或两个阶段。所谓观察科学就是对自然观察的事实加以推理的科学，而实验科学则是根据实验者自

[1] 陈小野．实用中医证候动物模型学［M］．北京：北京医科大学、中国协和医科大学联合出版社，1993：11.

己创造或者决定的条件所获得的实验事实进行推理的科学[1]。从认识主体与客体的关系来说，在“观察科学”中，主体像学生，只能听任自然这位老师爱说什么就说什么；而在“实验科学”中，主体像法官，用一些预先设计的准则与程序，“强迫”和“质问”自然界袒露她的奥秘。从主体干预自然这个意义上说，实验方法不仅更为主动和积极，而且它还推进了医学对生命物质和运动认识的层次。按照这种方法的差别，古代医学与近、现代医学，传统中医学与西医学则是分别属于这两类或两个阶段的科学。

贝尔纳[2]对实验方法独立性的论述，似乎对中医学的发展也有着十分重要的启迪作用。他认为“实验方法的特征就在于它能独自树立，因为它自身就包含有评判的标准，那就是实验。它除了事实以外不认识其他的权威，它超出了个人的权威以外。当笛卡儿说我们只应当关心那些充分证明了的事理或明显的事情时，这意思就是说，不要再像经院派那样请示前代的权威，而只应当依据由实验建立起来的事实”。他确立了一个外在的、不受感情影响的标准来检验认识主体的观点、假说和理论，而在这以前，学者们只能陷入在无端的思辨和争论之中。因此，“实验方法在科学上所完成了的革命就在于用一种科学的标准以替代个人的权威”。“当我们在科学上发表了一种观念或一种理论时，不应当在于搜集一切足以加强它的，而避免一切足以伤害它的事实，以求保持这种观念或理论。相反地，我们正应当细心考察那些仿佛足以推翻它的事实，因为真正

[1] 克洛德·贝尔纳．实验医学研究导论［M］．北京：商务印书馆，1996：18.

[2] 克洛德·贝尔纳．实验医学研究导论［M］．北京：商务印书馆，1996：43-47.

的进步总是在于改变一种包含事实较少的旧理论成为一种包含事实较多的新理论。这样才证明我们又进了一步，重大的科学信条是随着科学的进步改进和变换它的观念。我们的观念只是供给我们深入研究现象的一些智慧工具；工具一旦完成了它们的任务，就应当换掉它们，正如我们换掉用久了而钝了的刀子一样”。“实验方法本身就是具有一种客观的权威性，由它支配着科学。它甚至将这种权威强加给大科学家，一改像经院派那样仅从教条上寻求证明：他们是立于不败之地的；证明后人所发现一切他们早已见到了、说过了、想过了。每一时代都有错误和真理。可以说有的错误和它的时代有必然的联系，只有后一代的科学进步才能认识到这一点。实验方法的进步在于真理的总和逐时增加，而错误的总和则逐时减少。而且，每一种特殊的真理加入到其他的特殊真理里面便构成更普遍的真理”。

关于实验医学与观察医学的关系，贝尔纳认为实验医学就其目的来讲不同于“观察医学”，正如观察科学一般来讲不同于实验科学一样。观察科学的目的在于发现自然现象的规律并预测规律；但是这门科学既不能按它的意愿改变，又不能主宰规律。实验科学的目的在于发现自然现象的规律，不仅为了预测它们，而且为了任意调节它们和做它们的支配者。医学观察者把有生命的机体看作大千世界包含的小世界，看作一种有生命的和瞬息即逝的行星，其运动受规律支配，只要简单的观察就能使我们发现并预见健康的或病态的生命现象的进展和发展，但是永远不应对它们的自然进程有任何改变。实验医学则是一种要求人们认识健康和病态机体的规律的医学，它不仅能预测现象，而且也能在某些程度上调节和改变现象[1]。在实践中，经验主义与实验主义的观点应融于一体，实验医生首先将成为有经验的人，但是这并不意味着他将停留在那里，他要力求穿过经验主义而摆脱它，并达到实验方法的第二阶段，即对现象规律的实验认识所产生的精确的和有意识的实验阶段。总之，必须接受经验疗法，但是想把它视为体系，则是反科学的一种倾向。至于体系派，或学说派医生，都是一些不求助于实验，但凭经验的人，他们将纯假设或许多事实联系起来，这是经验主义凭理想的体系告诉他们的，然后，他们由此推理出一系列他们的医学行动的准则[2]。人类对产褥热病的认识与研究，似乎可以为贝尔纳的上述论述提供比较好的佐证。

古代的医生认为产褥热是因为恶露缺少或没有所致，直到 17 世纪后半叶，人们才知道产褥热是一种特殊的疾病。但其病因仍是个谜，人们猜测产褥热的病因是乳腺出奶不畅、子宫发炎、“带有瘴毒的地气”或空气污染，甚或是“大气—宇宙—地球变化”传播到整个地区而引起。1844 年至 1848 年间，在维也纳总医院产科医院工作的伊格纳茨 · 菲利普 · 塞麦尔维斯（1818—1865）对产褥热的病因进行了研究，他从对当时流行观点的检验开始，其涉及的推理有：

（1）如果产褥热是由于大气等“流行性因素”引起，那么，同一医院的第二产科病房的发病率事实上就不会比第一产科病房的发病率低；而且街道意外分娩的产妇其产褥热的发病率也低于第一产

[1] 克洛德 · 贝尔纳 . 实验医学研究导论［M］. 北京：商务印书馆，1996：206–207.

[2] 克洛德 · 贝尔纳 . 实验医学研究导论［M］. 北京：商务印书馆，1996：220–221.

科病房的平均值。因此，此病因假说不可能为真。

（2）如果产褥热是由于病房过分拥挤引起的，那么，更拥挤的第二产科病房发病率就应该更高，但事实上相反。故此说也不能成立。

（3）如果产褥热是由于医科学生检查造成的创伤引起的，那么，减少医学生并使他们对产妇的检查减少到最小量，死亡率应该下降，但事实上反而比以前更高。所以，此说为假。

（4）如果产褥热是由于教士对一个将死的妇女举行最后的洗礼时，对病人产生令人恐怖和使人衰弱的影响所引起的，那么，说服教士绕道走并不摇铃，消除其影响，死亡率就应该下降，当事实上并未下降。所以，此说也为假。

（5）如果产褥热是由于妇女仰卧分娩引起的，那么，改用第二产房所用的侧卧式应降低死亡率，可事实上死亡率仍保持不变。

就在塞麦尔维斯的研究陷入困境之时，1847年，一个意外事故给他提供了解决这个问题的决定性线索。塞麦尔维斯的一个同事科莱兹契卡在与学生一起进行尸体解剖时，他的手指被学生的解剖刀刺伤而患病死亡，其患病时的表现与产褥热相类似。他还发现，产褥热死亡率高的第一产科病房的医生们常常是在解剖室施行解剖或接触过尸体后就直接进入病房，并仅仅经过敷衍的洗手之后就检查分娩中的妇女的。由此他推测产褥热死亡可能是尸体上的某种传染性物质引起的，并对此想法付诸检验。即：

（6）如果产褥热是由于检查者手上携带的“尸体物质”所引起的，那么在检查病人前用化学消毒方法洗手应使发病率下降。试验结果显示，采用消毒法洗手后，很快他主管的病房中死亡率大大下降，而其他病房则依然如故。虽然塞麦尔维斯的这一推论诚如卡尔·G. 亨普尔[1]所说：其推理模式为肯定后件的谬误，在逻辑上是无效的。即由假说推出一个检验蕴涵被发现为真这个事实并不证明这个假说为真。正如他后所发现的，来自活机体的腐败物也能导致产褥热。但是，这个检验至少提供了某种支持，提供了某种特别的确认或确证。

由上述可见，塞麦尔维斯对流行的观点采用直观的事实和经验进行证伪，并用同期对照的事实进行论证，而不是空洞的争论；对自己的观点自觉主动地赋予实践检验，而不是逃避检验或引经据典地论证，由此开创了一种新的临床研究方法。虽然塞麦尔维斯关于产褥热是细菌感染性的疾病的说法，仅仅是通过临床研究总结出来的，没有科学的实验证据。但后来法国化学家、微生物学家路易·巴斯德关于微生物可以几十亿倍繁殖，从而导致生物腐烂的实验研究成果，无可辩驳地证明了塞麦尔维斯的假设。

从此案例可以看出，在实验方法建立以前，西医学并不比中医学少有争论。但自有了实验方法以后，许多认识上的分歧最终都由实验解决了，西医假说的提出和更替的数量与速度也明显增加了，那些被实验证伪的假说和观点，即使它原来出自权威和经典，同样也不再具有市场。很明显，实验方法决定了一个理论体系的进化状态，并促进了传统医学向现代医学的转化。而中医学实验研究的缺位，缺乏这一检验手段，使中医学术发展过程中，各家学说纷争，

---

[1] 卡尔·G. 亨普尔. 自然科学的哲学［M］. 北京：中国人民大学出版社，2006：12–14.

多以自己对经典的心悟理解来驳斥别人，使诸如“三焦”“命门”等问题，从古至今难有定论。由此也导致了中医现代化进程之艰难。贝尔纳[1]指出：“实验科学的精神绝对厌恶做有效果的而不求甚解的研究工作。”而“经验主义医生相信药效，并把药物作为改变病情和治好病的手段。因此他满足于从经验上来验证药效，而不从科学上探索认识药物的机制。他永远不会束手无策，当一种药物无效时，他会试用另一种药物。他总有一些药方或配方应付各种情况，为己效劳。因为正如人们所说，闷葫芦里百药俱备”。也可以说是对中医学状况的某种写照。

## 二、中医实验研究缺位的原因

中医理论是在中国传统哲学思想指导下，从长期的经千百次反复的临床实践经验中领悟得来的。一般认为中医学的特点是“详于气化，略于形迹”，其实质正是由于缺少实验研究手段，而对微观结构和代谢方面的认识不清。至于中医缺乏实验手段的原因，其本质乃中国实验科学不发达之原因，与“李约瑟难题”即为什么近代科学革命没有在中国发生也有相通之处。对此，国内外的学者进行了大量探讨，从政治、经济、文化等不同的角度、层次提出了各自的看法，其中较有代表性的看法有：腐朽没落的封建专制统治压抑了中国古代科技的发展；中国古代文化传统、科技传统与近代科学精

---

[1] 克洛德・贝尔纳．实验医学研究导论［M］．北京：商务印书馆，1996：220.

神相冲突；封建自然经济不能提供科技发展所需要的强大动力；中国传统文化中存在着某种阻碍科技发展的“深层结构”。而竺可桢[1]则认为：“近代科学即实验科学所以在中国不发达，是由于两种原因。一是不晓得利用科学工具，二是缺乏科学精神。”即不善于动手和缺乏追求真理的精神。就中医实验研究的缺位而言，大致也有着相类似的原因：

1. 中国古代科学技术的内在特征的影响

金观涛等从科学技术内部来分析其原因认为，科学理论、实验和技术三足鼎立，形成互相独立又互相促进的结构，这是近代科学技术加速发展的内在条件。而要形成循环加速的科学技术结构，其科学理论必须是建立在构造性自然观的基础上，实验必须是受控实验，技术结构则必须是开放性的。这三个子系统相互作用，具有循环加速的机制，整个近代科学技术就是在这样一种结构中加速发展起来的。近代科学技术的结构如下图（图 5–1）。

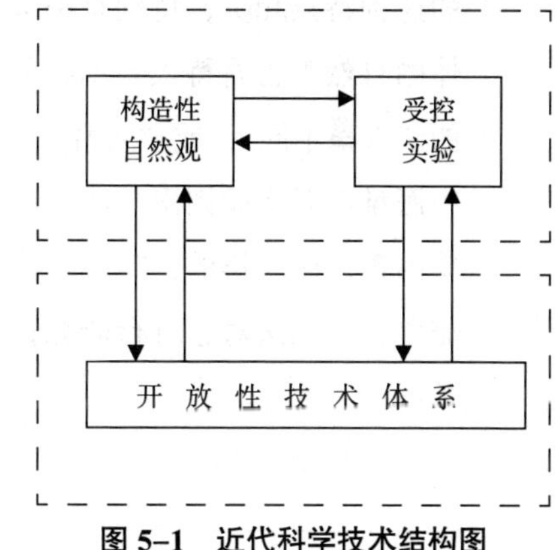

**图 5–1　近代科学技术结构图**

其中构造性自然观是指从结构的角度来把握自然现象和逻辑构造型理论；受控实验是指实验应在严格控制条件下进行，而不是以在不可控的偶然因素起作用时的观察或测试结果为据；开放

[1] 竺可桢．中国实验科学不发达的原因［J］//刘钝，王扬宗．中国科学与科学革命［M］．沈阳：辽宁教育出版社，2002：45–51.

性技术体系是指技术要素与具体机械、操作者相独立。这三者的关系是：理论对实验起指导和设计作用，实验对理论起鉴别作用，科学研究为新技术开辟道路，新技术的兴起又为科学研究提出新课题，并提供新材料和新仪器。三者间的这种良性关系使科技发展呈循环加速状态。而中国古代科学技术结构的特点则呈现为：中国封建社会大一统政治形态和商品经济相对发达的地主经济决定了它的技术结构是大一统型的。理论和实验结构则与以儒家为正统、道家为补充的文化结构相适应。有机自然观、非受控实验和大一统的技术体系三者基本上是互相隔裂的，它们之间不能形成互相促进的循环加速机制[1]。

中医学作为中国古代科学的分支学科，无疑也有着相同的结构。中医实验研究的缺位，即与中国古代科学技术结构的这种特点相关，特别是中医缺乏结构性自然观，用混沌整体的自然观去看待人与动物的关系，必然导致产生缺乏分析的“人畜不同”，或“人畜一理”的观点；其非结构性观点使中医难以对实验因素与非实验因素做出严格区别并控制非实验因素；而思辨的，非逻辑构造型的中医理论使动物实验不需要、也无法对它进行研究；同时非构造性自然观本身就具

[1] 金观涛，樊洪业，刘青峰.文化背景与科学技术结构的演变［J］.见：中国科学院《自然辩证法通讯》杂志社.科学传统与文化——中国近代科学落后的原因［M］.西安：陕西科学技术出版社，1983：1–81.

有封闭性，约束了人的创新精神[1]。

2. 技术发明落后之影响

技术发明不仅为科学研究提供了有力的工具，同时也会改变人们的思想观念。古代中国虽以四大发明闻名于世，但其后的技术发明则日渐落后，如中国没有温度计的发明，因而，“寒热”始终只是一个不能脱离个体感觉的临床概念。而16世纪伽利略发明了温度计后，他的朋友波瑞利则用温度计来测量动物内脏的温度，不仅从此为医学观察引入了一个外在的时间标准和客观化的参照系，而且一举证伪了流传千余年的“心脏是体热的主要源泉”这一亚里士多德的权威学说，带来了人们的观念更新，初步展示了实验方法的巨大威力。古代中国没有玻璃业，而这正是发展生物实验，窥视微观世界的关键性技术——显微镜的必要基础。没有玻璃的发明，也就没有透镜，显微镜的发明及其由显微技术开拓的细胞学、病理学、胚胎组织学、微生物学……也就无从谈起。

“钟表是第一个应用于实际目的的自动机器；等速运动的生产的全部理论就是在它的基础上发展起来的。”（《马克思恩格斯书信选集》144）钟表的发明及其应用除了它的实用价值外，给当时的学术界思想与方法论方面也造成了重要的影响。例如在力学领域，惠更斯在关于钟表理论研究的过程中求得的单摆和复摆公式、向心加速度和向心力公式等为牛顿力学的诞生提供了条件。在医学领域，钟表自动机器和等速运动的观念为近代医学机械论直接的思想基础。

[1] 陈小野．实用中医证候动物模型学［M］．北京：北京医科大学、中国协和医科大学联合出版社，1993：13.

如法国医生拉·梅特里[1]著《人是机器》所指出："身体不是别的，就是一架钟表，而它的新的养料就是钟表匠。""不过这是一架巨大的、极其精细、极其巧妙的钟表"，是自然界创造出来的一架能在整整百年之间表现心脏和精神的跳动的机器。这种思想实际上标志着西方生命观已从活力论的泥坑中走出来，而将生命体当作一架可以拆卸分解研究的机器的方法论的确立。与此相比较，由于中国没有钟表的发明，中医学术的发展则不可能受此类技术思想的影响而有所改变。

3. 医学活动主体知识结构的影响

林毅夫[2]曾指出："中国没有成功地爆发科学革命的原因，大概在于科举制度，它使知识分子无心于投资现代科学研究所必需的人力资本，因而，从原始科学跃升为现代科学的概率就大大减低了。"中国自隋唐开始实行科举制度，以八股选拔人才，从而引导了中国学者知识结构的畸形发展，这就是只知"四书五经"为主的人伦之学，而自然科学知识奇缺的状况。中医教育知识临床经验的传授，医学以外的知识领域很少涉及；西方医学教育即使在中世纪，除神学教育外，也包括有几何学、天文学和物理学内容，17—19世纪在医学院校还设立了自然史、植物学、普通化学、几何学与代数理论、普通物理学和实验物理学等自然科学课程，因此，东西方各自不同的教育内容与传统塑造了不同的中、西医活动的主体。

---

[1] 拉·梅特里.人是机器[M].北京：商务印书馆，1959：61，65.

[2] 林毅夫.李约瑟之谜：工业革命为什么没有发源于中国[J]//刘钝，王扬宗.中国科学与科学革命[M].沈阳：辽宁教育出版社，2002：395-420.

陈修园在《医学心传》中说："心悟乎古人之言，能畅达古人言中之意；心契乎古人之心，能曲绘古人意中之言。辨其是非，判其偏正，莫不以仲圣为折衷。"这种向经典求学问、崇圣人之教导的心悟方法，必然对自然的观察、工匠技艺、形而下之器物之类不感兴趣，自然也影响了中医实验研究的发展。

4. 社会对科学技术重视程度的影响

有学者认为，与西方科技的发展相比较，中国科技发展的特点之一就是发展的持续性[1]。比如物理学不像西方那样，经过古希腊时的大起，到中世纪的大落，再文艺复兴后的辉煌。这其实只能说明中国几千年主流社会对科技几乎一直缺乏应有的足够的重视。这就是中国近代科技落后的主要原因，也是封建制度下的必然结果。一件事物，竭力地遭到反对如西方中世纪的物理学与大力地得到支持如西方近代物理学，是得到重视的两个方面。唯有在几千年封建制度下的中国，科技事业几乎始终是"鸡肋"。耶稣会士巴多明[2]分析制约中国科技进步的原因时说："首先，凡是可能在此方面取得成功的人将得不到任何报偿。从历史上看，数学家的疏忽受到重罚，却无人见到他的勤劳受到奖赏，也无人见到他们因观察天象就可以免于贫困……总而言之，它无足轻重，在那里无法有甚奢望。"不仅明清时期如此，李约瑟[3]还发现："足以令人奇怪的是，在明代以前似乎只能例外地发现某一重要工程师在工部获得高级职务。这可能

---

[1] 厚宇德．历史上阻碍中国科技发展因素之透视［J］．科学学研究，2002，20（3）：234–238.

[2] 韩琦．中国科学技术的西传及其影响［M］．石家庄：河北人民出版社，1999：180.

[3] 潘吉星．李约瑟文集［C］．天津：天津人民出版社，1998：113–114.

是由于真正的工作总是由文盲或半文盲的匠人和熟练的一批手艺人去做，他们从不能跨过在上述衙门中将他们与‘白领’的文人隔离开的鸿沟。最大的发明家无疑来自平民、匠师和手工业者，他们从不是官员，甚至连文人也不是……有时我们甚至找不到这类人的姓名，这种情况使人想到这些人是否接近于生活在半奴役状态下，而不习惯道出姓氏。”“搞方伎，没出息”，是对科技活动在中国几千年历史上的地位的高度准确概括。

5. 实用性价值观的影响

中国古代科学文化主要是围绕生产的发展而产生的，所以，重技术、轻理论的实用性成为其明显特征。中国古代的自然科学，如天文学、地学、农学、医学无不符合这一特点。天文学高度发达，是为了制定历法和预卜世间的人事灾祸，因为帝王们认为天象直接联系着皇家的命运；农学的发展，出于统治者对全国农业生产实施宏观控制以维护国家利益的考虑。与实用性诉求相伴，中国古代的科学活动中，人们偏重工艺技术和经验，忽视理论总结。夏劲等[1]指出：“中国工匠以及偏重工匠传统的学者，研究方法常常局限于个别经验事实的总结和归纳，甚少进行模拟自然过程的人控实验材料的量化分析，缺乏科学技术由经验形态上升为理论形态的动力、需要和条件。”宋子良[2]认为：“实用传统像一种过滤

---

[1] 夏劲，张弘政．关于中国古代有无科学问题的思考——兼论古代中医的科学性［J］．自然辩证法研究，2004（10）：107-108.

[2] 宋子良．理论科技史［M］．武汉：湖北科学技术出版社，1989：100.

器，它对科学研究内容进行筛选，这就淘汰了许多极有研究价值的课题”，“与实用传统相联系的另一个传统是忽视理论……工匠只师承手艺，亦步亦趋，从不去追问其中道理，大家都是知其然，不想知其所以然。”这种重技术、轻理论的学术传统，在很大程度上限制了中国古代科学向高级形态的发展。

另外，科学史学家认为，工匠传统和商人在近代西方科学中的参入，是西方科学摆脱思辨，并与社会生产紧密结合的一个重要原因。而古代中国虽既有大学鸿儒，又有能工巧匠，但由于“惟上智与下愚不移”的等级观念的束缚，以及统治阶级和知识分子对工匠及其技艺的鄙视，像一道无形的屏障阻碍了两者的相互学习、交流和结合。

邱鸿钟对中医实验研究缺位原因的探讨认为，中医也许既是未能，也是无须发展实验方法。他认为中医无须发展实验方法的原因为：首先，中医主要是一个实用的临床医学体系，辨证论治，养生防病是中医全部工作的核心，这也是与整个中国古代科技“实用主义”一致倾向。其次，中医认识强调功能表象，医疗强调功能调节的主流，使传统中医无须提出深入认识物质结构和弄清功能细节的任务，便能取得临床的实效[1]。

中医学主要是以中国古代的哲学思想与丰富的中医临床实践为其理论源泉，将气、阴阳、五行等哲学概念引入其体系，用来说明人体组织结构的相对关系，功能活动的产生机制和疾病的发生发展规律，药物性味、配伍等，从而指导临床的诊断和治疗，具有整体

---

[1] 邱鸿钟．医学与人类文化——医学文化社会学引论［M］．长沙：湖南科学技术出版社，1993：392–395.

性、宏观性、系统性、辩证性和全息性的特征。但由于中医学长期以来缺少实验，缺乏定量的函数关系，也限制了中医学的发展。科学实验有三大效应：一是对实验设施的需求，促进了技术科学的发展；二是以结构性自然观为前提，统一了现代科学的理论基础，使之产生全方位的交流、渗透和迅速分化；三是立足事实，检验理论，加强了应用研究与基础理论的必然联系，二者相互激发，产生了加速效应。将实验手段引进自然科学是西方发展科学技术的成功经验，众所周知，生命科学的发展即是建立在科学实验的基础之上。因此，中医学要继续发展，要实现现代化，就必须克服其不足，借鉴现代科学技术和方法，把实验技术和方法引进中医学体系中来，既要对传统中医学术的实质内涵、作用机理及其科学性进行验证，提供科学客观的依据，实现中医宏观与微观、结构和功能的有机结合，促进中医学术的现代化；更要通过实验去发现新的现象，提出新的问题和假说，形成新的科研思路，产生新的诊断、治疗和养生方法，促进中医药学的创新与现代化及国际化发展。

# 第六章 经学思维

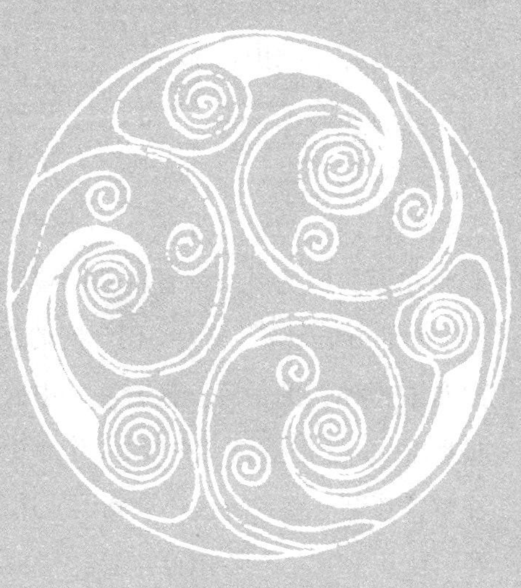

中医学有着自己独特的传统，有其卓然独立的历史发展逻辑。尽管近代以来中医学受到现代西方科学，特别是西医学的巨大冲击，但它仍然以积累和渐进的方式相对独立地发展着。若按照当代科学哲学对科学革命的理解，简直可以说，在中医学术发展史上不曾有过真正的科学革命。因为中国古代医家把“师法古人”作为重要的认识论原则，过分重视回溯古代权威的思想观点，维护正统，致使中医学“范式”或研究纲领得到充分的尊重和延续。李建民[1]曾指出：古典医学讲究的“证据”是在尊重、回溯元典而产生具有解释力的推论……在“反溯证据”的思考方式下，任何个人直觉、零碎的经验，必须在原典所提供的解释框架内得到证明、修正或者驳斥的。“个人”的经验若成为一门学问的终极指标非常不可靠，也很难取得他人的信赖。换言之，中医使用的方法是为“历史证明法”。这也就是《内经》《伤寒论》在历代不断被改编、注解，甚至一直到现代还被阅读应用的真正原因。由此可见，经学及其思维方式与中医学之密切关系。

## 第一节　经学的含义

所谓经学，是中国古代关于儒家经典的训诂注疏、义理阐释以及学派、传承、演变等的学问。古代书目分为四大类：

---

[1] 李建民.发现古脉：中国古典医学与数术身体观·大陆版序文［M］.北京：社会科学文献出版社，2007：3.

经、史、子、集，经部书籍即属于经学范围，此外，史部、子部、集部书籍中论及儒家经典的资料内容，也都属于传统经学的范围。

一般说来，经学包括两大方面的内容：一是学术层面，古代经籍由于时代变迁等原因，已使后人难以读懂，需要经师加以文字训读；经书中所涉及历史上的人物事件、名物制度，也需要对之加以注解；经书中的微言大义，需经师作义理阐释。关于经学学派、传承、演变的研究等都属于学术层面。二是信仰层面，在古代，“经典”二字不是可以滥用的，它特指圣贤所作之书，是人们尊信奉行的人生箴言。最早的经典指《诗》《书》《礼》《乐》《易》《春秋》，被尊称为“六经”；汉代《乐经》失传，汉以后人们又称“五经”。后来儒家经典数目增加，《礼》分为《仪礼》《礼记》《周礼》，《春秋》有《左氏春秋》《公羊春秋》《谷梁春秋》三传，再加上《论语》《孟子》《孝经》《尔雅》，至宋代增为“十三经”。“经”有“常”的意义，是人类社会的常行之道；“经”也有“法”的意义，人们通常说“大经大法”，即有必须遵照执行的意思。对经典遵奉是通过对经典价值观的自觉认同来实现的，这属于信仰的层面，也可以说属于价值的层面。

由于经典在知识和洞见方面的优越性，人们相信经典的正确性和权威性，并自觉地而非违心地崇奉它。从本质上说，经典的核心是其价值观，经典是创造它的那个民族传统价值观的集中反映，也就成为该民族的主流文化。经典之为经典，就在于它能适应社会，规范指导社会。随着社会的发展，必然会对经典的思想内容有所变通和调整，因此而有对经典重新诠释的需要。

经学研究的工作，主要就是注疏经书。所谓注，就是直接对经典的文字的含义、意义等等加以解释说明，但有些注因为太简要或年代也久远了，因此后代人为注再作解释，称作疏。除了注疏之外，其他如“解”“考证”“集解”“正义”等等，名虽不同，但做法大多类似，都是对于经书的一字一句详加研究，希望能了解它真正要表达的意思。经书的内容难以理解充满争议，但却又是包括解释宇宙秩序、政治、道德规范、甚至日常生活等等一切的准则以及正当性来源，所以研究经书便成为汉代以来最重要的学术活动。

经学史大致上可分为前经学时代、汉唐经学、宋明经学、清代经学四个阶段，其中“问题意识”贯穿始终。大体说来，先秦时代的“问题意识”是文化传统的断裂与继承的问题，所谓“六经”，原非儒家所专有，孔子重视利用传统文化资源，对之加以整理改编，并阐释其中的意义，遂有“六经”之目。汉唐时代的“问题意识”是解决制度焦虑或曰“外王”问题，此一时期，通过政治与儒术的互动与磨合，中央集权的统一国家的新政治格局得以确立与巩固，儒家经学也从此成为中国传统社会的统治思想和主流文化。宋明时期的“问题意识”是解决人生焦虑或曰“内圣”问题，此一时期，儒者突破经典笺注之学，在“性与天道”的深层次的哲学问题上探讨人生的意义与价值的本原。清代的“问题意识”是对两千年的经学运动加以总结与检讨，一方面将经还原为史，做实事求是的研究；一方面将经纳入西学，作为政治维新的思想武器。而无论从哪一方面看，经学运动都已进入了尾声[1]。经学的历史实际是价值信仰与意义阐释的历史，基

[1] 姜广辉.中国经学思想史［M］.第一卷.北京：中国社会科学出版社，2003：18-19.

于华夏民族的社会实践经验的核心价值，就是通过经典学习的方式一代一代真实地传承下去。

## 第二节　经学思维的概念

经学思维方法是以传统为权威的崇古与复古意识作为内在的观念内容，以经学方法作为外在的形式。权威意识与经学模式分别从内外两个层面规定并体现着经学思维迷恋传统而忽视创新的根本特质。

### 一、以圣道为崇拜对象的权威意识

"道"作为中国传统文化的最高社会理想或最高真理范畴，得到了中国贤哲的崇尚与追求，其重道的观念主要表现为圣人意识、经典意识、道统意识三个方面。这里圣人是道的人格体现，经典是道的物化形式或文化载体，道统是作为正统原则而使之得以延续的观念形式，它们从不同的侧面体现着传统经学思维方法所特有的以传统为权威的崇古意识与复古意识。

1. 圣人意识

圣人作为传统权威意识的人格承担者，已经超越了作为有血肉之躯的历史人物的意义，他们被升华、抽象、神化，成为一种理想、规范、原则，成为传统作为权威的象征力量。圣人的权威主要表现在以下几个方面：一是理想的道德人格的象征，即圣人具有最完美的道德品格，所谓"积善为全尽者谓之圣人"(《荀子·儒效》)。二是理想的智慧人格的象征，即具有与凡众不同的、天生的上上之智，所谓圣人“穷神知化”“极深研几”(《易传·系辞》)。三是真理的象征，即圣人是真理的化身，当人们遇到疑难时，往往把圣人之言当作裁断是非的最高标准或终极标准。四是万世之宗师，即圣人作为道德、智慧、真理的象征，而为万世之师表。由此，圣人在中国先民的观念里，获得了类似于宗教主的权威。

2. 经典意识

经典崇拜是中国传统文化最重要的观念之一，历史上的儒、道、释三大体系，各有自己所尊崇和信奉的经典，传统中医学也不例外。著名文论家刘勰指出:“道沿圣以重文，圣因文而明道。”(《文心雕龙·原道》)即圣人之道须由经典而明，经典是圣人之道的载体，是圣人“明天道，正人伦，致至治”(《汉书·儒林传》)的工具，经典为人们提供了一套明确、简洁、系统的关于宇宙人生的规范、原则、理想及道德履践方法。因此，圣人的权威也就成为经典的权威，经典的权威同时也是圣人的权威。由此经典也就具有了如下特定的功能或特征：一是全能功能。即经典是经天纬地，包罗万象，无所不能，无所不有，其功能简直是无限的。经典之中不仅蕴含着关于宇宙人生的根本原则，具有至高无上的哲学方面的价值意义，而且经典蕴含万事，具有全能的科学价值与知识价值的意义。经典作为权威的象征，它必然要广泛地渗透到社会生活的各个领域。如《易经》作为十三经之首，它的功能往往被古人神化到了无以复加的地步，所谓“《易》与天地准，故能弥纶天地之道”“范围天地之化而不为过，曲成万物而不遗”“《易》广矣大矣，以言乎远而不御，以言乎迩则静而正，以言乎天地之间则备矣”“夫《易》开物成务，冒天下之道”(《易传·系辞》)等等，真可谓广大悉备，作用无际，故冯友兰称之为“宇宙的代数方程”(《中国哲学史新编》)。当经典的功能超越了哲学价值的界限，而企图从中寻找解决任何具体问题的现成答案，诚如皮锡瑞所说:“以《禹贡》治河，以《洪范》察变，以《春秋》决狱，以三百五篇当谏书。”(《经学历史》)如此，就不免穿凿附会之说了。二是永恒功能。即经典所蕴含的真理及其自身的权威和价值具有超越时代或超历史的意义。虽然中国古代学者也不乏“权变”的主张，但他们认为“权变”是有限度的，必须在“经”所许可的范围之内，“权”是服务和从属于“经”的。诚如董仲舒所说:“夫权虽反经，亦必在可以然之域；不在可以然之域，故虽死亡，终弗为也。”(《春秋繁露·玉英》)

由于经典的产生总是有其特定的历史时代的，因此，经典意识归根结底是尊崇传统的意识，是一种崇古和复古的倾向。人们往往习惯于到经典中寻绎问题，发现问题，并以经典作为解决问题的依据；同时当现实中遇到新问题或新事物时，则或者以与经典原则不合而排斥之，或者附会经典之说而扭曲之，由此导致人们创新意识的缺失。

3. 道统意识

道统意识是指在中国历史上存在着一个圣人以“道”相传的谱系。其中“圣人谱系”作为形式是一个开放的系列，每一个时代都可以产生自己时代的圣人，因而在历史上构成了一个动态的、变化的、名单不断延长的圣人谱系；但作为其内容的“圣人之道”则是封闭的，如朱熹所说:“圣人说一字是一字，自家只平著心去秤停他，都不使得一毫杜撰，只顺他去……圣人说话，也不少一个字，也不多一个字，恰恰地好。”（《语类》卷104）事实上，对道的体认、觉解与履践程度，也就成为某个人能否获得圣人殊荣的标准。

道统意识的功能，一是反映一种“正统”意识，表现出一种极为强烈的排斥异端邪说的自我封闭的思维倾向。二是道统使圣人权威和经典权威的延续成为可能，因为道作为圣人的发明，它贮存于经典中，在人的观念中体现着圣人的权威和经典的权威，但它们只有通过圣人心传的道统形式才能延续下来。由此可见，道统意识是对圣人意识和经典意识的补充与有力的支持，三者本质上都是传统崇拜，在观念层面上共同体现着强烈的崇古与复古的思维倾向。

## 二、以经为宗的经学模式

经学模式是以道为价值权威这一内在观念的外化与形式化、程式化，其基本内涵是以经典为对象和内容，并相应地采取以经为学、以师承家传为法、以述为作三种基本形式的学术模式。

1. 以经为学

经典作为圣人之道的载体，自然也就获得了权威地位，那么对它的解释、学习就成为最重要的思想课题和文化课题。荀子率先提出读经之说，开以经为学之先河，他指出：“学恶乎始？恶乎终？曰：其数则始乎诵经，终乎读礼。”（《荀子·劝学》）汉代及其后，在官方的大力提倡下，并伴随着人们在观念上对经典权威的普遍认同，经学就成为中国古代学术的主宰，读经、解经和授经作为治学的根本内容，士人唯经为务，除此之外不知其他，终生穷经乃至皓首之现象屡见不鲜。

2. 以师承家传为法

师法、家法是经学传授的基本原则和延续的基本方式。一经各有其宗师，宗师对该经有特定的理解而成一家之言，他们各收门徒以传授自己所治经典，形成所谓的师法；门徒自己又开馆授徒，根据自己对师说的特定理解而讲解经义，形成所谓的家法。如此师法下分化出家法，家法之下又有所分，而形成了一个严密的经学传授系统。由于经学以经典为权威，以发掘其中的原意为旨归，师承家传正是承担着传授经意的职责与功能，因此，虽然门徒与师说对经意的理解、门徒之间对师说的理解常常会发生分歧，使经学作为一门学问在传递过程中必然发生某种变异，在形态上会有所更新或拓展，但师承家传的本质和学术基本倾向并不是对师说的超越，而是把师说放在个人的理解或创造性思维活动之上，因而必然导致学术思想趋于保守、僵化。

3. 述而不作

《论语·述而》曰："子曰：述而不作，信而好古，窃比于我老彭。"朱熹把"述而不作"解释为只"传旧"而不"创始"，指出："述，传旧而已；作，则创始也。"（《四书集注》卷4）"述而不作"的另一种说法是"以述为作"。以述为作虽然可以称之为"作"，但其"作"必须依傍于经典，其实质也是"传旧而已"。当"述而不作"成为经学思维必须遵循的一条基本原则，甚或升华为治经者的一种稳固的心理、信念时，经学的根本任务也就局限在证明经典的权威性与真理性，在于发掘圣人的"微言大义"，而不是要说出自己的创见。由此导致学者固守于经典之中，日夜揣摩、猜测经典的精蕴奥妙，而形成一种泥古的学术倾向或思维倾向。如经学学者共同遵守的学术原则：传以述经，注以证传，疏以释注；注不破传，疏不破注。否则，其学则被人视为“凿空”“无据”而受到讥刺，甚或被人视作“邪说”而大受斥责。由此可见经学思维泥古、守旧的特征。

## 第三节 经学思维对中医学的影响

经学思维作为中国传统独特的思维方法，对中国古代社会的政治文化、民族心理、学术范式等产生了深远的影响，也成为中医学理论发展与临床思维的方法之一，对中医学的发展与变革产生了巨大的影响。

### 一、对中医学术发展的影响

蔡陆仙在《中国医药汇海》中指出：“经，犹言常也，谓有常法可遵守也。经，犹言径也，谓有循行之路经也。医书之有经，亦犹儒家之有六经也。六经所以载道，辨治乱兴衰之轨辙；医经所以昌明学术，别治乱危亡，又讵非载道之书耶？夫直者为经，横者为纬，经纬交贯，机杼斯成。文章学术，莫不胥由是焉。先经而后纬，则条理井然，未有舍经而独能具有杼轴者也。故经又可谓之文章之源泉，学术之渊海，大经大法，既已昭垂，则千秋百世而下，皆可守其常法，循其路径，从不变中而开无穷法门，从万变中而有一定准则，此千载之研究治理要术者，所以独推崇乎经也。其他羽翼经籍之书，不过为道学之纬，足以贯穿条理，缀拾余绪而已，讵足能驾经而上之哉。”中医学术的发展，正是以《内经》《难经》《神农本草经》《伤寒论》《金匮要略》等经典著作为学术之渊海，文章之泉源。

从中医学术发展的历史上看，中医理论的发展模式大致可分为以下几种：一是经典注释式。即通过对经典注释的形式来发表自己的见解，以促进中医理论的发展。如杨上善、王冰、马莳、张志聪、张介宾等，均通过对《内经》进行注释，使其理论得到阐发，常用的“壮水之主以制阳光，益火之源以消阴翳”的阴阳调节理论，即隐身于王冰的《素问》注释之中。成无己《注解伤寒论》采用以经释论、以论证经的方法全面注解《伤寒论》，使其第一次获得理论上的说明，展现了《伤寒论》与《内经》《难经》学理一脉相承的关系，是以注释方法研究《伤寒论》的第一家，有力地促进了伤寒的研究。二是经典归总式。即将经典著作的内容，按中医理论的范畴、体系加以分类、归纳，以研究中医理论体系的内涵。如张介宾《类经》、李中梓《内经知要》等对《内经》的分类研究与阐发，对中医理论的体系化与进一步完善做出了贡献。又如明代以后《伤寒论》的研究一般分为错简重订、维护旧论与辨证论治三大流派，其中维护旧论派承认王叔和编次《伤寒论》内容的完整性与权威性，肯定成无己首注《伤寒论》的功绩，认为旧传《伤寒论》“夫垂世之书，理宜画一，犹四书五经，不容稍殊一字”（《伤寒论集注·凡例》），只可依据原文研究阐发，才能明其大意；错简重订派认为《伤寒论》自王叔和整理以后，已经错简不堪了，应该重新考定编次，其实质是以恢复经典原貌为名，承孙思邈《千金翼方》以方类证之余绪，倡风伤卫、寒伤营、风寒两伤营卫的三纲鼎立之说，在一定程度上揭示了仲景伤寒六经辨证论治的规律性，具有一定的创新精神；辨证论治派则是以《伤寒论》原文为基础，或以方类证，或按法类证，或分经审证，无不是对经典的分类与归纳。三是经典发挥式。即研究者根据自己的临床实践经验，结合经典著作中某一理论的研究和运用加以阐发，形成较为系统的理论。如《中藏经》重点发挥了《内经》脏腑辨证的内容，结合其丰富的临床经验，通过对《内经》相关内容的综合整理，形成了系统的脏腑辨证论治理论。皇甫谧专题发挥《内经》的针灸理论，使针灸学成为独立的理论体系。刘完素的《宣明论方》、骆龙吉等的《内经拾遗方论》、陈无咎的《明教方》，则将《内经》所论病症加以归纳整理，结合自己的临床经验，给这些病症附上具体的治法和方药，推动了《内经》理论与临床的有机结合。再如刘完素有感于世俗过用温燥之弊，以《内经》病机理论为基础，通过深入研究，强调外感六气所致的火热病证为多，提出了“六气皆从火化”的著名论点，对后世温病学说的形成有很大启示。四是经验总结式。即以临床经验的总结升华为主，较少受经典著作的影响。在中医学术史上，经验总结式的理论当以温病学家为代表，如明代医家吴又可在《温疫论》中提出温病的病因为“杂气”而非六淫，天才地触及病原微生物的许多特性，提出了传染病治疗的新思路；清代叶天士著《温热论》，创立卫气营血辨证论治体系；薛雪的《湿热病篇》详论湿热病的病因病机，完善了湿热病的三焦辨证论治体系；吴瑭的《温病条辨》创立温病三焦辨治纲领，丰富了温病的治则治法，进一步发展了温病学理论。大概正由于其较少受经学思维的影响而多有创新，因此被温病学中的伤寒学派讥之为“标新立异，数典忘祖”。

上述中医理论发展的模式，大多都依托于经典著作，即使是最富有创新精神的温病学家，也会受到经学思维的影响，如吴瑭也经常引用《内经》原文，作为自己立论和理法方药的依据，并推崇《伤寒论》，仿其体例而作《温病条辨》。由此也可见经学思维对中医学术发展影响之大。

总之，中医学理论基本上是《内经》的翻版，研究经典者以寻求经旨要义为目的，学术流派的产生也多以经典条文为依据，加上自己的理解阐发而成。朱丹溪以善用四物黄柏汤等方药著称，他就到《内经》中找出“阳道实，阴道虚”的条文，悟出“阳常有余，阴常不足”为自己立论。张介宾善用熟地等药，他创制的左归丸、饮和右归丸、饮，是循“阳中求阴，阴中求阳”之理，就到《内经》中找出“阳气者若天与日，失其所则折寿而不彰”等条文批判朱丹溪，提出“阳非有余，阴常不足”之说。经典成了最高权威与真理的评判标准，诚如张介宾《类经·序》言：“(《内经》) 言言金石，字字珠玑，竟不知孰可摘而孰可遗。”徐大椿《伤寒论类方》曰：“仲景《伤寒论》诸方字字金科玉律，不可增减一字，犹之录六经四书语，岂可擅自删改，将杜撰之语乱耶？”这也是经学思维中道统意识的反映。

## 二、对中医临床活动的影响

陈修园《医学三字经》曰：“医之始，本岐黄；《灵枢》作，《素问》详；《难经》出，更洋洋。越汉季，有南阳，六经辨，圣道彰；伤寒著，金匮藏；垂方法，立津梁。”这些经典集中反映了我国古代医药学的成就，奠定了中医的理论医学、临床医学及药学发展的基础，被历代医家奉为“医家之宗”，也是成就临床名医的必读之书。

诚如孙思邈《千金要方·大医习业》所说："凡欲为大医，必须熟谙《素问》《甲乙》《黄帝针经》……《本草》《药对》、张仲景、王叔和……等诸部经方。"王琦[1]对近现代112位名中医成才因素进行研究，发现其规律是无不以熟谙经典为其本，从学习经典奠定学术基础，并在此基础上旁及各家，博及医源。现代中医名家周仲瑛[2]也认为中医经典是中医理论之渊薮，是经过数千年临床实践检验的经验结晶。学习经典是掌握中医仁术的必由之路，而对经典领悟能力的提高，又需要在临床实践中不断探索和思考。自已在业医60余载的过程中，常受经典理论的触发得益，对此深有体会。由此可见经典对中医临床活动影响之深远，故王永炎院士[3]提出培养优秀中医临床人才的重要途径是读经典，做临床。

诚如儒家经典之为经典，就在于它能适应社会，规范指导社会，而医学经典作为医道的载体，是中华民族长期与疾病做斗争的经验结晶的集中体现，它对于中医临床实践活动无疑有着规范、指导作用：首先，中医经典所提供的科学原理至今仍是维护健康防治疾病的基本准则；其次，中医经典所提供的防治疾病的手段和方法仍然具有实用价值，并有可

---

[1] 王琦."读经典，做临床"是造就新一代名医的必由之路：优秀中医临床人才研修项目考试阅卷后的思考[J].中医教育，2005，24(2)：81-83.

[2] 周仲瑛.读经典，谈感悟[J].南京中医药大学学报,2007,23(5)：273-277.

[3] 王永炎.读经典做临床是培养优秀中医临床人才的重要途径[J].辽宁中医杂志，2005，32(5)：385-386.

能不断拓展其在临床中的应用范围；三是中医经典常为启发临床思维的源头活水，可以提高临床医生的思维能力。纵观历代名医，大凡成为中医大家者，无一不娴熟经典，并通过临床实践灵活运用而创立新说，推动学术的发展。如金元大家刘完素《素问玄机原病式》，自述“法之与术，悉出《内经》之玄机”，于刻苦钻研运气学说之后，倡“六气皆从火化”，阐发火热病证脉治，创立脏腑六气病机、玄府气液理论，其学术思想至今仍能指导温热、瘟疫的防治。李东垣则发《内经》胃气学说之端绪，结合自己丰富的临床经验，提出“内伤脾胃，百病由生”的观点，一部《脾胃论》成为辨内外伤病证之圭臬。现代医家也常在临床实践中发经典之古意，融会新知，以推动临床学术的发展。如周仲瑛[1]通过对《灵枢·经脉》“手少阴气绝则脉不通，脉不通则血不流，血不流则髦色不泽，故其面黑如漆柴者，血先死”，以及《素问·平人气象论》“颈脉动，喘，疾咳，曰水”这两段经文的研读，分析体悟出心衰的病机特点属于本虚标实，主要是气（阳）虚而瘀，水饮上犯心肺。由于气（阳）虚血滞，脏腑气化功能障碍，水液输布失常，体内水湿痰饮潴留，以致本虚与标实互为因果。且尤以血瘀为其主要病理因素，如《金匮要略·水气病脉证并治》说:“血不利则为水。”据此，临床通常把温阳益气、活血通脉和祛痰（饮）利水作为心衰的主要治法。王庆其[2]认为《内经》“邪在胆，逆在胃”的记载，颇能诠释现代胆汁返流性胃炎的发病机制，在临床上经常用疏肝利胆、降逆和胃，方以

[1] 周仲瑛.读经典，谈感悟[J].南京中医药大学学报，2007，23（5）：273-277.

[2] 王庆其.沉浸浓郁，取精用宏：读经典、做临床的体会[J].中国中医基础医学杂志，2009，15（5）：362-364.

小柴胡汤、半夏泻心汤、旋复代赭汤加减化裁，取效良好。

中医理论体系的建构，一方面来自于临床实践经验以及日常生活经验的归纳总结，另一方面来自于对中国古代哲学概念与原理的移植、引进。从中国古代哲学移植、引进的理论，具有形而上学理论的特征，它不可能导出任何可检验的蕴涵，无法加以证实或证伪，因而具有永恒性。哲学形而上学的这一特性，也是造成《内经》这一经典著作价值长久的原因之一。从经验归纳总结所形成的理论，或者是对经验的约定性说明，或者只是经验的替代工具，是对一组经验现象的捆绑，反映了中医经验医学的特色。因此，对前人经验的吸取以及自己临床经验的积累，也就成了提高临床医生技能的必由之路。由此，则往往导致对经验的崇拜，将经验绝对化、权威化，而呈现出经学思维的特征。

## 三、对中医科学研究的影响

经学思维不仅对中医学术发展与临床实践活动具有重要的影响，同样，中医科学研究活动也深受经学思维的制约，主要体现在以下几个方面。

### 1. 以经典为研究对象

中医学作为医学的分支学科，同样是研究人的健康与非健康及其转归规律的科学技术知识和实践活动的体系，虽然相对于西医学而言，其人文特色更为突出，但人的健康与非健康及其转归规律无疑是其终极的研究目标。经学思维以经典为医道的载体，经典由此获得了权威地位，加之古今语言文字的巨大差异，而导致中医学研究对象的偏差，将对经典的解释、学习、研究作为重要的医学和文化课题。据不完全统计，自《内经》成书到1990年，中国与日本研究《内经》的论著有477种，国内发表研究论文在2900篇以上[1]。自《伤寒论》问世至1999年，古今中外研究《伤寒论》的论著近1800部，研究论文在9000篇以上[2]。从中国知网检索截至2020年6月底题名中含有《内经》的学术论文，总计为8838篇，其中博士论文124篇；截至2020年6月底题名中含有《伤寒论》的论文，总计为7957篇，其中博士论文84篇。如此以经典为研究对象的现象，在其他自然科学学科恐怕是难以见到的，足见经学思维对中医研究目标的确立，有着举足轻重的影响。

2. 以经典为判断是非的标准

唯经典是从，言必称岐黄、仲景的经学思维，造成了中医体系价值判断标准的扭曲，常常以《内经》《神农本草》和《伤寒论》等经典著作所论作为判断是非的标准，而不是以临床新鲜经验作为判断是非的标准，即以圣贤经典取代实践检验作为标准，要衡量判定一种理论或原则是否属于真理，必须回到古代的经典著作中去寻找是非答案。诚如扬雄《法言·吾子》所说："或曰：'人各是其所是，而非其所非，将谁使正之？'曰：'万物纷错则悬诸天，众言淆乱则折诸圣。'或曰：'恶睹乎圣而折诸？'曰：'在则人，亡则书，其统一也。'"

正由于此，中医医案、医话以及研究论文大多要引经据典，在经典中寻找论据，以证明其观点的正确性。如以酸味药治疗糖尿病，

---

[1] 王洪图. 黄帝内经研究大成［M］. 北京：北京出版社，1997：2609-2782.

[2] 聂惠民，王庆国，高飞. 伤寒论集解［M］. 北京：学苑出版社，2001：8.

最早是根据胰岛素与胃酸分泌之间的正向关系，以及糖尿病患者很少合并胃溃疡的现象，初步得出糖尿病与低胃酸同步的结论，进而推论用山萸肉、五味子等酸味药，有直接增加胃酸、改善胃肠道酸碱度、调节胃肠激素的功能。增加胃酸，可减少用于刺激胃酸分泌的胰岛素量，就等于增加用于降低血糖的胰岛素量。也就是说，以酸胜甘法的降糖机制是通过增加胃酸来实现的[1]。后来的学者则进而从中医经典寻找理论依据，从《素问·奇病论》“有病口甘者，病名为何？何以得之……此人必数食甘美而多肥也，肥者令人内热，甘者令人中满，故其气上溢，转为消渴”一段原文所论，推论甘浊内滞为糖尿病的症结所在；然后再从《素问·阴阳应象大论》所论五行相克关系时提到“酸胜甘”作为确立治法的依据，认为“酸胜甘”是根据五行生克的理论，酸能克甘，以酸味的药物来克制、消除体内的甘浊之邪；木能克土，通过治肝来恢复正常的肝克脾的生理关系，使肝的疏泄功能正常，扶助脾的运化功能。酸味药大多归肝经，有补肝肾、敛气、止泻、涩小便、涩精的作用，与糖尿病的病机比较贴切。故以五味子、山萸肉、金樱子、五倍子、乌梅、白芍等酸味药为主，辅以黄芪、山药、白术甘味药，共奏酸甘化阴、滋阴润燥、养肝健脾、益肾固摄之功。经临床验证，对糖尿病患者有一定的降血糖作用，对减轻和消除临床症状也有较好的疗

---

[1] 李寿森．以酸胜甘法治疗糖尿病的观察和探讨［J］．中医杂志，1992，33（11）：25–26.

效[1]。从以酸味药治疗糖尿病的认识过程来看，后者引经据典虽说深化了中医学术思想，但不无倒果为因之嫌，由此也很容易形成古已有之的自得心态。

再如《灵枢·本脏》说："是故血和则经脉流行，营复阴阳，筋骨劲强，关节清利矣；卫气和则分肉解利，皮肤调柔，腠理致密矣；志意和则精神专直，魂魄不散，悔怒不起，五脏不受邪矣；寒温和则六腑化谷，风痹不作，经脉通利，肢节得安矣。此人之常平也。"王庆其[2]从此段原文中领悟到《内经》关于健康的三条标准：一是人体功能活动正常，以血气运行和畅为标志；二是人的精神活动正常，即"志意和"；三是机体能适应外界的环境，即"寒温和"。概言之，健康的本质是"和"——气血和，心身和，天人和。并认为其与世界卫生组织关于健康的定义：躯体无异常，心理活动正常，能适应外界环境，有着异曲同工之妙，而一个"和"字，充分凸现了中国数千年传统文化的积淀，其内涵更加深刻、丰富。这里暂且不管这种解读的准确与否，假如没有了世界卫生组织对健康定义这一前提，那么从原文的字里行间还能领悟出来吗？

3. 以对经典的证明为主

经学思维作为一种权威导向的认知价值取向，往往使认知主体陷入了一种不敢稍有异想的虚妄的信仰情感之中，对圣人和经典的非理性的盲目崇拜，使人们只能做迷信圣人的奴仆和啃噬经典的蛀虫；加之采取一种"离经叛道""非圣者无法"的禁忌的方式或否

[1] 朱德增，周松华，谷丽敏．"酸胜甘"法治疗糖尿病[J]．中医杂志，1997，38（12）：725-726.

[2] 王庆其．沉浸浓郁，取精用宏：读经典、做临床的体会[J]．中国中医基础医学杂志，2009，15（5）：362-364.

定性的规范机制来实施对人的意识和行为的控制，以便维护圣人与经典的神圣和权威性，这导致的必然是人的创新思维的贫乏和批判反思能力的丧失。影响到中医研究领域，则表现为所有研究的出发点，都是要试图证明经典的正确性而不是质疑经典，研究工作的创新点只在于技术手段的不断翻新，而并没有催生新概念、新观点、新理论的产生。如对中医藏象经络、病因病机、运气学说、子午流注理论的研究等等，大多都是如此。以中医时间医学理论的研究为例，中医界的研究基本固守传统的理论与方法，或对文献加以梳理，或寻找个案加以证明，或采用现代科学技术方法寻找生物学指征加以验证，很少对传统理论所提出的时间节律及其推算方法等提出质疑，自然难以发现新的生命节律。因此，当现代时间生物学不断取得新的成果的时候，中医学还固守着传统的知识而无所创新；当空间流行病学利用地理信息系统和空间分析技术，描述和分析人群疾病、健康和卫生事件的空间分布特点及发展变化规律的时候，中医学还在试图运用干支甲子推算方法来预测气候的变化与人类疾病的流行情况，其反差之大显而易见。

## 第四节　对经学思维方法的评价

经学思维有着强烈的崇古、复古、泥古的特质，其中蕴含着对传统价值尊重的意义，造成了中国古代文化和精神文明的高度发展，积累了丰富的、无与伦比的文化典籍，对于承传先哲的思想起了积极的作用，而且在中国的历史上，许多新思想往往是在解释经典时借圣贤之口阐发而出，如郭象注《庄子》创立玄学新体系，康有为解《公羊传》发挥维新思想便是例证。从中医学的角度而言，中医经典作为医道的载体，至今仍然能够指导临床，有助于提高临床辨证能力和疗效，在应用中得到深化和创新，也能为科研立题提供切合中医实际的论据。这是经学思维所具有的积极的一面，但从总体上说，经学思维消极影响更大。

经学思维带有先天性的保守、封闭的特质，并随着历史的发展，其惰性作用愈益明显。首先，经学思维使人的思维活动趋于僵化。在我国古代先哲那里，尊重历史变成迷信历史，传统的有限权威变成绝对权威，经典的相对价值变成绝对价值。因此，经学思维在观念层面上必然会窒息人的创造力，导致思维功能的衰退或衰竭。其次，经学思维使学术活动和学术发展趋于停滞。经学思维所独有的信古、崇古、泥古性质，使学者固守在一个凝固不变的学术框架中，信守经典之语、圣人之教、先师之言，皓首穷经于经典的诠释，揣摩先哲们的“微言大义”和经典中的精蕴奥秘，制约了学术思想的自由发展，必然会导致学术思想的僵化。第三，经学思维以经典为判定一切理论是否属真理的最高标准，唯圣人之知才是“真知”，唯圣人之法才是“真法”，故“言必本于圣经，治必尊乎古法”，它强调只在经典框架下活动，竭力排斥非经典的新思想的输入，缺乏自我批判、自我否定的机制，一切在实践中有所突破的新观点与经验，要么被纳入旧有的轨道与经典同化，要么被体系拒纳于外。例如对于昼夜节律的认识，尽管早在《内经》中就有大量论述，并提出了阳气昼夜消长节律、营卫昼夜运行节律、气机昼夜升降节律、五脏昼夜主时节律、气血昼夜流注涨落节律等五种昼夜节律模式，但由于受经学思维的影响，总是唯经典是从，以“经世致用”为目标，历经二千余年而缺乏对“是什么”的本质追问以及逻辑分析等。近30年来，即或是利用现代科学技术对中医昼夜节律开展研究，目的也仅仅在于证实中医固有理论的正确性，为一种科学诠释而不完全是知识创新。由于过于崇拜经典，没有凝练出相应的科学问题，跨学科研究较少，缺乏创新性研究。因此，当2017年三位美国科学家因揭示“控制昼夜节律的分子机制”方面的突出贡献获得诺贝尔奖时，中医学人也只能望洋兴叹，感觉古已有之而已。

经学思维限制了思想自由的发展，束缚了创造性的思维，体现在中医学领域，就是特殊的医经注释现象，夸大医经的权威作用，将其作为教条来垂范后世医界；以医经的思想语言来印证自己观点的正统性、可靠性；于医经中寻找各种问题的圆满答案。如此把医学研究的对象由人体和疾病异化为“典籍”，研究目的从探讨疾病规律变成争符先贤原旨，导致理论脱离实际，甚至临床疗效也成了经典理论的诠注和阐释，对中医学术的发展起了严重的阻碍作用。中医界总是强调“在继承中发展”，而不愿说“在批判中进步”，无疑也与经学思维密切相关。

# 第七章　杂气之说

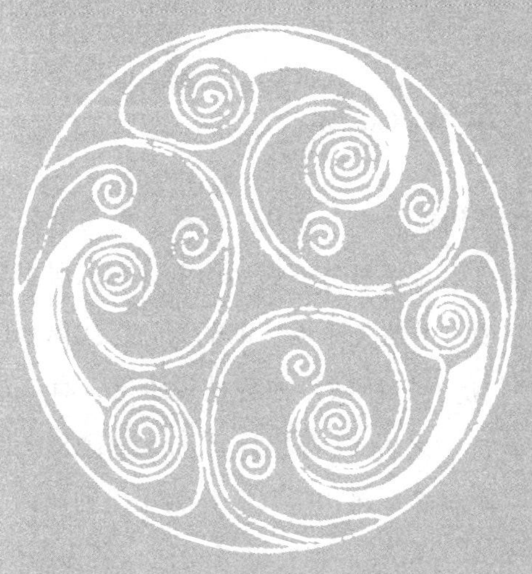

杂气学说是中医病因学说中独具特色的内容。杂气又称戾气、乖戾之气、疠气、疫气、异气等等，是导致急性传染病的一类病因。中医学对传染病病因的认识，无非六淫与杂气两种学说，而杂气学说的创立与衰落，在中医学术思想史上实有探讨的重要意义。

## 第一节 杂气说之源

在中医学的概念中，伤寒、温病、疫疠等相当于现代医学的传染病。中医学对传染病病因的认识，居主导地位的仍然是六淫学说。虽然关于疫疠的病因，汉代以来已有人认为由“疫气”“疠气”所致，如曹植说疫气，有“建安二十二年，疠气流行”之说（《曹集诠评》）。晋代葛洪的《肘后备急方》第一次明确地将“疠气”作为温病的病因提出来，指出：“其年岁中有疠气，兼夹鬼毒相注，名为温病。”并认识到此类疾病的传染性，故在提供一些预防方药的同时，指出“家人视病者，亦可先服取利，则不相染易也”。隋代巢元方在《诸病源候论》中将外感病分为伤寒、时气、温病、热病、疫疠五类，反复强调“乖戾之气”与疾病传染性的关系，如“时气病诸候”指出：“夫时气者，此皆因岁时不和，温凉失节，人感乖戾之气而生病者，多相染易。”温病乃“人感乖戾之气而生病，则病气转相染易，乃至灭门，延及外人”（《诸病源候论·温病诸候》），“疫疠病诸候”指出：“其病与时气、温热等病相类，皆由一岁之内，节气不和，寒暑乖候，或有暴风疾雨，雾露不散，则民多疾疫，病无长少，率皆相似，如有鬼疠之气，故云疫疠病。”唐代王冰补注的《素问》“七篇大论”及其后的“遗篇”中，对乖戾之气、毒气致疫已有明确记载，并认为疫病的发生与五运六气气候异常有一定的关系，故有金疫、木疫、水疫、火疫、土疫“五疫”及“五疠”之称，已经初步认识到疫疠的致病原因不同于一般的六淫之气，故有“五疫之至，皆相染易，无问大小，病状相似……正气存内，邪不可干，避其毒气”（《素问·刺法论》）的说法，特别强调了疫毒之气是其致病因素。金元时期，庞安时在《伤寒总病论》中不仅把热性病分为四时温病和时行温病两类，后者为感受四时“乖候之气”而病，且具有流行性，并指出：“天行之病，大则流毒天下，次则一方，次则一乡，此则偏着一家。”与现代所认识的流行病有暴发、大流行、小流行、散发等区别相似。

虽然上述论述说明当时人们对疫疠的病原已有一定的认识，但大多数情况下，还是将疫疠的流行归咎于气候的失常，并未摆脱异常气候致病说，加之宋、元时期医家们由于受当时哲学的影响，在病因方面，比较重视的是运气学说，以此来推算某年将有疾病流行，而对于杂气病因，反而没有予以重视，对杂气的本质更缺乏深刻认识，常与四时不正之气纠缠不清。

## 第二节　杂气说的创立

明代医家吴有性面对疫病流行十分猖獗的严酷现实，本着实事求是的精神，“静心穷理，格其所感之气，所入之门，所受之处，及其传变之体"(《温疫论·原序》),对传染病的病因病机进行悉心研究。在总结前人经验的基础上,通过细心观察、认真探讨、深入思考及严格实践之后,于1642年著成《温疫论》,创立了"杂气"学说,对传染病病因提出了伟大的创见。刘松峰高度评价说:"又可先生卓识伟论,真乃冠绝今古,独辟蚕丛,诚瘟疫门中字字金针,无可訾议。"(《温疫论类编·自序》)

## 一、杂气的概念

《温疫论》是我国第一部论述温疫病理论证治的专著,书中全面、深刻、系统地阐述了温疫的病因、发病条件、传染方式、病变趋势、临床表现、诊断方法、治疗大法和禁忌、选方用药等。他不满足于当时既成的传统理论,力图突破旧说,从本质上去认识、研究温疫病的因、机、证、治各个环节。在《温疫论·原序》开篇第一句话,即明确提出自己的观点:"夫温疫之为病,非风、非寒、非暑、非湿,乃天地间别有一种异气所感。"此"别有一种异气",吴有性又称之为杂气、戾气、疠气或疫气。杂气是导致疫病发生的原因,是存在于自然界中的一种特异性致病物质,在杂气中致病力量特别强的,又称为"疠气"(戾气)。如《温疫论·杂气论》所说:"疫气者亦杂气中之一,但有甚于他气,故为病颇重,因名之疠气。"他认为"杂气为病最多,然举世皆误认为六气"(《温疫论·杂气论》),故断然否定六淫可以引起疫病,在"原病"篇中,对"非其时有其气"而引起疫病发生的论点进行了批驳:"病疫之由,昔以为非其时有其气,春应温而反大寒，夏应热而反大凉，秋应凉而反大热，冬应寒而反大温，得非时之气，长幼之病相似以为疫。余论则不然。夫寒热温凉，乃四时之常，因风雨阴晴，稍为损益，假令秋热必多晴，春寒因多雨，较之亦天地之常事，未必多疫也。伤寒与中暑，感天地之常气，疫者，感天地之疠气。”在此，他从三个方面进行了剖析：一是寒热温凉受风雨阴晴的影响，稍有变化是其常事，而且温暖乃天地中和之气，能使万物发育，气血融合，不足为病（《温疫论·诸家瘟疫正误》）；二是有时气候正常，却仍有疫病流行则无法解释（《温疫论·伤寒例正误》）；三是从疾病的反应说来，二三月或八九月天气温凉，亦有病重者大热不止，失治而死的；五六月气候炎热，亦有病轻热微，不药而愈者（《温疫论·伤寒例正误》），不能简单对应。由此可见，杂气并不是气候变化所能导致，而是另外一种物质。为此，他反复强调，如在“伤寒例正误”中，他又说：“夫疫者，感天地之戾气也。戾气者，非寒、非暑、非暖、非凉，亦非四时交错之气，乃天地别有一种戾气。”并在“杂气论”篇中对宋、元以来的温疫运气病因说提出批评，指出：“刘河间作《原病式》，盖祖五运六气，百病皆原于风寒暑湿燥火，无出此六气为病者，实不知杂气为病，更多于六气。六气有限，现在可测；杂气无穷，茫然不可测。专务六气，不言杂气，岂能包括天下之病欤！”旗帜鲜明地表示，其病因学思想冲破了传统六气病因说的束缚。

既然杂气非风、非寒、非暑、非湿，亦非四时交错之气，那么，它是什么呢？虽然限于当时科学发展水平，吴有性本人也对无奈于此“气无形可求，无象可见，况无声复无臭”，“其来无时，其着无方”，他对“何能得睹得闻？人恶得而知是气？”（《温疫论·杂气论》）的情况也十分苦恼，但是他却非常明确地肯定“有是气则有是病”，“夫物者气之化也，气者物之变也，气即是物，物即是气”（《温疫论·论气所伤不同》），精辟地论述了气与物的关系，明确地指出了杂气的物质性，认识到杂气是一种用肉眼观察不到的微小物质。

杨栗山则将这种杂气又称为“毒气”，即《伤寒温疫条辨》所谓：“杂气者，非风，非寒，另为一种毒气。”对于古人为何会错把气候的变化作为疫病发生的主要原因，杨氏也进行了精辟的分析：“盖因来而不知，着而不觉，人惟向风、寒、暑、湿、燥、火所见六气求之，而不索之于无声、无形、不睹、不闻之中。”正因为杂气难知，而气候变化易感觉，而人们又观察到气候因素与疫病发生存在某些联系，所以就把气候的变化作为疫病发生的原因。应该说，温疫学说提出的“杂气致病”说比传统的“六淫致病说”更接近温疫病因的本质，有其先进性。

正因为杂气是物质性的，所以吴有性进一步提出：“知气可以制物，则知物之可以制气矣，夫物之可以制气者药物也。”设想杂气致病一定可以采用特效药针对病原来治疗。所谓“能知以物制气，一病只有一药之到病已，不烦君臣佐使品味加减之劳矣”。当然，限于当时的历史条件，吴氏不可能进行病原检测，也不可能进行病理检验与实验，而只能设想以物质性的邪为本，将攻下、发汗、化斑三者有形可见的治法作为祛邪治本之法，即“至于受无形杂气为病，莫知何物之能制矣。惟其不知何物之能制，故勉用汗、吐、下三法以决之。”（《温疫论·论气所伤不同》）由于“邪为本，热为标，结粪又其标也”，故清热、通便、退黄等也只是权宜治标的辅助方法而已，关键则在于尽早祛除病邪，所谓“大凡客邪贵乎早逐，乘人气血未乱，肌肉未消，津液未耗，病人不至危殆，投剂不至掣肘，愈后亦易平复，欲为万全之策者，不过知邪之所在，早拔去病根为要耳”（《温疫论·注意逐邪勿拘结粪》）。吴氏针对病原特效治疗的设想在当时虽未能完全实现，但在这一思想的指导下，温疫学派较为重视使用专方治疗疫病，如吴又可之用承气汤、余师愚之用清瘟败毒饮、杨栗山之用升降散等。温疫学派强调针对病原治疗的思想，无疑具有其积极的意义。可以说，在有多种抗生素问世，多种传染病的特效治疗已成为现实的今天，吴有性在17世纪中叶提出来的这一设想是十分具有超前意识的科学设想。

## 二、杂气的性质与致病特点

吴氏通过大量临床现象的观察，对杂气的性质和致病特点等进行了推测性的论述，而这些论述中的许多内容已得到了证实。

1. 优劣的差异性

吴氏认为天地间的杂气，种类繁多，也有优劣之分，他指出：“天地之杂气，种种不一，亦犹草木有野葛巴豆，星辰有罗计荧惑，昆虫有毒蛇猛兽，土石有雄硫硇信，万物各有善恶不等，是知杂气之毒亦然。”（《温疫论·杂气论》）某些杂气之所以致病，是由“杂气之毒”所致，“今感疫气者，乃天地之毒气”（《温疫论·应补诸症》）。从现代微生物学的观点来看，有些微生物对人体有益，有些微生物可以致病，这是已经被证实的问题。吴有性在当时不仅指出了杂气之毒可以导致疫病，同时还认识到杂气对人体也有善恶之分，这种对杂气性质的深刻认识，如没有长期悉心观察和丰富的实际临床经验是不可能的。

2. 种属的选择性

杂气虽然可以致病，但一种杂气是否对人和动物都具有致病作用？吴氏通过长期的实践观察与深刻分析，认为杂气致病有其一定的种属选择性，他指出："至于无形之气，偏中于动物者，如牛瘟、羊瘟、鸡瘟、鸭瘟，岂当人疫而已哉？然牛病而羊不病，鸡病而鸭不病，人病而禽兽不病，究其所伤不同，因其气各异也。"（《温疫论·论气所伤不同》）这种认识与近代所称的"种属感受性"或"种属免疫性"颇相吻合。

3. 致病的特异性

杂气是一类致病因素，吴有性认为感受一种杂气只能专发一种疫病，所谓"有是气则有是病"（《温疫论·论气所伤不同》），"杂气为病，一气自成一病"（《温疫论·知一》），"众人有触之者，各随其气而为诸病……杂气为病也，为病种种，是知气之不一也"（《温疫论·杂气论》）。如大头瘟之头面焮肿，虾蟆瘟之寒热喉痛、颈大音哑，瓜瓤瘟之胸高、呕血，疙瘩瘟之发瘿核等等不同病症，皆为不同杂气所导致。同时，他不受传统的五行学说内外相应理论的约束，从临床实际出发创造性地提出杂气致病具有脏腑经络的特异定位性，即《温疫论·杂气论》所说："盖当其时，适有某气专入某脏腑经络，专发为某病。"因而如感受的杂气相同，在发病后所影响的脏腑经络也相同，出现的症状就大致相同，即"众人之病相同"。近代微生物学研究证明，当病原体侵入人体后，往往有选择地侵犯某些脏器组织而产生特定的病变，这就是所谓的病原体的特异性定位，如脑炎病毒容易侵犯高级神经系统，伤寒杆菌容易侵犯肠道组织等等，证实了吴有性设想的科学性。吴氏在当时能发现杂气的这一致病特点，在传染病学的发展史上是有其重要地位的。

4. 广泛的传染性

传染性是杂气最重要的特性，吴氏用流行病学的观点深入地论述了杂气这一特性。首先，他提出了“邪从口鼻而入”的发病途径，明确指出杂气是通过呼吸道或消化道而侵犯人体的。这一观点突破了传统认为外邪都是通过皮毛而入的理论，不仅更符合实际，而且也更便于运用这一理论解释许多温疫病在初起时出现肺或胃肠症状的机理，并为其后叶天士《温热论》中提出“温邪上受，首先犯肺”打下了基础。他还进一步指出感邪的方式，“有天受，有传染”。所谓天受，是指通过自然环境传播；所谓传染，是指通过与患者接触传播。而此二者之间，只存在传播方式上的不同，“所感虽殊，其病则一”（《温疫论·原病》），只要感染的是同一种杂气，不论是“天受”，还是“传染”，所产生的疫病是相同的。其次，他指出了传染性的强弱和流行规模，与杂气的盛衰有密切关系：“其年疫气盛行，所患者重，最能传染，即童辈皆知言其疫。至于微疫，似觉无有，盖毒气所钟有厚薄也。”（《温疫论·论气盛衰》）明确提出了杂气毒力的强弱是决定流行规模的关键。其三，吴氏对疫病的大流行与散发性有清晰的认识，他认为由于杂气“在岁运有多寡，在方隅有厚薄，在四时有盛衰”（《温疫论·原病》），故其致病可能有不同程度的流行情况，或“其年疫气盛行”，或“其年疫气衰少”，或“疫气不行之年，微疫亦有”。在疫气盛行的情况下，“此气之来，无论老少强弱，触之者即病”，“延门阖户，众人相同”，这显然是疫病的大流行；在疫气衰少或微疫的情况下，“里闾所患者不过几人”，或“村落中偶有一二人所患”，但是“脉证与盛行之年所患之证，纤悉相同，至于用药取效，毫无差别”(《温疫论·论气盛衰》)，此则属于散发流行。其四，阐述了疫病流行有地区性和时间性的不同，“或发于城市，或发于村落，他处安然无有，是知气之所着无方也”，说明杂气致病是有地区性的。虽然杂气“在四时有盛衰”，但“不可以年岁四时为拘，盖非五运六气所能定者”《温疫论·杂气论》，说明杂气致病确有时间季节性，但并不是机械的，固定不变的，不能事先用五运六气来进行推算。

此外，吴氏在论述杂气传染性的同时，还进一步指出了人体正气盛衰与人们的易感性也存在着密切的关系，强调“本气充满，邪不易入；本气适逢亏欠，呼吸之间外邪因而乘之”，“若其年气来之厉，不论强弱，正气稍衰者，触之即病，则又不拘于此矣”(《温疫论·原病》)，从邪正两方面论述了传染源与易感性两者的相互关系，科学地反映了他对疫病传染性与流行性的深刻认识。

5. 表现的多样性

吴有性通过临床对疾病的细致观察与总结，首先，他认识到杂气是多样性的，“杂气无穷，茫然不可测”，感染不同的杂气，乃“各随其气而为诸病焉”，“或时众人发颐，或时众人头面浮肿，俗名为大头瘟是也；或时众人咽痛，或时音哑，俗名为虾蟆瘟是也；或时众人疟痢，或为痹气，或为痘疮，或为斑疹，或为疮疥疔肿；或时众人目赤肿痛，或时众人呕血暴亡，俗名为瓜瓤瘟、探头瘟是也；或时众人瘿核，俗名为疙瘩瘟是也。为病种种，难以枚举”(《温疫论·杂气论》)。其次，他认为虽然“杂气为病，一气自成一病”，但“每病各又因人而变”，“因其气血虚实之不同，脏腑禀赋之各异，更兼感重感轻之别，考其证候，各自不同，至论受邪则一也，及邪尽诸证如失”(《温疫论·知一》)。其三，如上所述，杂气的毒力在一年内不同季节、不同年份、不同地域也不是一成不变的，可呈现一定的变化。其四，杂气致病急重，变化多端。“缓者朝发夕死，急者顷刻而亡”(《温疫论·杂气论》)，故告诫医者“此一日之间，而有三变……因其毒甚，传变亦速”(《温疫论·急证急攻》)。

特别要指出的是，吴氏所说的杂气并不是专指疫病的病因。他提出，在内、外科疾病中也有许多病是因杂气引起的，如疔疮、发背、痈疽、流注、流火、丹毒、痘疹、吐泻、疟、痢等。他说：“疔疮、发背、痈疽、流注、流火、丹毒，与夫发斑、痘疹之类，以为诸痛痒疮皆属心火……实非火也，亦杂气之所为耳。”(《温疫论·杂气论》）这一方面是因为吴氏已意识到这些疾病与疫病的某些本质有相似之处，所以推断其病因也必然有相似之处；另一方面是因为对这些疾病的病因，如用传统的六淫理论来解释有一定的困难，而用杂气学说来解释较有说服力。由此可见，吴氏所说的杂气揭示了传染性疾病和感染性疾病在病因上的一致性，实质上也就是现代认识到的，这些疾病都是由病原微生物引起的。其中把外科化脓感染性疾患病因与杂气联系起来，这种认识是十分了不起的，在防治此类疾患方面，具有很积极的意义。在欧洲第一次认识到伤口化脓和内科传染病同样是由微生物引起的是英国著名外科学家李斯特，然而那是 1867 年的事，比吴氏晚了 200 多年。

6. 发病的潜伏性

吴氏又提出了杂气在侵犯人体后，往往并不立即发病，而要经过一段时间，在一定的条件下才发病，即“时疫感久而后发”（《温疫论·辨明伤寒时疫》）的观点。如《温疫论·原病》所说：“邪不胜正，未能顿发，或遇饥饱劳碌，忧思气怒，正气被伤，邪气始得张溢，营卫运行之机，乃为之阻，吾身之阳气因而屈曲，故为热。”这与传统所说的“伏邪”概念并不相同。伏邪学说认为病邪侵犯人体后，可伏于体内待到另一个季节再发病，其病邪的性质还可以发生变化，如寒邪转化为温邪等。他对传统的伏邪学说持鲜明的否定态度，在《温疫论·伤寒例正误》中批评指出：“今冬时严寒所伤，非细事也，反能藏伏过时而发耶？更问何等中而即病？何等中而不即病？……且言寒毒藏于肌肤之间，肌为肌表，肤为皮之浅者，其间一毫一窍，无非营卫经行所摄之地，即感冒些小风寒，尚不能稽留，当即为病，何况受严寒杀厉之气，且感于皮肤最浅之处，反能容隐者耶？以此推之，必无是事矣。”可见吴氏是反对伏邪学说的。而吴氏所说的“感久而后发”，是指杂气侵袭人体后要经过一段时间后才发病，与现代的“潜伏期”概念相类似。

吴氏认为杂气多先伏于膜原，再从膜原发病。所谓“邪从口鼻而入，则其所客，内不在脏腑，外不在经络，舍于夹脊之内，去表不远，附近于胃，乃表里之分界，是为半表半里，即《针经》所谓横连膜原是也”（《温疫论·原病》）。这是他在当时自然科学条件限制下，根据症状，对疫邪潜伏部位所作的一种假设。后世温病家多宗其说，如叶天士论温热说：“口鼻吸入热秽，肺先受邪，气痹不主宣通，其邪热由中及于膜原，散布营卫，遂为寒热。既为邪踞，自然痞闷不饥……留连不已，热蒸形消，所谓病伤渐至于损而后已。”（《临证指南医案·温热》）又论湿热病说：“时令湿热之气，触自口鼻，由膜原以走中道，遂致清肃不行，不饥不食。”（《临证指南医案·湿》）同样，薛生白论说：“湿热证，寒热如疟，湿热阻遏膜原”，“以膜原为阳明之半表半里，湿热阻遏，则营卫气争，虽如疟，不得与疟同治，故仿又可达原饮之例。”（《湿热病篇》）可见吴有性的邪伏膜原说，对其后温病学说的学术影响之大。

从以上温疫学说对温疫病因性质及其致病特点的论述来看，虽然限于当时的历史条件，主要是建立在推论的基础上，尚缺乏实验的证实，但与现代医学对病原微生物的认识有许多吻合之处，是极为宝贵的。然清代温病学派的发展，从治疗学的角度来看，叶天士、吴鞠通所创立的卫气营血辨证法、三焦辨证法，在临床实用中确有超出吴有性表里分传辨证法的高明之处，更适宜于临床运用。但从病因学的角度来看，则又向传统六淫理论复归。自叶天士开始，即将温病的病因定为“温邪”，他在《外感温热篇》中指出：“温邪上受，首先犯肺，逆传心包。”吴鞠通也强调温病为“罹温邪”而为病，故“温病者，有风温，有温热，有温疫，有温毒，有暑温，有湿温，有秋燥，有冬温，有温疟”，其发病则与四时气候密切相关，“风温者，初春阳气始开，厥阴行令，风夹温也。温热者，春末夏初，阳气弛张，温盛为热也。温疫者，厉气流行，多兼秽浊，家家如是，若役使然也。温毒者，诸温夹毒，秽浊太甚也。暑温者，正夏之时，暑病之偏于热者也。湿温者，长夏初秋，湿中生热，即暑病之偏于湿者也。秋燥者，秋金燥烈之气也。冬温者，冬应寒而反温，阳不潜藏，民病温也。温疟者，阴气先伤，又因于暑，阳气独发也”（《温病条辨·上焦篇》）。虽然言及“厉气”，也只是在温疫一病中一带而过，而对于吴有性关于杂气的不同种类、杂气侵入人体的特异性定位、特效药物的寻找等设想，并没有进行再深入的研究，甚至于有些医家对吴氏之说还加以批判，如清代保守派陈念祖曾攻击吴氏“创异说以欺人”，这就使得温病的病因学又回复到风、温、暑、热、湿等六淫致病的旧有思维模式上，温病学仍是以阴阳五行学说为基本理论架构，以辨证论治为实践原则，认识疾病的方法仍旧采取有限的被动观察和直觉式的经验总结。由此则引发了现代学者对杂气学说的产生、湮灭现象进行深刻的反思。

## 第三节　对杂气说的评述

从医学史的角度而言，自1675年列文虎克使用显微镜以后，人类的视觉进入了被列文虎克称为“小动物”的微生物世界。但到了18世纪，人们才提出从某些不能看见的微小生物中探索传染病的病因，19世纪下半叶巴斯德和科赫的工作标志着科学的细菌学开始创立，其中1850年人类发现了炭疽杆菌，1873年科赫开始研究炭疽杆菌，1880年巴斯德确信炭疽杆菌是引起炭疽病的唯一原因，由此揭开了病原微生物学的新世纪。正如意大利著名医学史家卡斯蒂廖尼[1]所说：“细菌学的飞速发展带来了医学思想上的革命。这种革命不仅体

[1] 阿尔图罗·卡斯蒂廖尼．医学史（中）[M]．南京：译林出版社，2014：867.

现在疾病概念特别是传染病概念上，更重要的是它影响了整个医学方法论。”而如上所述，吴有性创造性地提出了温疫是由不同于六淫外感病因的杂气所致，感染途径由“口鼻而入”，特定的杂气可以引起相应的疾病，治疗上应采用针对性较强的方药以“逐邪”。这种自成体系的杂气学说，超越了传统的六淫致病模式，发前人所未发，揭示了传染病的诸多规律，预测到了致病微生物的客观存在，对传染病病因的研究思路与现代实验医学有着惊人的相似之处。这些成果，应该说在没有显微镜的条件下，已经达到了科学发现的最高限度。由于他不自觉地摆脱了有机自然观，具有了朦胧的“白箱化”要求，初步悟出感觉比经典更可靠，而被认为“已经踩着了近代医学的门槛”[1]。甚至有学者认为：“他的学说已包含了科学革命的胚胎。如果他能有一台显微镜，他就足以能成为中国的列文虎克和巴斯德。”[2]邓铁涛教授[3]也指出：“可惜我国当时没有显微镜的发明，不能发展成细菌学说。”人们在对吴氏的研究成果钦佩、赞叹的同时，又对其理论的被排斥、改造、埋没深感惋惜，由此也引发了类似于“李约瑟难题”的吴有性“杂气学说”何以未能发展为病原微生物学的讨论。

## 一、杂气学说自身的缺陷

任何杰出的人物，任何超脱的思想，总是一定时代的产物，与

---

［1］ 聂广．杂气学说能够发展成为现代微生物学吗［J］．医学与哲学，1989（6）：36–38.

［2］ 常存库．中医体系为什么不接受他们的成就：吴有性与王清任的历史命运［J］．医学与哲学，1988（8）：14–16.

［3］ 邓铁涛．邓铁涛医学文集［M］．北京：人民卫生出版社，2001：224.

其身后的文化背景休戚相关。吴有性虽然在与温疫做斗争的长期临床过程中，总结了许多杂气致病的特点和规律，但从方法学上并没有跳出“六淫外感说”的朴素“本体论”模式，因为杂气毕竟是“直观合理外推”的产物，他没有想到要去证实自己的想法，也不知道该怎么证实。表现出一种“言其所当然，而不复强求其所以然”的东方传统的思维方式。其次，同绝大多数古代医籍相似，《温疫论》中没有逻辑型结构体系，除“原病”“杂气论”“论气盛衰”“论气所伤不同”等极少数篇章中，以一种夹叙夹议的手法阐述自己的理论见解外，其余 90% 以上的篇幅均是临床用药的经验体会。由于传统文化的“重用轻理”倾向和形式逻辑的欠缺，杂气学说要发展成为现代微生物学，有着难以逾越的巨大屏障：其一是概念不清，没有严格定义和划分的意识。其二是理性程度低，缺少必要的科学抽象，仅采用夹叙夹议方式，用具体的事例代替理论陈述以及事物规律的抽象。其三是可控实验的无知，不能实现对理论的鉴别和清晰作用[1]。

从理论对于临床的指导作用而言，吴氏也曾谋求“一病只有一药之到病已”（《温疫论·论气所伤不同》）的特效治疗方法，但在当时缺乏病原微生物学、免疫学、药理学等基础学科支持的历史条件下，没有也不可能形成与杂气病因学说相配套的临床辨治体系，也是杂气学说难以发展的重要因素。众所周知，辨证求因、审因论治是中医针对病因治疗疾病的关键，包括温邪在内的六淫学说之所以被广泛应用，不断发

[1] 聂广．中医感悟录［M］．北京：中国医药科技出版社，2006：89.

展的重要因素即在于此。六淫学说通过援物比类的方法，从理论上过渡到根据临床证候表现，并由之区分证型，确定治法，选择方药。因此六淫病因贯穿于认识和处理温病的全过程，其意义不仅在于探知温病的致病原因，重要的是说明其病理演变的规律，对辨证论治有着无可取代的指导价值。杂气学说只侧重于揭示温疫的流行性与传染性，对引起温疫病的杂气属性与辨证论治的关系未能阐明，无法与病机、证候治法、方药等贯通，故而未能形成一套完整的诊治体系，其对杂气许多性质的认识尚不能直接指导临床的立法用药。所以在实际应用中，仍然要辨明杂气的“六淫”性质，据此才能进行治疗。无疑，对温疫病因的性质，主要是根据温疫发病后的临床表现，再根据六淫性质进行分析而得来的。例如，在《温疫论》中所论及的疫病，初起表现为湿热秽浊之邪伏于膜原的症状，所以确定其病因为湿热秽浊；在《疫疹一得》中所论及疾病的症状表现符合暑邪的致病特点，所以确定其病因是暑热。可见，在临床上，辨别杂气的六淫性质仍是不可缺少的一环。也正由于此，当叶天士的温邪学说提出后，杂气学说地位也逐渐被削弱。如王孟英编著《温热经纬》是以“轩岐仲景之文为经，以叶薛诸家之辨为纬”，而未收载《温疫论》；吴鞠通以叶氏《临证指南医案》为主要内容著成《温病条辨》，在肯定吴有性对温病学贡献的基础上，同时对其也进行了批评，如《温病条辨自序》中所说：“检校《四库全书》，得明季吴又可瘟疫论，观其议论宏阔，实有发前人所未发，遂专心学步焉。细察其法，亦不免支离驳杂，大抵功过两不相掩，盖用心良苦，而学术未精也。”即便被后世视为温疫学派的清代医家余师愚也未继承杂气病因学说，而认为“温疫乃运气之淫热，内入于胃，敷布于十二经所致”。

## 二、传统中医理论的排异

从方法论的角度而言，也可以说吴有性不自觉地运用了基于原子论哲学观的还原分析的方法，此与传统中医理论所使用的基于元气论哲学观的系统综合方法形成鲜明的对比。因此，造成了传统中医理论对杂气病因学说的排异，使后者难以融入中医理论体系框架之中。

朱亚宗[1]曾从数理方法内在结构的中西比较中，探讨西方近代科学所以能超越中国传统科学的原因认为："从数理科学方法层面上看，导致中国近代科技落后与西方科学崛起的，决不仅仅是因为欧几里得几何学中的形式逻辑方法。事实上，在西方近代科学发展的过程中，近代科学的先驱们运用了一系列的数理科学方法。可以说，导致西方近代科学产生的必要条件是有一个完整的数理科学方法结构，而这种结构主要又由三种互相密切联系的具体数理方法组成：实体模型方法、唯象计算方法与形式演绎方法。若以中国传统科学方法与西方科学方法比较，则中国传统数理方法结构中缺失的环节，不仅仅是爱因斯坦指出的形式演绎方法，而且还包括实体模型方法。""这一数理科学方法体系是西方近代科学获得成功的重要基石，没有这一套完整的数理科学方法体系，近代科学就不可能创立。这一方法体系，也可成为理解中国传

[1] 朱亚宗．中西数理方法与"李约瑟难题"［J］// 李约瑟研究［M］．上海：上海科学普及出版社，2000：42，46.

统科学何以未能实现近代化飞跃的思想钥匙。”金观涛等[1]认为科学理论、实验和技术三足鼎立，形成互相独立又互相促进的结构，是科学技术加速发展的内在条件。西方是构造性的自然观，逐步形成了科学理论与受控实验、科学与开发性技术体系相互促进的循环加速机制。中国是伦理中心主义的有机自然观，不进行受控实验，大一统型技术不形成开发性技术体系，因而不能形成近代科学加速发展的机制。林文照[2]认为近代科学没有在中国产生的原因，除封建专制制度的束缚、封建经济结构和经济政策的阻碍外，还与中国传统科学的内在缺陷有关，即重实用，轻理论，思辨性思维，用元气和阴阳学说来解释一切，缺乏严格的逻辑推理，缺乏科学实验精神，格物学说背离实践方向。上述对李约瑟难题的解答，无疑也有助于我们理解中医传统理论与杂气学说的关系。

中西医学分别采用了唯象与实体两种不同的模型方法，两者的主要区别在于：实体模型方法主要从对象的形态结构与物质基础方面去认识和把握对象，从根本上看，实体模型应该是客观的、可实证的，并尽可能地与对象逼近。而唯象模型方法主要是从对象的功能表象出发，来推测和把握对象的，因此，唯象模型不一定都具有客观性，其中可以包括一些非实在的结构。中医理论的建构借用了

---

[1] 金观涛，樊洪业，刘青峰．文化背景与科学技术结构的演变［J］// 中国科学院《自然辩证法通讯》杂志社．科学传统与文化：中国近代科学落后的原因［M］．西安：陕西科学技术出版社，1983：1-81.

[2] 林文照．论近代科学没有在中国产生的原因［M］// 中国科学院《自然辩证法通讯》杂志社．科学传统与文化：中国近代科学落后的原因［M］．西安：陕西科学技术出版社，1983：82-105.

当时流行的元气论和阴阳五行哲学思想及其提供的理论模型，而元气、阴阳五行等概念不是从实体上来认识事物的，主要是从功能属性的角度来把握对象的。因此，从某种意义上可以说，气、阴阳五行是一种认识事物的唯象模型。在此基础上建立的六淫病因等也是一种区别于实体结构模型的唯象功能模型，它并不是指风、火、暑、湿、燥、寒六种物质实体，而是从人体的证象中反推出的六种功能模型。中医对病因的认识主要是通过“审证求因”进而“审因论治”，病因理论是以“证”为中心反向演绎泛化出来的，实际上并没有自己独立的地位。“六淫”之邪在患病机体中并不是真实存在的，所谓感受六淫致病只是在症状与六淫特点之间做的一种现象比附，没有证就没有因，辨证是求因的必要前提。可见，前人建立温病病因学说主要是以临床证候为依据的，即根据温病初起临床表现的不同，结合气候等其他因素来推断其病因的差异。换言之，临床上对不同温病病因的认识，也只能是主要根据发病初起的证候差异来推论。钱天来的“受本难知，发则可辨，因发知受”之论，可谓对中医温病病因学说的立论基础和认识方法的精辟归纳。总之，“辨证求因”既是建立病因理论的基础，又是临床认识病因的方法，它与现代病原生物学以实验观察为立论基础和认识方法截然有别。近代西医产生的医学方法结构是实体模型方法、解剖实验方法（及与计量方法的结合）与形式逻辑方法。实体模型方法是近代西医发展的一个重要基础，在某种意义上可以说，没有关于人体形态结构的实体模型，就不可能出现系统的人体实验研究方法，当然也不会有在科学实验基础上，用形式演绎方法构建近代医学理论体系。而吴有性的杂气病因说，试图寻找导致疾病的各种不同物质实体，在方法论上需要实体模型方法、解剖实验方法及形式逻辑方法的支持。正由于这两种研究方法及其相关的基础理论之间存在着内在的本质矛盾，导致两种不同理论体系的难以通约，所以杂气病因学遭到传统中医理论体系的排斥也就不难理解了。

## 三、社会科学技术水平的限制

从社会科学技术发展的水平来说，由于文艺复兴运动，西欧各国“在中世纪的黑夜之后，科学以意想不到的力量一下子重新兴起，并且以神奇的速度发展起来”（恩格斯《自然辩证法·导论》）。杂气学说提出 40 余年后，列文虎克用显微镜发现了霉菌，之后实验科学突飞猛进，微生物学在此基础上逐渐创立和完善起来，细菌学、免疫学、无菌外科、抗生素等也随之诞生，整个医学领域发生了深刻的革命。由此可见，病原微生物学的创立离不开相关科学技术的支撑与科学实验方法的引进。但《温疫论》问世 2 年后，我国历史朝代发生变更，公元 1644 年建立起封建专制统治的清王朝。同时，欧美资本主义在十八世纪以后高度发展起来，向外扩展掠夺，寻找殖民地。人口众多、以小农经济为主的中国成为列强垂涎的重要对象。而清朝则拼命采取闭关自守，以维护自己的统治。对内高压复古，严重束缚生产力的发展，人民生活穷困不堪，知识分子受禁，科学研究仍然停滞在直观和经验的水平；对外闭关自守，隔绝了中外文化的交流，西方新的科技难以进入。加之执政者对政治、思想、文化上的专制日益强化乃至走向极端，严酷的思想栓梏，僵化了文化、学术的氛围。这一时期科举制度更加完备，以八股取士，维护儒家正统。而医学等科学知识技术，则被视为“奇技淫巧”“小道”而加以限制与打击，使中国的科学技术更加滞后。故而杂气学说缺乏科学的空气、阳光及土壤而无法生长。尽管吴有性提出了非常可贵的杂气假说，但因社会科学技术水平的限制，没有现代实验科学相辅助一起向前发展，最终也落得被兼并和夭折的结果。

## 四、固有治学方法与环境的影响

从封建思想的束缚来看，自董仲舒倡导“独尊儒术，罢黜百家”以后，儒家的“贤人作风”和“学而不述，信而好古”之说泛滥成灾。封建统治者所希望的“天不变道亦不变”的正统思想也直接影响科学技术的发展，特别是在清代封闭、崇古、内省、求同的文化环境下，考据之风盛起，医界也兴起了尊经崇古的思潮，“言必本于圣经，治必尊乎古法”，人们不是面向实际，提出问题，发展学说，而是有不少医家学者致力于文献整理工作，埋头故纸，研究文本，一时成为医界时尚，出现了大批医经的校正、诠释、辑佚、发挥等文献整理著作以及医学全书、类书、丛书。这种崇古尊经，因循守旧的思想与研究方法，与现代科学强调突破传统的观念大相径庭，一方面导致中医研究对象从人体向典籍的异化，从而阻断了事实对理论的反馈，使中医理论丧失了继续前进的经验基础，歪曲了中医理论研究的发展方向，并使中医理论玄虚化；另一方面，即或有如吴有性面对临床客观实际，标新立异，创杂气学说以突破传统六淫致病模式，包含着科学革命的胚胎。但崇古尊经的价值取向，则将这种“独出心裁，并未引古经一语”的创新视为“非圣无法”“创异说以欺人”。这种文化土壤和医学环境，非但不能营养助长吴氏的科学意识，反而使杂气学说被转化成为维护传统的思维定式，即从《内经》《伤寒论》中为其寻找近似的理论依据，以使其重新归入传统的中医理论范式之中。如温疫学派的杨栗山、余师愚等医家将杂气改头换面，复归于六淫病因之中，“疫即曰毒，其为火者名焉”，杂气学说被改造成为可以接受的“正宗”。清代叶、薛、吴、王四大温病学家的著作全都从传统经典中找到了理论依据。叶天士提出的温邪病因学说，实质上是《内经》六淫的具体运用和深化。吴有性独出心裁创立的新说，只能遭到扬弃。

从医学所处的社会环境来看，明清两朝，医生的社会地位不断下降，清朝对医学的歧视态度某方面更甚于明代，如曾下令：“太医院针灸一科，着永远停止。”使针灸疗法的发展受到一定程度的阻碍；清江西巡抚裴率度曾上疏：“医卜星相，往往假其术以惑民，虽非邪教，亦当以时严惩。”而当时的雍正皇帝竟“深嘉之”[1]。社会上一些达官贵人也“肆其骄慢之气，役医如吏，藐医如工，家有病人，遂促其调治，并以生死之权责成之”[2]，业医者得不到社会尊重，医者本人及其家人皆以行医为卑，更耻于以医为名。如清代医学家薛雪，擅长治湿热病，撰有《湿热条辨》等医书，对温病学的发展有不小贡献。然而当薛雪辞世后，其孙撰写墓志铭，概述乃祖生平，竟“无一字及医”，反而将他置于理学之流。文学大师袁枚读

[1] 赵尔巽.清史稿[M].北京：中华书局，1977：10313.

[2] 段逸山，孙文钟.新编医古文[M].上海：上海中医药大学出版社，1998：177.

后大为愤慨，认为这是“甘舍神奇以就臭腐”，并为此专门撰文予以批驳。如此的医学社会环境，难以造就优秀的医学人才，自然更难促生医学思想的变革。

另外，也有人认为，历史环境因素的变迁也是温疫学说蜕变的因素之一。正如雷少逸《时病论》中所说：“又可著书，正崇祯离乱之凶年；鞠通立论，际乾嘉升平之盛世。一为瘟疫，一为温热，时不同而病亦异。由是观之，温病之书，不能治疗瘟疫；瘟疫之书，不能治疗温病。”吴有性身处明末崇祯年间，连年水旱天灾，凶荒交迫、处处瘟疫，其疫病的病原性质不同于清代以后时代和环境中所发生的温热病，由于每个医家所处时代不同，环境各异，个人医学经历也有限，不可能见到各种各样的瘟疫病，因之其体验认识不同，从而创建的学说也不同[1]。

过去的已经成为历史，历史反衬着现实。反思吴有性杂气病因说的沉浮，对于中医学的现代发展，无疑有着重要的借鉴意义。即直面临床实际，抓住经验事实，更新科学观念，鼓励创新意识，借用现代手段，促进理论革命，将是中医学术发展的必由之路。

---

[1] 周益新，张芙蓉．吴又可之后温疫学说的蜕变 [N]. 中国中医药报，2006-05-29（005）.

# 第八章 辨证论治

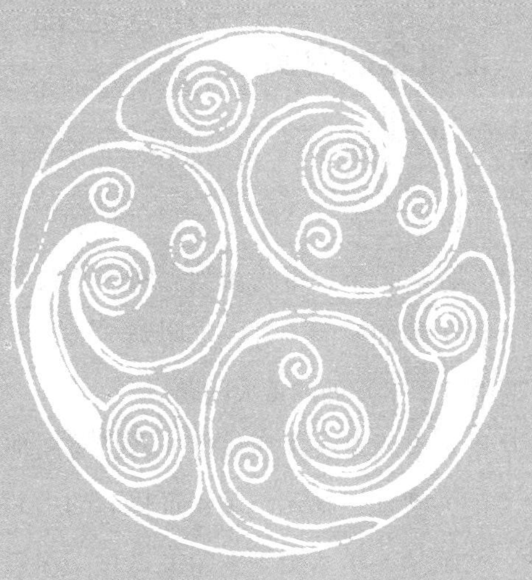

自从辨证论治作为现代中医学固定术语提出到现在，围绕其中的核心概念“证”的争议从未停息，涉及“证”的名称称谓、内涵与外延、形成因素、病证关系乃至辨证论治本身的称谓等诸多问题。

## 第一节　证概念的内涵

自 1955 年任应秋先生[1]将辨证论治作为现代中医学固定术语提出并加以论证至今，有关“证”“证候”概念的争议几乎从未停息，近年来争议更为激烈。回顾有关学术争鸣的基本概况，分析争鸣的原因，进一步明确“证”概念的内涵与外延，可谓中医学术发展的重大问题。

内涵是指对事物对象本质属性或者特有属性的反映，通常采用定义的方法加以揭示。关于证概念的内涵，当代学者从文字学、文献学、学术史等多角度进行了探讨，提出了各自不同的看法，有关“证”“证候”的定义多达 30 余种，归纳起来可分为以下五个方面。

### 一、证与证候为疾病阶段本质说

证，即证候，是对疾病过程中一定阶段的病位、病因、病性、病势及机体抗病能力的强弱等本质的概括。这是目前

[1] 任应秋. 中医的辨证论治的体系[J]. 中医杂志，1955（4）：19–21.

被普遍认可的对证概念的理解和认识，被1～9版高校教材和许多专著所采用。如孙广仁[1]主编的《中医基础理论》教材即说："证，即证候……证候是病机的外在反映，病机是证候的内在本质。"王天芳[2]主编的《中医辨证论治学》说："证，又称证候……是对疾病发展过程中某一阶段的病因、病位、病性及病势等所做的概括，表现为一组具有内在联系的症状和体征。"邓铁涛等[3]认为证候是疾病发生和演变过程中某阶段以及患者个体当时所处特定内外环境本质的反映，它以相应的症（包括病人自觉症状以及望、闻、切诊所得之体征，中医通称之为症状）、舌、脉、形、色、神表现出来，能够不同程度地揭示病因、病位、病性、邪正盛衰、病势等病机内容，为论治提供依据。因此，证候不仅是中医的疾病模型，也是中医学特有的诊断概念。韦黎[4]认为证候是通过望、闻、问、切四诊所获知的疾病过程中表现在整体层次上的机体反应状态及其运动、变化，简称证或者候。徐云生[5]认为证是指证候，是人体在疾病状态下某一时刻发出的信息总和。郭蕾等[6]采用系统科学"状态"的概念对中医学证候概念的内涵进行诠释，提出证候是人体生理病理反应状态。近年来受到广泛关注的证候要素的研究，基本上也持此观点。

---

[1] 孙广仁.中医基础理论[M].北京：中国中医药出版社，2002：19.

[2] 王天芳.中医辨证论治学基础[M].北京：中国中医药出版社，2016：1.

[3] 邓铁涛.中医证候规范[M].广州：广东科技出版社，1990：1.

[4] 韦黎.證、证、症、候的沿革和证候定义的研究[J].中国医药学报，1996，11（2）：4-9.

[5] 徐云生.从中医症、证、病的概念谈辨证与辨病的关系[J].医学与哲学，2005，26（1）：65-66.

[6] 郭蕾，乔之龙.证候概念的状态内涵诠释[J].中华中医药杂志，2015，30（4）：1086-1088.

## 二、证为临床证据说

秦伯未[1]明确将“证”解释为“证据、现象”，他指出辨证论治的意义：辨是分辨、鉴别，证是证据、现象，论是讨论、考虑，治是治法，就是治疗的方针。其后一版教材也沿袭了该说，指出：“辨证，就是综合病人所出现的各种症状，以及一切与疾病有关的因素加以分析，来探求病变的性质、所在和机转从而了解疾病的本质，作为施治的准则。”[2]方药中[3]也认为中医学所谓的“证”，就是判断疾病性质的各种证据。凡是与疾病有关的各种因素，例如患者年龄、性别、平素健康状况、直接病因、发病季节、气候、时间、地域、临床表现、病程、治疗情况等等，均属于中医学中“证”的范围。综合分析上述有关的各种证据，对不同患者的疾病，做出不同的相应判断，这就是“辨证”。根据“辨证”的结果，因人、因时、因地制宜，采取不同的相应治疗措施，这就是“辨证论治”。他把天时、地理、体质等诸因素及疾病临床表现统统归入证内，融天、地、人、病于一炉，使“证”成为一个复杂的庞然大物。

---

[1] 秦伯未. 中医“辨证论治”概说［J］. 江苏中医，1957（1）：2-6.

[2] 北京中医学院内经教研组. 内经讲义［M］. 北京：人民卫生出版社，1960：113.

[3] 方药中，许家松. 论《伤寒论》中的辨病辨证及其相互关系问题［J］. 中医杂志，1986（5）：53-55.

## 三、证与候同为外征说

此说认为证与候为同义词，均指疾病的外在表现。如符友丰[1]较早指出仲景所说的脉证，脉是脉象，证指证候。患者诉说的症状，中医称为“证”；医生诊查所见的体征，中医古称“候”，证候则是症状、体征的同义语。所谓辨证，就是要通过认知与辨析证候，辨析疾病或病证的外部联系，并由这种辨析逐步达到对于疾病本质特征的认识。张效霞[2]通过对文字、经典著作的分析考证，指出“证”是指包括症状、体征在内的各种临床表现，“候”是指征候而言，乃是疾病表现于外的临床征象。“证”与“候”皆是指临床现象而言，故晋代医家将“证候”并称作为一个专有名词来使用。并通过对古今医家临床实际的分析，明确提出辨证的结果是辨出病机，论治的依据也即病机。朱敬等[3]认为，“证”应该恢复其古医籍中“症状、征象”之本义，中医历来是辨“证（症状、体征）”求因、辨“证”求病，在这一点上，中医的科学性与现代医学并无二致，而辨“证”求证则是亘古未有，于理不通。现在中医对“证”和“辨证论治”的定义是近代学者人为造成的一个概念，其来源依据和科学性值得我们重新商榷。

---

[1] 符友丰．论“证”的概念与“辨证论治”的思路［J］．医学与哲学，1994（8）：38-39，42.

[2] 张效霞．回归中医［M］．青岛：青岛出版社，2005：218-282.

[3] 朱敬，朱翰学．论中医“证”及“辨证论治”［J］．中华中医药杂志，2017，32（1）：21-24.

## 四、证与证候本质、外候不同说

大约从20世纪90年代始，随着人们对辨证论治认识的深化，有学者提出证、证候概念的区别问题。赵国平[1]较早讨论了证与证候的异同问题，认为证是证候的病机概括，证候是证的外在表现，两者是现象和本质的关系。李庆生等[2]认为证是疾病演变过程不同阶段的本质反映，是由疾病在此时此阶段的病机决定的，由具体的病因、病位、病性所构成，反映着一定的病势。证是通过证候表现出来的。证候是由有一定规律的、相关的症状组合而成的。辨证，就是通过辨别证候，揭示其反映和代表着的证，以把握疾病在一定阶段和条件下的本质变化。《中医药常用名词术语辞典》[3]和全国名词委颁布的《中医药学名词》[4]明确将证与证候作为两个概念，证指对疾病过程中一定阶段的病位、病因、病性以及病势等所作的病理概括。是对致病因素与机体反应性两方面情况的综合，是对疾病阶段性本质所作的结论。后者将“病势”后的文字修改为“及机体抗病能力的强弱等本质的概括”。证候指证的外候，是临床所表现的具有内在联系的症状、体征。

---

[1] 赵国平.证与证候异同论[J].山西中医，1990，6(2)：6-7.

[2] 李庆生，王志红，孙雯霞.再论病、症证三者的概念及其关系[J].湖南中医药导报，1996，2(4)：4-6.

[3] 李振吉.中医药常用名词术语辞典[M]：北京：中国中医药出版社，2001：197-198.

[4] 中医药名词审定委员会，中医药学名词[M].北京：科学出版社，2005：81.

由此，证候也可理解为某证的临床表现或诊断标准。衷敬柏等[1]提出证是生理学及病理学概念，不是诊断学术语。证既有健康之证，也有疾病之证。疾病之证是中医病机学所揭示的藏于内的特定病理变化，包括了病因、病位、病性、病势等内容，是决定临床表现的内在依据。换言之，证即病机，是临床辨证的对象。证候以一定阶段病机为基础、由一组可被观察到的外在表现所构成，是机体内因和环境外因综合作用下的机体整体反应状态，具有与时空相关联的特征。病机与证候呈现对应、非对应、反对应等复杂的非线性关系。陈士奎[2]认为证是对机体在疾病发生发展过程中某一阶段的病因、病机、病性、病位、病势的理论概括，是对患病机体整体（生理、病理）状态的中医辨证诊断。即证是反映证候本质属性和病因病机的中医学概念。证候是机体在疾病发生发展过程中某一阶段出现的互相关联的症状、体征、舌象、脉象组合的理论概括。即"证"的临床表现情状，包括症状、体征、舌象、脉象等的特征，称之为"证候"。一个是现象（证候），一个是本质（证）。证是对病因病机的理论抽象和再升华，辨证主要是对病因病机的辨识和理论概括，辨证论治则主要是针对证（病因病机的理论概括）的立法、选方、用药。

方肇勤[3]认为证包含有两层含义，内在的病机概念和外在的证

[1] 衷敬柏，王阶，赵宜军．辨证方法及证候要素应证组合研究［J］．北京中医药大学学报，2006，29（4）：221-224.

[2] 陈士奎．关于"证"及"证候"等概念规范化运用问题的讨论［J］．中国中西医结合杂志，2012，32（10）：1301-1304.

[3] 方肇勤．辨证标准的基本要素与构成［J］．上海中医药杂志，2004，38（1）：3-6.

据概念。对于外在的表现有不同的认识，有人称之为症状，或证候群，或证据，作者赞成方药中的证据说，即“辨证信息”。窦鹏等[1]赞同其说，认为病机是证的内在本质，证候是证的外在表现。

## 五、证与候意义不同说

与上述认识有所不同，王永炎[2]提出证候是一个非线性的复杂系统，证是指对疾病所处的一定阶段的病机概括，或非疾病机体的一定阶段亚健康状态的概括；候是指这种病机或状态的可被观察到的外在表现。即强调了“候”的外显性征象特征，与症状和体征同义；“证”则强调其内隐性特点，是产生“候”的内在原因。刘保延等[3]提出“证候”是中医从治疗角度对人体运动状态和方式的概括和描述，属于认识论的范畴。其中“证”是中医对客体运动在空间上所呈现的形状和态势，即客体临床表现——“症”的概括和描述；“候”是中医对客体运动状态在时间上所呈现的过程和规律的概括和描述。“证候”则是证和候的总括。它概括描述了客体运动在一定时空中的状况，具有“动态时空”的特征。

由于证与证候本质、外候不同说，避免了把证与证候等

[1] 窦鹏，汪恒，陈小梅．对中医“证”的逻辑解读［J］．中医药导报，2013，19（1）：19–21.

[2] 王永炎．完善中医辨证方法体系的建议［J］．中医杂志，2004，45（10）：729–731.

[3] 刘保延，王永炎．证候、证、症的概念及其关系的研究［J］．中医杂志，2007，48（4）：293–296，298.

同起来所造成的证与证候既是现象的，又是本质的，同一术语具有两种截然不同、彼此矛盾属性的弊端，使辨证论治的理论得以完善，故近年来，大多数学者倾向于赞同证与证候本质、外候不同说。如王键[1]主编的第 10 版《中医基础理论》教材认为：证是病机的概括，病机是证的内在本质。证具有个体差异性、时相性、空间性和动态性特征。证候，即证的外候。李灿东[2]主编的第 10 版《中医诊断学》认为，当代中医学约定“证”是对疾病过程中所处一定（当前）阶段的病位、病性等所做的病理性概括，是指机体对致病因素做出的反应状态，是对疾病当前本质所做的结论。“证”实际包括证名、证型、证候、证素等概念。但在中医诊断思维的应用中，将辨证、辨机相并列，则有悖逻辑。

由于辨证论治被视为中医独具特色的诊疗模式，为使这一模式不被否定，只好人为地对“证”加以规定。如蔡晴丽等[3]提出有关证的相关概念可以约定为：病变过程中所表现出的各种具有内在联系的症状、体征及有关病理信息，应称为证候，可与相应的证联系起来，具有复合性、主次性、相关性。证是对病变当前阶段机体整体反应状态的病位、病性等病理本质所作的概括，具阶段性、概括性及诊断意义。成肇智[4]研究认为，纵观历代中医文献，“证”的本义和首要内涵是用作诊断凭据的症状、体征等临床信息。由于中医大力提倡“辨证论治”，竭力拉大“证”和“症”两个同源同义字

[1] 王键．中医基础理论［M］．北京：中国中医药出版社，2016：10–11.

[2] 李灿东．中医诊断学［M］．北京：中国中医药出版社，2016：4，202–205.

[3] 蔡晴丽，刘茂才．论中医“证”及相关概念的内涵［J］．时珍国医国药，2015，26（4）：951–952.

[4] 成肇智．走出“证”概念的误区［J］．中医杂志，2001，42（6）：369–372.

字义的距离，把“证”的诠释从疾病的现象——症状、体征等有意识地导向疾病的本质——病机，由此引起了证概念的歧义。他认为所谓证候，简称“证”，泛指医生收集到的可用作中医诊断凭证的有关病人的信息。“辨证论治”一词不能胜任其表述的任务，建议改由“审机定治”来完成。梁茂新[1]明确指出，现实的证与病机是表义相同的重合术语，若对其继续双重承认，中医理论和诊疗体系将无法摆脱术语的混乱；若必须对二者进行取舍，割舍“证”则辨证论治的提法必然消亡；割舍病机，病机理论悠久而实用，针对病机提出的“审机论治”必毁于一旦。由此看来，如何准确地表述中医临床诊疗特色，并建构逻辑自洽的诊疗理论体系，还尚需中医学界深入研究。

## 第二节　证的形成因素

我们暂且将证规定为对疾病过程中一定阶段的病位、病因、病性、病势及机体抗病能力的强弱等本质的概括，证候是证的外在表现。那么，证的形成因素又有哪些？当代学者认识也并不一致。

---

［1］ 梁茂新．现代中医学基本概念逻辑矛盾剖析［J］．中华中医药杂志，2009，24（3）：278-281.

## 一、人体内外诸因素综合论

此说将证视为疾病、人体及其所处时空环境的整体反应。如韦黎[1]认为证候在时间和空间两方面反映了疾病过程，包括了疾病表现上的连续性、因果性、相互依存性关系。其“整体层次”包括人身整体与“天人相应”两方面，是疾病在生物、心理、社会（自然）因素作用下的总结果，是自然流露的疾病外在表现的总和。李庆生等[2]认为证是各种相关因素（如治疗、邪正消长、病人体质、外界环境等）对病的根本（基本）矛盾的影响在一定的时间、阶段、条件下的汇集点，是该病在此时此阶段的主要矛盾，是疾病在不同阶段的表现形式。黎敬波[3]认为证候具有病因病理、病势、疾病发展趋向、体质、精神情志、环境及饮食劳逸等多重含义。匡调元[4]认为“证”是机体在致病原因和条件的作用下，整体体质反应特征和整体与周围环境包括自然界与社会之间、脏腑经络与脏腑经络之间，细胞与细胞之间，细胞与体液之间相互关系紊乱的综合表现；“证”是生命物质在疾病过程中具有时相性的本质性的反映，是一种

---

[1] 韦黎.證、证、症、候的沿革和证候定义的研究［J］.中国医药学报，1996，11（2）：4-9.

[2] 李庆生，王志红，孙雯霞.再论病、症证三者的概念及其关系［J］.湖南中医药导报，1996，2（4）：4-6.

[3] 黎敬波.略论证候的多重性含义及研究方法［J］.浙江中医学院学报，2002，26（4）：6-7.

[4] 匡调元.人体新系猜想·匡调元医论［M］.上海：上海中医药大学出版社，2004：117.

以临床机能变化为主的整体定型反应形式。方肇勤[1]指出辨证的基本信息包括3个方面：患者自述的症状；体征（包括四诊的望、闻、切诊，以及物理诊断技术直接从人体所收集的信息）；其他信息，如患者所处的自然、社会环境，对治疗的反映等，主要来源于问诊和医生所了解的非来自患者的信息，如气候、经济、社会、环境等……归纳起来，主要有年龄、性别、精神状态、一般情况（身高、体重）、饮食嗜好、居处和工作的地域、环境、职业、就诊和发病时间、发病诱因、病史等。衷敬柏等[2]认为证候是机体在一定阶段内对多种内外因素共同作用下的综合反应，证候组成部分与证也可以无关，而与特定的时、空、人相关联，即中医学的“因时、因地、因人”三因的依据。宋剑南[3]认为，证候是通过四诊手段获取的机体在某一时空条件下对各种内外因素（包括机体生理功能及生物、化学、环境、精神、气候等各种致病因子）的整体性反应而呈现的生理、病理信息的综合判断结果的表述。

上述表述均认为证是处于一定环境下的人体对疾病的整体反应，证的形成因素包括了疾病及其发展阶段、患者的体质、心理状态、患者所处的自然与社会环境等。

---

[1] 方肇勤．辨证标准的基本要素与构成［J］．上海中医药杂志，2004，38（1）：3-6.

[2] 衷敬柏，王阶，赵宜军．辨证方法及证候要素应证组合研究［J］．北京中医药大学学报，2006，29（4）：221-224.

[3] 宋剑南．论中医证候基础研究的模式和方法［J］．中国中医基础医学杂志，2007，13（2）：81-83.

## 二、疾病本质因素论

杨维益等[1]提出构成证的主要要素包括病因、病性、病位、病机、生命物质（病理产物）和症状6类。它们可以单独或数者组合构成中医的证。而体质、气候、地理环境、时间、年龄、性别等因素与疾病发展有固定的规律不同，它们的变化加上它们之间的组合千变万化，规律性不易寻觅。严格来说，它们是辨证论治时的重要参考资料，不是疾病在发生发展过程中必然出现的因素，证的内涵如将它们包括在内是欠妥的。田代华[2]对形成证候的各种要素分析后认为，体质、病因、病位是形成证候的三大要素。黄延芹[3]等也认为把影响疾病和证形成的各种因素，当作证所包含的内容，无意之间扩大了证的内涵，失之于太过于宽泛。

虽然对体质是证的构成要素还是影响因素，不同学者的见解并不一致，但此说总体上力图将构成证的主要要素与影响因素加以区别，以使证的构成要素的论述与证的定义更加吻合。

关于证形成因素的上述两种不同认识，进而会影响到辨证论治方法的表述与实施等。如果说证是疾病、人体及其所处时空环境的整体反应，如感冒患者，由于其体质及其所处地域环境、发病季节不同，而表现出某一种证，那么相关因素就已经体现于辨证之中，

[1] 杨维益，王天芳，陈家旭，等.关于中医证的概念及其定义的思考［J］.中医杂志，1996，37（6）：370-373.

[2] 田代华.中医辨证要素分析［J］.山东中医药大学学报，1998，22（2）：87-91.

[3] 黄延芹，王晓燕，徐云生.证候概念述评［J］.中国中西医结合杂志，2012，32（10）：1305-1307.

临床只要做到准确辨证，着眼于证治疗就可以了，所谓“三因制宜”也就是针对疾病而不是证，同时对辨体论治说形成了挑战。倘若证仅仅是疾病本质因素的反映，体质、时空环境诸因素被排除于所辨之证以外，那么“三因制宜”就是针对证的一种处理措施，由此又推演出一些学者所提出的“同证异治”的问题[1]。对此问题，将专文讨论，此不赘述。

## 第三节　证概念的外延

外延是指具有某种本质属性或者特有属性的事物的对象范围，通常采用划分的方法加以揭示。由于划分前提的不同，也可以有不同的分类方法。

客观事物的形成，一般都循着有秩序分层次的自然结构法则，中医学对病机的概括也有其自身的层次性，往往是从外延较广、内涵不具体逐渐向外延较小、内涵具体不断演进。八纲辨证中表、里、寒、热、虚、实、阴、阳，是第一层次的病机概括，也称为核心证，它们只是辨证过程的中间产品，而不是一个最终的诊断。气虚、血虚、阴虚、阳虚、气滞、气逆、血瘀、湿热、痰浊等则属于第二层次的病机概括，也可以称之为基础证，其内涵较第一层次具体，外延也有所减小，辨证意义相对比较明确，基本上能据此提出一个较为具体的治法。临床上气虚又可分为心气虚、肺气虚、脾气虚、

---

[1] 舒鸿飞．试论同证异治［J］．新疆中医药，1989（4）：14–16.

肾气虚、胃气虚等等，此则为第三层次的病机概括，它较第二层次的病机进一步细化，其外延最小，内涵最为明确，比较全面地概括和反映了阶段性病理本质的各个方面，能够借此提出具体的治疗方案，遣方用药。就此而言，证大致可划分为核心（抽象）证、基础证、具体证。尹必武等[1]即将证候划分为三个层次，分别称之为纲领证候（又称“核心证”)、基本证候、施治证候（又称之为“具体证”)。其中“纲领证”是病证性质和类别的划分，“基本证”是对病证病理改变基本状态的认识，“施治证”则是证候具体定位性病理改变本质状态的全面概括。桑荣霞等[2]则认为“证”的含义有两个方面：辨证论治时所得之“证”，是对患者当时的病位、病性或病理的综合判断，即病的目前正邪斗争反应状态，也就是医生要治的对象。作为纲领的“证”，是中医的最基本的病性或病理概念。

另外，刘保延等[3]从人体健康状况的角度将证候分为健康人证候、亚健康证候和疾病证候 3 种。同时认为如果将约束条件从某一患者、某群患者到人群的转变，由于对客体抽象概括程度上的差异，则证候可依次划分为具体证候、类证候与理论证候。

综上所述，由于对辨证论治的核心概念证的认识不统一，势必造成对辨证论治理解与临床应用的混乱。如秦伯未[4]认为“辨证论

[1] 尹必武，孙益鑫．论证候层次与结构［J］．安徽中医学院学报，1998，17(3)：4-7.

[2] 桑荣霞，郭蔚君，赵洪均．“证”及“辨证”含义的发展演变［J］．中华中医药杂志，2015，30（6）：1879-1881.

[3] 刘保延，王永炎．证候、证、症的概念及其关系的研究［J］．中医杂志，2007，48（4）：293-296，298.

[4] 秦伯未．中医“辨证论治”概说［J］．江苏中医，1957（1）：2-6.

治是中医普遍应用的一个诊疗规律”。危北海[1]称“辨证论治是中医理论的精华”。王天芳[2]等认为辨证论治是中医认识和治疗疾病的基本原则和方法。赵洪钧等[3]认为辨证论治本身不是理论，它只是对理论的运用。辨证论治是按照中医理论，靠望闻问切所得的信息，做出诊断并定出治则、方药的思维过程。第10版《中医基础理论》《中医诊断学》教材称其为思维和实践过程。这里诊疗规律、原则和方法、理论精华、思维和实践过程等辨证论治的属概念之间无疑会产生矛盾。究其实质，辨证论治是中医临床的一种诊疗方法或诊治疾病的思维方法，与西医相比较而言，是中医学的诊疗特色。

## 第四节　证候要素

证候要素问题可谓近年来中医诊疗理论领域研究的热点与重点之一，以“证候要素”为主题词，截至2017年4月10日，在CNKI可检索到论文达2000多篇，其中国家重点基础研究发展计划（973）论文255篇，国家自然科学基金论文203篇，国家科技支撑计划论文69篇，国家科技攻关计划19

[1] 危北海．有关证的实质的探讨［J］. 中国医药学报，1998，13(4)：6–8.

[2] 王天芳．中医辨证论治学基础［M］. 北京：中国中医药出版社，2016：1.

[3] 赵洪钧，刘延伶．中西医结合看“辨证论治”和“辨病论治”——论“证”概念的误区［J］. 中国中医基础医学杂志，2005，11（1）：14–16.

篇，涉及许多重大疾病与常见病。因此，有必要对证候要素的相关研究，从理论上加以系统梳理与总结，以促进证候要素理论的研究与发展。

## 一、证候要素概念的提出与种类

证候要素学说的创立者是中国中医科学院王永炎院士团队。王永炎等[1、2]认为证候是一复杂系统，具有多维界面、动态时间、内实外虚的特征，提出以证候因素应证组合完善辨证方法体系的建议，并将证候因素归纳为6类共30个，即外感六淫：风、寒、暑、湿、燥、火；内生五气：内风、内寒、内火、内湿、内燥；气相关：气虚、气滞、气郁、气逆、气脱、气陷；血相关：血虚、血瘀、血脱、血燥、出血；阴阳相关：阴虚、阳虚、阴盛、阳亢；其他：毒、痰、水、石。所有因素均为病性属性，并无位置属性。后来“证候因素”修改为“证候要素”，提出证候要素是满足如下三个条件的证候组成部分：①证候要素是组成证候的最小单元；②每一证候要素都有不同于其他要素的特异性症状；③临床所见的所有证候都可由证候要素组合而成。构成证候要素的症状可分为四类：①主症，即标准化回归系数明显较高的症状；②特异症，即偏回归系数明显较高的症状；③主症特异症；④非主症非特异症。其中前三类症状是证候要素的“内实”部分，最能反映证候要素的本质和共同规律，是临床干预的依据。第四类症状是证候要素的“外虚”部分，常是某一具

[1] 王永炎.完善中医辨证方法体系的建议[J].中医杂志，2004，45(10)：729-731.

[2] 张志斌，王永炎.证候名称分类研究的回顾与假设的提出[J].北京中医药大学学报，2003，26(2)：1-4.

体患者所表现出的一系列个性化信息，带有或然性。研究发现外感病因的证候要素是风邪、寒邪、热邪、湿邪、燥邪、病气、外毒、疟邪和内伏风邪[1]。又提出了“证候靶点”的概念，认为任一证候都是由若干证候要素和证候要素靶位组合而成，其中证候要素是对证候病因病机的表述，证候要素靶位是关于证候要素发生部位的厘定。任一证候要素或证候要素靶位都具有不同于其他证候要素或证候要素靶位的特异性症状、体征及其组合[2]。

## 二、证候要素概念的界定与特点

所谓证候要素，是指组成证候的主要元素。张启明等[3]认为证候要素是组成证候的内涵独立且最小的属性概念。衷敬柏等[4]对证候要素的概念、特征阐述较多，指出证候要素是与生理病理相关联、以病机学说为基础、并能由可测量和观察到的症状体征等信息集合直接表达的病机单元，同时它又是诊断学的概念。证候要素的定义规定证候要素必须符合两个条件：一是证候要素具有病机概念，二是可以通过可测量的信息集合给予确定性的、直接的表达，是不能被抽象化

[1] 张启明，王永炎，张志斌，等.外感病因中证候要素的提取［J］.山东中医药大学学报，2005，29（5）：339-341.

[2] 王永炎，张启明，张志斌.证候要素及其靶位的提取［J］.山东中医药大学学报，2006，30（1）：6-7.

[3] 张启明，于东林，王永炎.中医证候要素的确认方法［J］.中医杂志，2013，54（20）：1732-1735.

[4] 衷敬柏，王阶，赵宜军.辨证方法及证候要素应证组合研究［J］.北京中医药大学学报，2006，29（4）：221-224.

的概念。证候要素的特征如下：①证候要素的低维度特征：由于证候要素是对证候进行降维的结果，是人为的界定，因而其维度越低，越符合设置证候要素目的。一般来说，最佳的证候要素应是反映机体的某一方面的病理变化。②证候要素的不可分特征：证候要素应是在临床上能独立的病机（因素）单元，不能再分解。③证候要素的可实证特征：证候要素可以用证候信息群中某些具体的症状体征信息来表达，不是理论的抽象或取象比类的表达。④证候要素间有机联系特征：证候要素之间联系的存在是病机关联的结果。因此，在临床实际中，某些证候要素总是与另一些证候要素共存共见。张启明等[1]研究了证候要素的确认方法问题，提出证候要素具有 4 个特征：①证候要素是属性概念，反映事物的个别性质和事物之间的关系，人体部位与客观病因不是证候要素；②证候要素的诊断依据是症状的临床特征；③证候要素的内涵最小；④证候要素的内涵独立。并根据证候要素的 4 个特征，最终确认了 6 个病位要素，即心、肝、脾、肺、肾、胃，和 14 个病性要素，即实寒、实热、阴虚、阳虚、内风、内湿、内燥、气滞、气逆、气虚、血虚、精虚、痰、瘀血。

## 三、证候要素的诊断依据与研究思路

张志斌等[2]认为，证候要素的诊断依据是症状的组合，首先找到诊断这些证候要素的一组症状，然后通过证候要素之间的组合就

[1] 张启明，于东林，王永炎．中医证候要素的确认方法［J］．中医杂志，2013，54（20）：1732-1735.

[2] 张志斌，王永炎，吕爱平，等．论证候要素与证候靶点应证组合辨证［J］．中医杂志，2006，47（7）：483-485.

可以得到纷繁复杂的证候，并将这一思维方式称为“应证组合”，指出提取证候要素，厘定证候靶位，进行应证组合是完善辨证方法体系的步骤。王天芳等[1]也认为，通过多种途径和方法寻找对证候要素具有诊断意义的症状或症状组合，是建立基于证候要素的辨证规范的必要环节。于东林等[2]提出症状的临床特征是构成症状的基本要素，是证候要素的诊断依据。症状的临床特征包括症状的部位特征、性质特征、功能特征和加重缓解因素4类。其中，症状的部位特征和功能特征常是诊断病位要素的依据，症状的性质特征和加重缓解因素常是诊断病性要素的依据。可见，证候要素的诊断依据是症状及其组合似乎已成定论。

王耘等[3]从已有的证候规范研究成果出发，以具有权威性的4部现行证候标准为基础，讨论了证候要素提取的方法，提出临床代表性是确定证候要素基本判别条件的观点，并对文献中1653条记录进行分析，初步给出了证候要素的范围。提出确定证候要素的思路：①整理现已形成的证候规范研究成果，尤其是具有权威性与约束力的国家标准、行业标准等，形成证候规范研究成果数据库；②着眼于病机、病因层面，从各证候规范研究成果中客观列出证候要素候选词；③分析

---

[1] 王天芳，杜彩凤，王庆国，等.基于证候要素及病证结合建立证候诊断标准的思路[J].中西医结合学报，2009，7(10)：901-906.

[2] 于东林，张磊，王义国，等.证候要素的诊断依据是症状的临床特征[J].中国中医基础医学杂志，2014，20(12)：1624-1625.

[3] 王耘，张志斌，马健.基于证候规范研究成果的证候要素提取与分析[J].北京中医药大学学报，2007，30(5)：293-295.

各证候要素候选词在临床上的代表性；④根据证候要素候选词对记录的整体覆盖率确定证候要素体系。毕颖斐等[1、2]综述了证候要素判断及方证对应研究的相关成果，并尝试对目前证候要素定量评价及方证对应量化研究等方面所面临的问题，提出解决思路和方法。他们将证候要素判断条目归纳为4种：第1种诊断特异且临床常见；第2种临床常见但特异性不足；第3种有较好的特异性但临床少见；第4种则是临床少见且特异性亦不足。提出在证候要素判断条目的筛选时，应同时兼顾条目的敏感性和特异性。申春悌等[3]提出病证结合中医证候要素研究的思路，即在临床流行病学全信息调查的基础上，采用潜在变量模型中因子分析模型、结构方程模型、项目反应理论中的等级反应模型、潜在类别模型等研究方法。何伟等[4]通过对证候要素及其相关概念的辨析，总结了证候要素研究的类型有文献研究、专家问卷调查研究、临床试验研究，证候要素研究方法有聚类分析、因子分析、主成分分析、决策树、人工神经网络、支持向量机、Logistic回归分析、隐结构模型、结构方程模型、随机森林法、项目反应理论，证候要素演变规律研究方法有证候要素分布频率分析、转移概率矩阵、非线性混合效应模型。

---

[1] 毕颖斐，毛静远．对中医证候要素定量评价与方证对应的思考［J］．中华中医药杂志，2012，27（8）：1994-1997.

[2] 毕颖斐，毛静远．基于证候要素的病证结合辨治研究思路浅探［J］．中华中医药杂志，2017，32（2）：648-650.

[3] 申春悌，陈启光，陆岩，等．中医证候要素研究中潜在变量模型的应用［J］．北京中医药大学学报，2010，33（11）：725-731.

[4] 何伟，程淼，乔文彪，等．证候要素及其演变规律研究方法探析［J］．中医杂志，2013，54（11）：901-904.

## 四、证候要素研究存在的问题与展望

在实际研究与应用中，许多学者将证素与证候要素二者混为一谈，如毕颖斐等[1]明确提出证候要素，简称“证素”，文中论述也将朱文锋、王永炎两个团队的研究等同看待。张启明等在将证候要素视为属性概念判定的同时，又提出证候要素有6个病位要素、14个病性要素，前后论述也有矛盾之处。至于证候要素的种类，至今有30种与20种两种说法，其他相关疾病证候要素的研究，对证候要素种类的研究尚缺乏应有的贡献。证候要素与证素的关系，还没有统一的认识，如梁昊等[2]研究了证素与证候要素的共性、区别和联系，认为证素与证候要素源于同一理论、同一标准，但绝非同一概念。二者在基本定义、病证结合、应证组合三方面存在一定分歧。而于东林等[3]通过梳理证素和证候要素研究在命名、分类、界定原则和诊断依据等方面存在的问题，认为可以将证素、证候要素和证候要素靶位统称为证候要素，将证候要素分为病位要素和病性要素两类。

另外，于东林等[18]对证候要素在证候规范化研究中的局限性研究认为，将证候拆分为证候要素的过程破坏了证候的

---

[1] 毕颖斐，毛静远. 证候要素概念当议［J］. 中国中医药信息杂志，2012，19（8）：6–7.

[2] 梁昊，彭清华，周小青，等. 证素与证候要素的共性、区别和联系［J］. 北京中医药大学学报，2015，38（1）：18–21.

[3] 于东林，丁宝刚，孙喜灵，等. 关于证素和证候要素研究的思考［J］. 中华中医药杂志，2016，31（6）：2051–2053.

完整性，因而不可避免地丢失了部分信息；证候中的关联词能够反映病邪的状态、病邪发展的趋势等，而关联词的意义在证候要素研究中没有体现。提出要在系统论思想指导下客观地看待证候要素与证候之间的关系，不能完全以证候要素研究替代证候研究。岳振松等[1]通过对有关证候要素研究文献的分析，指出研究中存在的问题有：①对证候要素概念界定的不严格，部分研究所标称的证候要素并非是真正的证候要素。②对证候要素理论的背景及意义理解不充分，采用先人工辨证后拆分证候要素的方式进行研究，违背了证候要素理论提出的本义。③运用数理统计提取证候要素，一方面很难做到正好将临床资料分成病性要素及病位要素，予以直接命名，多数是将证候要素组合人为拆分成病位证候要素和病性证候要素，拆分过程中人为因素明显。另一方面，对数理统计方法得出分类进行中医的理解并进行诠释，存在相当大的主观性。

综上所述，证候要素作为中医诊疗理论研究的热点问题，虽然在临床上得到了广泛的运用，但在概念的内涵、外延、与相关概念的关系、证候要素的种类、证候要素的研究方法、相关研究结果的理论解释与推演等方面，还存在一些亟待解决问题，尚需进一步加以研究。

---

[1] 岳振松，韩金凤，姜战胜，等．中医证候要素研究的反思与对策［J］．辽宁中医杂志，2014，41（1）：11-14.

## 第五节 病证关系

自从辨证论治作为中医诊疗特色加以论证并广泛应用以来，西医辨病与中医辨证论治相结合的现代病证结合模式，就成为当代中医药界及中西医结合界最为普遍应用的诊疗模式[1]。因此，病证关系也就成了中西医结合医学的一个重大科学问题，引出了“同病异治”“异病同治”“同证异治”“同病类证”等新的概念，但对有些概念的理解与应用多有模糊不清或逻辑混乱之处，需要加以认真辨析。

### 一、病证关系逻辑分析

证，作为对疾病过程中一定阶段的病位、病因、病性、病势及机体抗病能力的强弱等本质的概括，与疾病之间有纵横交错的关系，所以，辨病论治与辨证论治之间亦存在着复杂的交错关系。就辨证论治对疾病而言，可有同病异治与异病同治之不同。对此，沈自尹[2]在20世纪60年代已有明确论述，学术界也已形成共识，此不赘述。不过有学者指出，“同病异证”的病证关系理论，目前在实际应用中往往被曲解：过分强调患者个体间的差异，而忽略同一疾病患者的基

[1] 陈可冀.病证结合治疗观与临床实践[J].中国中西医结合杂志，2011，31(8)：1016-1017.

[2] 沈自尹.同病异治和异病同治.科学通报，1961，6(10)：51-53.

本病变，弱化对患者共性改变的辨证和治疗[1]。如2008年《中医临床诊疗指南》[2]将冠心病心绞痛分为心血瘀阻证、痰浊痹塞证、阴寒凝滞证、气阴两虚证、心肾阳虚证5型论治，但并没有明确提及针对疾病病机的治法。结合现代医学的相关认识，冠心病心绞痛的基本病机为血瘀或气虚血瘀阻络，古代医家称为“胸痹心痛”，正好揭示了其基本病机，治疗当以活血化瘀通络为基本方法，在此基础上结合辨证加以变化施治。现代诊疗指南等过分重视对疾病的辨证论治，忽视同一疾病患者的共性表现，在一定程度上可以说是本末倒置。对此，当引起我们的高度重视，应该在以现代医学病名编排的中医诊疗规范中，补充疾病病机、治法及主方举例等内容。

同理，就辨病论治对证而言，则有异证同治与同证异治之别。所谓异证同治，即中医辨证结果不同，但由于所患疾病相同而采用相同的方法治疗。同证异治，即中医辨证结果相同，但由于所患疾病不同而采用不同的方法治疗。如刘平[3、4]提出病证结合中医病机分类可有“病病机与证病机”的模式。通过对900例患者的症状和体征信息经多元统计分析后，分为疾病的共性特征信息和证候病机分类的特征信息两大类，前者反映疾病所具有的中医基本病机，后者反映疾病的不同综合病理状态，即证候构成的复杂性、多态性。

---

[1] 王文健.同病类证与中医辨病论治——学习科学发展观对中医发展的思考[J].世界科学技术——中医药现代化，2011，13(2)：226-231.

[2] 胡元会.中医临床诊疗指南释义·心病分册[M].北京：中国中医药出版社，2015：19-25.

[3] 张琴，刘平，章浩伟，等.900例肝炎后肝硬化中医证候判别模式的研究[J].中国中西医结合杂志，2006，26(8)：694-697.

[4] 刘平，季光，陈凯先.病证结合与中西医结合医学学科知识理论体系的构建[J].中国中西医结合杂志，2010，30(6)：569-570.

研究显示，气虚血瘀是肝炎后肝硬化的“病病机”，为患者所共有且贯穿于病程始终；益气化瘀是针对肝硬化主要病理变化的基本治法，可以用黄芪汤合下瘀血汤治疗。在此基础上患者还可分为肝肾阴虚、湿热内蕴、瘀热蕴结、肝郁脾虚以及脾肾阳虚5种类型。对不同类型的患者可在益气化瘀的基础上加用养阴的一贯煎、清利湿热的茵陈蒿汤等有针对性的方药治疗。再如魏品康[1、2]从胃癌病因、病位、症状、病势、转移、治疗等角度分析认为痰与胃癌密切相关，以痰作为胃癌发生发展的根本病因病机，提出了“痰核、痰浊、痰络”理论，痰核主要指肿瘤细胞，痰浊指异常的肿瘤细胞间质，痰络主要指肿瘤新生血管和新生淋巴管，对胃癌术后的基本治法是消痰散结；对合并有热邪、寒邪、毒邪及各种虚证的患者则在消痰散结的基础上予以加减治疗，取得了较好的治疗效果。秦鉴等[3]观察四逆胶囊对心绞痛患者异证同治的疗效，结果显示：四逆胶囊能明显减少心绞痛的发作、改善心电图缺血状态，提高心功能，对不同证型都可以达到不同程度的疗效。说明冠心病心绞痛各证型均存在“阳微阴弦”

[1] 魏品康，许玲，秦志丰，等．胃癌从痰论治的机理与临床研究［C］．第九届全国中西医结合肿瘤学术研讨会论文集，2002：204-206.

[2] 魏品康，余志红，许玲，等．中医胃癌痰证理论与细胞间质相关性探讨［J］．中国中医基础医学杂志，2006，12（4）：309-310，312.

[3] 秦鉴，刘红健，金明华，等．四逆胶囊对心绞痛患者异证同治的临床观察［J］．中药材，2005，28（10）：962-964.

的病机。孙晓伟等[1]在病证结合的基础上观察冠心病心绞痛方证对应的临床疗效，结果显示临床疗效与方证对应的程度密切相关，方证对应在改善冠心病心绞痛患者的心绞痛疗效、中医证候疗效及部分理化指标方面优于方证不对应组，提示方证对应取得疗效可能有其作用靶点。活血化瘀中药对心绞痛不同的证型有一定效果。活血化瘀中药针对非血瘀证，从证的角度来说虽然不对应，但从病的角度来看仍是对应的，临床也能取得一定疗效，提示血瘀证是冠心病的基础病机，活血化瘀是基本的治疗法则。此均为典型的异证同治之例。反过来说，上述肝炎后肝硬化、胃癌、冠心病心绞痛，若出现了诸如脾肾阳虚等某一相同的证，但由于基础疾病的不同，治疗自然会有所区别，而呈现出同证异治的现象。

另外，对于一些辨证分型概率集中于某一型的特殊疾病而言，辨病论治与辨证论治又有密切的转换关系。如《金匮要略·百合狐惑阴阳毒病脉证治》所论之百合病，临床表现为精神恍惚不定，语言、行动、饮食、感觉异常，口苦，小便赤，脉微数等，多由热病之后，或情志不遂，引起心肺阴虚内热，百脉失和所致。百合病病机演变较少，证候较为单纯，治疗用百合地黄汤养阴清热，润养心肺，既是辨证治疗，也是辨病治疗。

## 二、同证异治研究问题探讨

对于病证逻辑关系中的同证异治，近年来中医界研究较多。本来是由于病证关系逻辑推演的必然结论，但却很少有人从病证关系

[1] 孙晓伟，王阶，褚福永，等.冠心病心绞痛病证结合方证对应的临床研究[J].辽宁中医杂志，2016，37(9)：1739-1741.

的角度加以逻辑分析，而是围绕相关条件进行讨论，提出不同的理论依据。

1. 从证的影响因素论同证异治

在现代，一鸣[1]较早提出了“同证异治”的概念，他认为，疾病同，证也同，但由于地理水土的不同，或者素体的强弱，情态的忧乐，因而病机上有区别，治疗也就不同。张济民[2]则认为同病同证如异质或异因则应异治。孙世发[3、4]认为同证之所以异治，是因为证形成中遗漏了许多与治疗有关的重要因素，诸如体质、性别、年龄、职业、居住环境、发病时令等，诸如此类，要求我们对相同“证”型的不同个体采取“同证异治”的方法。李顺民[5]提出，证同病不同治有不同，证同病同治有不同，病同人不同治有不同，即同证异治分异病同证异治和同病同证异治两种情况。这里已经意识到了同证异治的重要原因在于疾病的不同。舒鸿飞[6]在肯定异病同证异治实质上体现了异病异治的精神的同时，更多强调了证的影响因素，认为由于患者的性别、年龄、职业、生活习惯和体质等不同，或由于发病的季节气候或地理环境

[1] 一鸣.读“略论同病异治，异病同治”后[J].江苏中医,1963(3):30-32.

[2] 张济民.试从《金匮要略》探讨同病异治异病同治的规律[J].浙江中医杂志，1964，7(3)：1-2.

[3] 孙世发.简述中医治则的分类[J].北京中医学院学报，1987，10(3)：10-12.

[4] 孙世发.略论“同证异治”[J].新中医，1988(6)：13-14，37.

[5] 李顺民.并非证同治也同[J].医学与哲学，1986(5)：43.

[6] 舒鸿飞.试论同证异治[J].新疆中医药，1989(4)：14-16.

不同，或由于证本身轻重、缓急的差异，从而导致了同病同证除了有共同性、普遍性的一面外，还有其个别性和特殊性的一面，再加上医者对证的认识角度不同，因而除了同病同证同治外，还存在着同病同证异治。

2. 从治疗方法的多样性论同证异治

程指明[1]认为《金匮要略》所记载的肝虚证，可用直接补肝法治疗，也可以用补脾法间接益肝治疗，这是同证异治的典型示范。所谓“余脏准此”，就说明同证异治可合理广泛地应用于临床。以此推论，则以五行理论为根据的培土生金、益火补土等治法，乃补金、补土之“异治”；利用脏腑表里关系，痰热壅肺之喘证可用通腑泻热的方剂如大承气汤来治疗，等等。万晓刚[2]即指出，同证异治，是指多种具体治法和与之相应的多种疗法及其体现形式，或一种具体治法和与之对应的多种疗法及其体现形式，均可治疗某一特定的证候并获效。同证异治的理论依据在于证乃病因、病机、病位、体质、气质、气候诸因素之高度整合，具有多元本质的特性，可能难以反映病情之全貌，也包括同证一法而多方。

3. 从证的层次分类论同证异治

王浩中等[3]一方面承认所谓“同证异治”是相同的证采用不同的治法治疗。另一方面又提出方剂治法的逐级分类体现出治法的层

---

[1] 程指明．“同病异治”与“同证异治”[J]．黑龙江中医药，1985（2）：12-13.

[2] 万晓刚．同病异治的内涵及其临证意义[J]．中医药学刊，2003，21（6）：973-974.

[3] 王浩中，沈宏春，邓瑞镇，等．从方剂治法的分类论“同证异治”[J]．辽宁中医杂志，2010，37（10）：1913-1914.

次性，治法的分类和层次性中存在同证异治的现象。如同为里实证，治法却有寒下法、温下法、润下法、逐水法和攻补兼施等细法的差异，此乃“同证异治”。严石林等[1、2]从探讨《伤寒论》辨证论治规律中，发现许多大证相同、细证不同、治法不同的临床运用范例，从而提出“同证异治”的辨治法则。如在外感表证中，同为治疗外感风寒实证，麻黄汤所治是以寒郁肌表，肺气失宣，以无汗而喘，头身疼痛为其主症；葛根汤所治是以寒郁经脉，经气不通，以项背强急为主症。两证的病机发展趋势和病位上存在差异，出现大证同、细证不同、治法方药不同的现象，称为“同证异治”。他们认为“同法多方”，是指针对治疗该证总的大法相同而言；“异法多方”，是指针对该证总的大法下的具体治法，即细法相异。后者是对前者的变化、深入、补充和发展，是辨证论治的变法或灵活运用，是对辨证论治体系的补充和完善。汤朝晖等[3]从中医辨证论治的层次分析“异病同证”和“同证异治”，认为“异病同证（同治）”与“同证异治”都是在辨证论治理论指导下的针对不同辨证层次的治疗原则。且“同证异治”是比“异病同治”更优化的治疗原则，更能够把握疾病的证候

[1] 严石林，于宏波，陈为，等.从《伤寒论》探讨“同证异治”[J].四川中医，2010，28（8）：42–44.

[2] 严石林，汤朝晖，鲁法庭，等.从“一证多方”探讨“同证异治”[J].中华中医药学刊，2008，26（7）：1384–1385.

[3] 汤朝晖，鲁法庭，严石林.从中医辨证论治的层次看“异病同证”和“同证异治”[J].辽宁宁中医药大学学报，2008，10（1）：22–23.

本质，更能够突出中医治病以人为本的个体化特征，也更能体现中医辨证论治的层次性。沈宏春等[1]认为，“同证异治”是因为证有基础证、复合证、理论证和笼统证，针对基础证下的细证，治法会有所不同。此外，每个个体所处的环境、饮食、体质、禀赋不同，医生治疗时用药也会有所差异。所以，“同证异治”体现了中医治疗疾病的多样性和具体性，这种多样性和具体性诠释了临床上为什么同一证而可开出不同药方的缘由，即“一证多方”的现象。这里将证的层次分类作为同证异治的依据，无疑是违反逻辑的偷换概念，因为很明显这里的同证之“证”已不是异治所针对的“证”了，可谓此证非彼证。

4. 从证与方药的复杂性论同证异治

方证之间并不是一证对一方，而具有复杂的非线性对应关系。如对六味地黄汤方证的文献综述认为，统计该方文献 3012 篇，可治疗西医的 100 余种疾病，中西医病种及证候 435 种[2]。临床上大量存在的“同证异方、同方异证”现象，王洪海等[3]认为其原因有两个方面：一是方药因素。既与一方具有多种功用有关，也可能与中药药性的多维性（四气、五味、升降浮沉、刚柔动静、归经、良毒、专能等）和病证病机的多维性（病因、病性、病位、病势等）有关，当病证的病机环节与方药性能在某些维度上相合时则方药可能呈现

---

[1] 沈宏春，王浩中，陶怡，等．“同证异治”的源流与发展［J］．云南中医学院学报，2013，36（1）：22-26.

[2] 王阶．方证对应与方证标准规范探讨［J］．中医杂志，2002，43（7）：489-491.

[3] 王洪海，谢鸣．关于“同证异方、同方异证”的思考［J］．中医杂志，2006，47（4）：253-254.

出一定的疗效。二是证的因素。“证”是一种具有多环节、多层次病理生理特征的时空模型，是疾病状态下的机体阴阳、脏腑、气血紊乱的综合反应。证的模糊、复杂及不确定性，导致临床上即使辨证相同，不同医生也可能因不同经验背景采取不同治法，选择不同方药进行治疗。各种不同的方药也可能因为与病证病机中的某一方面相合，产生治疗效应，这是临床“同证异方”现象存在的重要缘由。从证的复杂性角度而言，李梢[1]提出证候是疾病过程中某一阶段（时点）机体对内外致病因素做出的综合反映。空间上的“证”、时间上的“候”既是不同的维度，又各含众多的组成因素。其内在因素包括了体质特征、机体脏腑、经络、气血、阴阳等的失衡及其相互间关系的紊乱。病因、病位、病性、邪正等不同维度又均包括了不同的表征信息。刘德麟[2]研究认为，任何一种疾病和证候的发生，都会涉及多种网络分子，是机体生物分子网络的紊乱；而一种中药活性分子可以对多种网络分子产生影响，即对机体生物分子网络产生广泛的调节作用。况且中药的药效物质常常不是单一成分，而是中药分子的组合。所以，中药的作用，实际上是其分子组合对人体生物分子网络的调节，即多种中药活性分子在多个节点对网络整体进行调节。

---

[1] 李梢.从维度与阶度探讨中医证候的特征及标准化方法[J].北京中医药大学学报，2003，26（3）：1-4.

[2] 刘德麟.分子配伍与网络分析—中医药学的分子原理与研究战略[J].自然杂志，2000，22（3）：141-145.

王方方等[1]将同证异治区分为同病同证异治与异病同证异治，从方药的角度而言，均表现为“一证多方”现象。他认为“一证多方”形成的原因，乃在于证候病机的复杂性和疾病的主、次、兼症差异，从而使治法有所不同；加之医者在面对复杂的证候和病机时，诊疗思路会有所差异，治疗的出发点不同，处方用药也会不同，所以存在“一证多方”。贝润浦[2]较早从方药功效的角度探讨异病异证同治问题，他认为其原因一是中药多效作用的临床反应，从现代分子生物学角度看，一味中药常如一个小复方，具有很多的效能。二与中医药的调节作用有关，诸如中药、方剂的调和性调节作用、适应原样调节作用、通治法与双相调节作用、多效性及拮抗性调节作用等。

卢焯明[3]通过分析“方证”及血清药理学方法，提出中医方剂“隐效”的概念。认为由于方剂成分的复杂性以及其作用对象的多态性，方剂进入机体后最终显现的功效并非固定，在一定范围内存在可变性，就是说一首方剂除了存在传统上公认的功效之外，还潜隐着其他功效，可称之为“隐效”。“隐效”受正气的引导，使方剂可以发挥多向调节的作用，推之于临床，可“同证异治”或“异证同治”。

---

[1] 王方方，陈家旭，潘秋霞，等．从一证多方的演变探讨证候病机的复杂性［J］．中医杂志，2016，57（24）：2075–2077.

[2] 贝润浦．论异病异证同治［J］．辽宁中医杂志，1980（3）：1–5.

[3] 卢焯明．方剂“隐效”假说与辨病辨证论治相结合［J］．中华中医药杂志，2006，21（1）：15–18.

另外，刘保延等[1]还从医生主体对病证客体认知的角度讨论了证治异同的问题，他认为证候属于认识论范畴，由于主体不同，在抽象和概括客体的运动状态和方式时所依据的中医理论不同，或对同一中医理论的体会不同，各自的临床经验不同，对同一客体被描述出的证候就不会相同，从而形成“同病异证”“同病异治”。

近年来，也有一些学者从多因素综合的角度探讨同证异治的机理，如严石林等[2]认为同证异治的理论基础，一是证是病因、病机、病位、体质、气质诸因素的高度整合，证候具有多元的本质属性；二是证候的临床个体化特征，即相同的证候，出现在不同的个体、不同的时间和地域，其病机、内容、表现形式都会发生一定的变异；三是异病构成的同证，在基本病机大体相似，临床表现大体一致的前提下，不同疾病的具体证候的主症、次症、兼症必然有区别，病变部位、发展趋势、程度轻重不尽相同。沈宏春等[3]在证候具有多元属性、证的临床个体化特征、疾病基本病机影响的基础上，又认为同证异方是临床同证异治的典型表现。

综上所述，同证异治可分为异病同证异治与同病同证异治，前者因疾病基本矛盾不同而采用不同治法，是同证异治

---

[1] 刘保延，王永炎．证候、证、症的概念及其关系的研究［J］．中医杂志，2007，48（4）：293-296，298.

[2] 严石林，陈为，于宏波，等．同证异治的理论基础和意义探讨［J］．南京中医药大学学报，2012，28（6）：501-503.

[3] 沈宏春，王浩中，陶怡，等．“同证异治”的源流与发展［J］．云南中医学院学报，2013，36（1）：22-26.

的主体、常法、定法；后者是因证与方药的复杂性、中医治法的多样性以及医者认识角度不同而致，是同证异治的变法、活法。至于将证的层次分类作为同证异治的依据，则是偷换概念的逻辑错误。

## 第六节　方证辨证

方证辨证源于张仲景的《伤寒论》，顾武军[1]于1987年首先提出方证辨证的概念，近年来引起众多学者的重视，对其源流、概念、特点及其临床应用等进行了多方面的研究。但时至今日，人们对方证辨证的内涵、外延的认识尚不完全一致，其中有许多深层次的问题还需要深入研究。

### 一、方证辨证的定义

方证辨证，又称为方剂辨证、汤方辨证、辨方症论治等。关于方剂辨证的定义，至今尚未形成专家共识，对其定义可分为以下两种情况。

1. 简单的方剂与证候对应界定

周兆山[2]指出，所谓方剂辨证，是根据某一方剂药物集合后所产生的综合效能及特定的适应证，针对患者所表现的症状和征群，进行辨析、对应，从而以方识证或以方统证；或根据某一方剂的效

[1] 顾武军．应重视方证辨证规律的研究［J］．南京中医学院学报，1987（3）：4–5.

[2] 周兆山．论方剂辨证［J］．中医研究，1999，12（3）：1–3.

能，对复杂难辨的疑难病症进行鉴别性测试，即“投石问路”，以探求疾病的性质、邪正的盛衰，从而将其作为明确诊断的依据。张文选[1]提出辨方症论治，其基本方法为在认真研究《伤寒论》《金匮要略》、温病学等经典中的有效方及其适应证的基础上，将方与症之间的本质性联系、方症的特征性表现以及方与症的效应关系把握清楚，临床上，从病人错综复杂的临床表现中见微知著地抓住与某一方症特征性表现相一致的症状，即确定为某方症，并处以该方进行论治的一种方法。吴依娜等[2]指出：所谓方证，是与某个方剂具有良好对应与契合关系的病证。方证辨证是指在对脉证等临床资料进行整理、分析、比较、鉴别的基础上，辨别临床病证与方剂的对应和契合关系的方法。

2. 涉及方剂与证候机理对应的界定

谢鸣[3]认为“方证相关”是指一个方剂内的药味及其配伍关系与其针对的病证病机或病理环节之间具有高度相关性或针对性。朱邦贤[4]提出方剂辨证（方证辨治），是以方剂的主治病症范畴及该方组方之“理法”为基础，通过对病人表现出来的主要病症（或病机）与“方证”相符与否的分析，

---

[1] 张文选．辨方症论治体系初探［J］．北京中医药大学学报，2004，27（2）：1–5.

[2] 吴依娜，何国樑，贺文娟．论方证相应辨证与辨证论治的关系与价值［J］．广州中医药大学学报，2008，25（4）：371–373.

[3] 谢鸣．“方证相关”逻辑命题及其意义［J］．北京中医药大学学报，2003，26（2）：11–12.

[4] 朱邦贤．方剂辨证与方证规范化之我见［J］．上海中医药杂志，1997（11）：2–5.

选择合乎理法的方剂主治疾病的一种辨证施治方法。可分为据某方主治适应病症而用的“见病见症直治法”，以及据“方证”内寓之理法而用的“辨方证机理施治法”。方剂的“理”，是指其包括君臣佐使、七情合和、升降浮沉等在内的配伍规律，它是方剂的“灵魂”；“法”是指“方”之所以对治某一或某些“病 / 证”的内在机理，它是方剂辨证运用于临床治病的依据。方证辨证的特点一是先存其“方证”，后辨患者病证与之相符与否，与其他辨证方法相比具有“逆向辨证’的思维特征；二是较其他辨证方法都有适应范围的局限性，而方剂辨证具有广泛适用性。无疑此类对方证辨证的定义更为全面合理。

## 二、方证辨证与辨证论治的关系

有关方证辨证与辨证论治的关系的认识，均是基于个人经验事实的论述，缺乏从人类认识历史与逻辑角度的深刻探讨，大致可概括为以下三个方面。

1. 方证辨证与辨证论治并列论

张文选[1]认为辨方症论治方法与现行辨证论治方法有着质的不同，主要有以下几点：一是辨证论治方法着重强调的是“证”，“证”是医生主观辨析的结果，不一定能够反映疾病的本质；辨方症论治体系着重强调的是“症”，作为患者临床表现的“症”是客观存在的临床事实，因此，“症”能够反映疾病的本质。二是辨方症论治可以“但见一症便是，不必悉具”地确定方症的诊断。三是辨方症论治强调以经典原著的原始方症为基础，要求医者必须熟读经典著作的

[1] 张文选. 辨方症论治体系初探[J]. 北京中医药大学学报,2004,27(2):1–5.

原文，明确其中方与症相关的规律，方症效应的规律以及辨识方症的理论。贾春华等[1]也持类似观点，但他们在提出"方证"划分证候法是与脏腑及其他证候划分法不同的一种"证候"划分法的同时，又承认"方证"划分证候法与其他证候划分法存在"交叉"关系。

2. 方证辨证包含辨证论治论

赵厚睿等[2、3、4]认为方证辨证与辨证论治是《伤寒杂病论》提出的两个独立的学术体系，既相互补充、又互相渗透，经过后世的发展，二者均有所创新，但各有其特色理论指导。方证辨证在遵循自己特有的发展规律基础上，广泛吸收了辨证论治的特色和优点，方证辨证所具有的思维方式，辨证论治并不具备，而辨证论治所具备的思维方式，方证辨证也能加以合理利用。方证辨证的适应范畴远大于辨证论治，尚有症状、体质、病种等诸多方面。并指出方证辨证与辨证论治最大的不同，在于其辨治思维方法和程序，辨证论治强调理法方药的程序性，是属于由因到果的思维方法，方证辨证则是先存一方证对应的关系，再由证逆推出相应的方药。

---

[1] 贾春华，王永炎，黄启福.《伤寒论》方证理论体系框架［J］.河北中医，2006，28（3）：224–226.

[2] 赵厚睿，戴红.方证辨证与辨证论治的探源［J］.江西中医药，2011，42（12）：24–25.

[3] 戴红，赵厚睿.方证辨证与辨证论治关系探讨［J］.中医研究，2011，24（10）：3–5.

[4] 赵厚睿，戴红.论辨证论治对方证辨证体系发展的作用和意义［J］.江西中医学院学报，2011，23（6）：7–9.

刘季清等[1、2、3]多人引用沈自尹所论认为方剂辨证除探求病体的症结所在，即疾病的病因、病理、病位、病性、病状表现、病势阶段、分型等外，还在于探求方药的效能所主及方证的契合关系等，一定意义上说，方剂辨证可概括整个辨证论治的内容。虽然核查所引沈自尹论文并未见此说，但也说明有不少专家赞同此观点。张国骏[4]甚或认为辨方证不是简单的对号入座，而是更详细、更具体、更全面的辨证论治。这里为了突出方剂辨证的特色，过分强调某一方面，而忽视辨证论治的完整性，难道辨证论治不重视方剂与证的契合关系吗?

3. 辨证论治包含方证辨证论

辨证论治作为中医临床诊疗理论的特色，是理、法、方、药的有机结合。顾武军[5]认为方证辨证是《伤寒论》辨证论治体系的主要组成部分，是在六经、八纲、脏腑等辨证基础上的进一步具体深化，使辨证和论治相统一。朱邦贤[6]认为中医所讲的"方证相对"主要指方剂的药物组成与配伍，与其主治病证所内寓的基本病机具有高度的针对性或相关性。从辨证论治思维过程来分析，医生探求

[1] 刘季清，冯世纶.《伤寒论》的方证体系初探[J].中国中医基础医学杂志，1995，1(4)：50–52.

[2] 王阶.方证对应与方证标准规范探讨[J].中医杂志，2002，43(7)：489–491.

[3] 路军章.方剂辨证探讨[J].中华中医药杂志，2007，22(10)：668–671.

[4] 张国骏.伤寒论思维与辨析[M].北京：中国中医药出版社，2006：52.

[5] 顾武军.《伤寒论》方证辨证探析[J].南京中医药大学学报,1995,11(2)：20–22.

[6] 朱邦贤."方证相对"是中医辨证论治法则之魂[J].上海中医药杂志，2006，40(8)：52–54.

患者病证与所选用方案最佳匹配的过程，就是按照患者的各种信息反馈，根据“方证相对”原理不断修正其认识上“不够契合”的过程，就是追求“方”“证”最佳匹配的过程。故“方证相对”不仅是中医辨证论治法则之魂，也是临床医生熟练运用各种辨证技术方法处理疾病过程的最基本的临床思维方式和孜孜以求的终极目标。张兰凤等[1]认为方证对应是指方剂的主治病证范畴及该方组方之理法与病人所表现出来的主要病症或病机相符合。方证对应是辨证论治与方剂辨证的总目的。辨证论治包含了方证对应，不管何种辨证方法，最后总要落实到证与方剂的对应上，证与方剂之间愈是丝丝入扣，疗效就愈佳。因此，方证对应是中医辨证论治原则的体现，是辨证论治的重要环节。吴依娜等[2]也认为方证辨证是中医辨证方法之化繁为简的表现，辨证论治包括方证相应。

王付[3]认为方证辨证是构建运用辨证论治理论更加灵活、实用且具有广泛性与针对性相结合的一种方法，是由基本脉证、病变属性、或然病证、方证运用四部分所构成的有机整体。方证辨证在辨证论治过程中具有统筹兼顾、执简驭繁、把握要点、选方准确等优点。自然方证辨证也隶属于辨证论治，从其所论方证辨证的基本方法来看，二者近乎一致。周

---

[1] 张兰凤，王阶，王永炎．方证对应研究［J］．中华中医药杂志，2005，20（1）：8–10.

[2] 吴依娜，何国樑，贺文娟．论方证相应辨证与辨证论治的关系与价值［J］．广州中医药大学学报，2008，25（4）：371–373.

[3] 王付．方证辨证之我见［J］．中医药通报，2008，7（5）：16–18.

雪梅等[1]也认为，方证辨证是临床辨证思维的一种特殊形式，体现了整体观念与辨证论治的原则，从证的治疗方面对辨证体系进行了补充。李宇航[2]基于证候要素（证素）理论，提出方剂要素（方素）的概念，并在“方证对应”的辨证论治原则基础上，提出“方－证要素对应”的方剂组成原则。认为中医临证处方有 3 个原则：一是“选方”原则，即“辨证论治，方证对应”；二是“组方”原则，即“方－证要素对应”；三是“优化”原则，即“君臣佐使”。“方－证要素对应”组方原则，更加强调“理法方药”之间的逻辑关系。换言之，则方证对应、方剂辨证也当隶属于辨证论治。

## 三、方证辨证的特点与优势

路军章[3]认为方剂辨证，也称汤方辨证，是一种高层次的辨证方法，与其他辨证方法比较起来，方剂辨证更加简捷，更少教条，更多灵活，实用性更强。由于方剂辨证大多是选择针对性强，久经考验，力专效宏的历代名方，故方剂辨证所产生的疗效必定高于其他辨证方法。方剂辨证侧重于从证效关系来判别辨证的正确与否，也就是说证的存在可由药物验证而确认，因此比较客观，再结合方证的研究，也有助于促进中医的现代化、中西医结合和中医药走向

[1] 周雪梅，陈雪功，董昌武．论方证辨证的形成源流和运用特点［J］．北京中医药大学学报，2013，36（3）：153–155.

[2] 李宇航．谈“证候要素”与“方剂要素”［J］．中华中医药杂志，2009，24（2）：117–120.

[3] 路军章．方剂辨证探讨［J］．中华中医药杂志，2007，22（10）：668–671.

世界。周雪梅等[1]认为方证辨证在运用时具有直接运用、以方识证、辨识主症、脉症相应、灵活变通的特点。严石林等[2]认为方证辨证具有操作简捷方便，辨证精确高效，适应范围广阔，解决方证分离，提供科研思路等5大优势。同时也指出方证辨证存在摒弃辨证体系，违反辨证程序，证名表述不清，容易对号入座、方证数量庞杂等不足之处。认为方证辨证在研究不太成熟的今天，还不能成为一种正式的辨证方法，只能作为辨证诊断后选择相应方药的补充。吴依娜等[3]指出方证相应辨证能够充分发挥方剂的治疗作用，开拓和发展其临床应用范围，具有科学性、灵活性和实用性，对临床具有较大的实用价值。

## 四、方证辨证与辨证论治关系辨析

方剂的功用、主治是对特定成方作用于特定病证之后所显效用的概括，治法则是根据中医学理针对具体病证病机设定的治疗思路，二者分别是从方药和临证不同角度关于证治经验的一种抽象概括，其间有着密切的内在联系。

1. 辨证论治是方证辨证的发展

从人类认识发展过程而言，辨证论治是方证辨证的发展。

---

［1］周雪梅，陈雪功，董昌武．论方证辨证的形成源流和运用特点［J］．北京中医药大学学报，2013，36（3）：153–155.

［2］严石林，于宏波，陈为，等．方证辨证临床运用评述［J］．中国实验方剂学杂志，2010，16（11）：222–223.

［3］吴依娜，何国樑，贺文娟．论方证相应辨证与辨证论治的关系与价值［J］．广州中医药大学学报，2008，25（4）：371–373.

人类对事物的认识总是由简单到复杂，对疾病的诊疗也是如此。在人类诊疗疾病经验积累的早期，大概总是当某人出现某症状用某药（或某方）有效，于是知道该药（或该方）有何功效，日后遇有类似症状的病人便使用该药（或该方），如此反复，随着经验用药用方积累的增多，人们开始摸索组方规律，寻求获取最好疗效的最佳中药配伍，形成简单的方药－疾病对应关系。如我国现存最早的方书《五十二病方》，记载了 52 种疾病的治疗方法，现存医方 280 多个。在当时没有中医系统理论指导，无辨证方法可资借鉴的情况下，用方剂治病，是凭借从长期实践中获得的经验方，根据这些经验方的不同效能，针对患者出现的症状，进行辨析、对应，从而有是病则用是方。所以"'方药与病症相对应'应该是中医先人治疗疾病最早和最常用的治疗方法之一"[1]。或者说方证体系可能是疾病治疗最早的一种形式，且是先于"证－法－方"的一种治疗形式[2]。随着经验的不断积累上升为理论，以及中国传统哲学思想的引入等，中医药理论逐渐丰富，进而由经验性的方证辨证逐步发展为理论性更强的辨证论治，也是中医诊疗理论发展的必然之路。

2. 方证辨证是辨证论治过程的重要环节

从临床实际应用而言，方证辨证又称为方证对应，是辨证论治过程的重要环节，或者说是辨证论治中应有之义。中医辨证论治落实在临床诊疗中，就是辨证、立法、选方、遣药 4 个环节，即证、

[1] 朱邦贤．方剂辨证与方证规范化之我见［J］．上海中医药杂志，1997（11）：2–5.

[2] 贾春华，王永炎，黄启福．《伤寒论》方证理论体系框架［J］．河北中医，2006，28（3）：224–226.

法、方、药有机统一。贾春华等[1]认为方证论治系统要研究的是证与方的相应，临床治疗也在寻求方与证的相符。辨证论治的过程，就是寻求疾病的病机，根据病机拟定治法，然后在治法的指导下组方用药，其中以法统方原则无疑是辨证论治的根本要求，自然辨证论治同样要寻求方与证的相符。所以，杨江萍等[2]在对方证关系的系统阐述中，明确指出据证立法、依法选方遣药为辨证论治的核心内容，临床中无论是选用成方或对其进行变化，还是医家根据自己经验进行遣药组方，都必须考虑到所施方药于当前病证的针对性，寻求其最大程度的关联以获得最好的疗效。认识方与证之间的适配或关联规律及其现代内涵是揭示中医辨证论治原理的重要途径。

3. 方证辨证是辨证论治的简化

从个体思维发展的角度而言，方证辨证又是辨证论治的简化，是在经验积累基础上直觉思维的运用。朱邦贤[3]明确指出，在方剂辨证的运用上，既有“方”与“病/症”的直接对应关系，也有方之“理法”与“病/证”的间接相对关系。方证对应类似于“专方”与“专病”的关系，显然是临床医师对某方治某病的深刻理解和长期应用经验积累升华的结晶，

---

[1] 贾春华，王永炎，黄启福，等.基于命题逻辑的伤寒论方证论治系统构建[J].北京中医药大学学报，2007，30（6）：369-373.

[2] 杨江萍，谢鸣.“方证关系论”辨析[J].辽宁中医药大学学报，2011，13（8）：133-136.

[3] 朱邦贤.方剂辨证与方证规范化之我见[J].上海中医药杂志，1997（11）：2-5.

表现为似乎跳跃了“辨证论治”的思辨过程，而带有触发性“直觉思维”的特征。贾春华等[1]也认为，方证论治是指中医临床以寻求“方证相应”为宗旨的诊疗疾病的系列活动，它可能是中医诊疗疾病的最早形式，也可能是一种最简洁最有效的方法。

综上所述，方证辨证作为辨证论治的早期或丰富经验基础上的简化形式，是临床医生经验积累基础上直觉思维的体现，是辨证论治的重要环节，具有灵活性、简捷性、实用性的特点。

[1] 贾春华，王永炎，黄启福，等.基于命题逻辑的伤寒论方证论治系统构建[J].北京中医药大学学报，2007，30(6)：369-373.

# 第九章　三辨论治

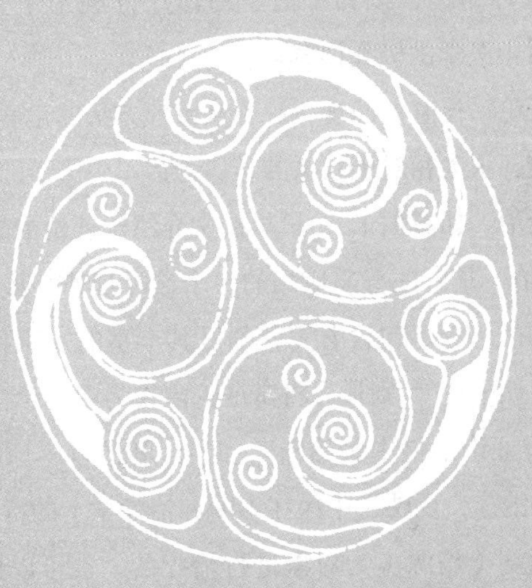

一提起中医学的诊疗方法，大概稍有点中医学常识的人都知道是辨证论治，因为中医学的相关教材及论文、论著中，都将辨证论治作为中医学的诊疗特点大加论述，而且在中医临床实际工作也经常使用并疗效显著，现代各种临床经验总结报道几乎没有超越此法者。久而久之，人们常常将诊疗特点当作诊疗常法，以为中医学的诊疗方法无外乎辨证论治。此可谓对中医学的极大误解。

辨证论治概念的凸现，源于从诊疗方法的角度对中、西医学的比较，认为相对于西医的辨病论治，中医学的诊疗特点则为辨证论治。如秦伯未[1]最早撰文介绍辨证论治的概念时说："辨证论治，是中医普遍应用的一个诊疗规律，从认识证候到给予适当的治疗，包含着完整的极其丰富的知识和经验。"西学中学者孙士荃[2]则最先将辨证论治作为中医诊疗特点提出，指出："辨证论治是中医诊断学和治疗学的基本原则。以证为对象进行治疗，反映了中医在诊断和治疗学上的特点；现代医学则是以病（病源）为对象进行治疗的，也可以说是辨病论治。中西医在诊断和治疗学体系上存在着重要的差别。"但从中医临床实际来看，中医对疾病的治疗，既强调辨证论治，同时也进行辨病论治与辨症论治；既重视病证结合，也考虑证症相参，即融辨病、辨证及对症治疗三位于一体，可总称为三辨论治。

---

［1］秦伯未．中医"辨证论治"概说［J］．江苏中医，1957（10）：226–227.

［2］孙士荃．辨证论治和机体反应性问题［J］．中医杂志，1962（1）：225–226.

## 第一节　病、证、症的概念

要搞清楚三辨论治的问题，首先应明晰病、证、症三个不同而又相关的重要概念。从文字沿革的角度来讲，“證”与“証”在古代本为两字，东汉许慎的《说文解字》对“證”的解释是“告也，从言，登声”；对“証”的解释是“谏也”，而“谏”的解释是“証也”，二字互训。到了清代段玉裁的《说文解字注》里，“証”已经演变为从属于“證”的一个异体字，其在“証”字条下说：“今俗以証为證验字，遂改吕览之証为證。”在历代中医文献中，“證”也是用以表述疾病状态唯一规范的字。“症”字出现较晚，据干祖望先生考证，首见于宋代李昴英《文溪集》的“症候转危，景象愈蹙”之语，用以比喻当时的环境，而非指疾病。明确以症指示疾病者，是明·万历进士谢肇淛的《五杂俎·物部》“人有阴症寒疾者”一语。但清代《康熙字典》中没有症字，成书于1915年的《中华大字典》虽将症字收入，却对症的解释只3个字——“俗證字”。症字在中医文献中出现是清代乾隆年以后的事。如乾隆二十一年（1744年）出版的《方症会要》，全书在应当用“證”的地方全部代之以“症”。耐人寻味的是，1926年谢观编撰的《中国医学大辞典》中无“症”字，连1973年出版的《中医名词术语选释》和1979年出版的《简明中医辞典》，也没有收入“症”字[1]。1964年由国家颁布和推行的汉字《简化字总表》，将“證”字简化为“证”，同时“症”（zhèng）字也作为规范字，用以表示疾病或临床表现。

随着文字的演变和人们认识的不断深化，中医学界对病、证、

[1] 干祖望.病、症、证三字必须区别[J].医古文知识，1995（5）：27-29.

症的含义以及关系也进行了深入的探讨，虽然认识不尽一致，如有学者认为证候是中医学的专用术语，即通过望、闻、问、切四诊所获知的生命过程中表现在整体层次上的机体反应状态及其运动、变化，简称证或候。与此相应，症状（体征）是西医学专用术语，两者之间存在着内容、性质、临床意义的不同[1]。但从总体上而言，一般认为所谓“症”，指症状与体征，是病人主观的痛苦不适感觉与医生诊察而得知的病态改变，是病、证的外在表现。“病”在中医学中是指在病因的作用下，机体邪正斗争，阴阳失调，出现具有一定发展规律的演化过程，具体表现出若干特定的症状和各阶段的相应证候。“证”是指在疾病发展过程中，某一阶段的病理机制反映，包括疾病的原因、部位、性质以及邪正关系，同时，还反映疾病可能发展变化的趋势，并涉及影响疾病性质的年龄、体质等自身因素和自然、社会环境等外界因素，是疾病发展过程中某一阶段病理机制的外在反映。病机是病因、病位、病性、病势四个要素及其关系的总括。病机决定证，而证是病机的反映。一般而言，证具有整体性、定型性、时相性、状态性等特性，是生命物质在疾病过程中具有时相性的本质性的反映，是一种以临床机能变化为主的整体定型反应形式与状态。就病、证、症的关系而言，症是辨病、辨证的主要依据，是病与证的现象，病的本质一般规定着病的表现和证的变动。病代表疾病的全过程的根本矛盾，证代表病变当前

---

[1] 韦黎．證、证、症、候的沿革和证候定义的研究［J］．中国医药学报，1996，11（2）：4-9.

的主要矛盾。病的全过程可以形成不同的证，而同一证又可见于不同的病种，因此，病与证之间形成了错综复杂的关系。

## 第二节　辨病论治

中医学对疾病的认识和治疗，大致上是由症到病，然后到证，多次反复认识，逐渐深化的。最早的疾病记载，见于殷商时代的甲骨文，大多根据身体部位笼统描述为疾首、疾耳、疾身、疾膝、疾乳等，是对该部位疾病的总称，但已有疟、疥、瘟疫、蛔、龋等具体疾病的记载，对症状的描述也较多，如咳嗽、耳鸣、眩晕、水肿、腹胀、虚软等。从疾病种类来看，已涉及内科、外科、口腔、耳鼻喉、眼科、妇产科、儿科、骨伤科、皮肤科、精神、传染科等[1]。《山海经》对疾病的认识进一步深入，出现了瘿、痔、痹、疫疾等以病理特点和发病情况命名的病名，其记载疾病 38 种，而以专用病名命名者 23 种。马王堆出土帛书《五十二病方》则出现对疾病过程有较详细描述的病名，如论“螟病”云：“其所发无恒处，或在鼻，或在口旁，或齿龈，或在手指，使人鼻缺指断。”相当于现在的麻风病。《五十二病方》现存医方总数为 280 方，基本上是以病论治。

《内经》时代，虽然提出了疾病、证候、症状三种形式，但仍然十分重视辨病论治，其中以病的形式讨论的专篇，如《疟论》《痹论》《周痹》《痿论》《咳论》《寒热病》《水肿》《热病》《厥论》《癫

[1] 张炜．商代医学文化史略［M］．上海：上海科学技术出版社，2005：95-117.

狂》《痈疽》《水胀》等，对所论疾病产生的原因、致病因素作用于人体后所引起的病理变化、病变部位、临床表现、鉴别诊断、治疗及预后等均进行了较为详尽的阐述。《内经》中仅有的13个方剂就是针对疾病而设的，如生铁落饮治疗狂证、鸡矢醴治疗臌等，已初具专病专方的特点。从治疗学而言，整部《内经》是以辨病论治为主，辨证论治为辅，形成了辨病、辨证论治相结合的雏形。《神农本草经》所载常山截疟，海藻治瘿，硫黄治疥，黄连、鸦蛋子治痢等，为专方专药治专病的最早记载。

东汉张仲景继承与发展了《内经》确立的辨病论治原则和蕴含的辨证论治思想，奠定了在辨病论治体系下辨证论治的基础。《伤寒论》首创辨病论治一词，论中各篇篇名，均冠以“辨××病脉证并治”，即以六经病分类，先列总纲，再按具体病名分类，然后详尽分析脉症，辨其本证、兼证、变证以及合病、并病等演变与预后，并提出具体的治疗方案、方药和服法等，脉络清晰，一目了然，基本上是在辨病基础上进行辨证论治。如以太阳病为例，太阳病提纲条“太阳之为病，脉浮，头项强痛而恶寒”，一般可视为其诊断标准。太阳病本证分经证与腑证两类，经证分为太阳中风证与伤寒证，前者用桂枝汤发汗解肌，后者用麻黄汤发汗解表；腑证分为太阳蓄水证与蓄血证，分别用五苓散与桃核承气汤治疗。由于患者体质差异以及治疗等因素的影响，太阳病又可出现兼证、变证、坏证等，又当随证治之。《金匮要略》大多数是首先辨病，然后辨证，并往往就同类疾病，或容易混淆需加鉴别的疾病，合并一篇讨论，如痉病、湿病、暍病合并一篇，百合病、狐惑病、阴阳毒病合并一篇，其他如血痹与虚劳，肺痿与肺痈，胸痹、心痛与短气，腹满、寒疝与宿食，痰饮与咳嗽，消渴、小便不利与淋病，呕吐、哕与下利等等。也有单个疾病作一篇者，如疟病、水气病、黄疸病、奔豚气病等。除少数疾病如狐惑病内服甘草泻心汤，外用苦参汤洗阴部，雄黄熏肛门，只辨病而不辨证即治疗外，大多数疾病则是既辨病治疗又辨证论治，如《胸痹心痛短气病脉证并治》篇论胸痹病云："胸痹之病，喘息咳唾，胸背痛，短气，寸口脉沉而迟……瓜蒌薤白白酒汤主之。"如兼有"不得卧，心痛彻背者"，即为胸痹病痰涎壅塞胸中之证，则用瓜蒌薤白半夏汤主治，以通阳散结、蠲饮降逆。若兼有"心中痞气，气结在胸，胁下逆抢心"者，即为胸中气滞、肝胃气逆之证，当用枳实薤白桂枝汤主治，以通阳散结、降逆平冲等等。说明既要辨出是胸痹病，又要辨认胸痹病中各种不同的证候，而分别采用不同的治法与方药。故岳美中认为《金匮要略》是在专病专证专方专药基础上进行辨证论治的著作[1]。

辨病治疗，是指针对某一疾病采用专方专药的治疗，作为中医诊疗疾病的重要方法和手段，它着眼于疾病过程中的根本矛盾予以治疗，具有很强的针对性，并且可以解决当疾病的症状、体征轻微或缺失而无证可辨可治的问题。徐大椿《医书全集·兰台轨范序》即言："欲治病者，必先识病之名……一病必有主方，一病必有主药。"如古人治疗肠痈用大黄牡丹汤、治疗脏躁用甘麦大枣汤、常山截疟、黄连止痢，均体现了专方、专药对专病的辨病治疗原则。由于中西医对病的认识不一，故辨病论治可划分为中医辨病论治与西

---

[1] 陈可冀.岳美中医学文集[M].北京：中国中医药出版社，2000：3-15.

医辨病论治两种。中医对病的认识，受技术条件及思维方法等限制而不够完备，病名的内涵也不够确切，或根据疾病部位命名，如肺痈、肠痈等；或根据病因命名，如伤食、中暑等；更有许多是根据临床表现来命名，如黄疸、消渴等。所以，中医的一个病多涉及多种西医的疾病，可以有不同的本质特点，许多情况下，单纯的辨病治疗不易实施，必须与辨证论治相结合。相比较而言，西医学对病的认识远较中医学深刻而完备，每一种病一般都有各自的病因，相对明确的病变部位，特异性的病理改变，相应的可以解释的临床症状，以及具有一定特异性的诊断指标等。随着中西医结合工作的不断深入，辨病论治也常指针对西医学的疾病，结合现代中药药理学的研究，而选用有针对性的方药进行治疗。如邓铁涛[1]在其所著《邓铁涛临床经验辑要》一书中，一方面谈高血压、冠心病、胃、十二指肠溃疡病、慢性胃炎等疾病的辨证论治，另一方面又介绍了治疗60余种疾病的专方，如治胃、十二指肠溃疡方，其组成为党参18克，白术12克，云苓15克，柴胡9克，佛手片5克，乌贼骨（或煅瓦楞子）15克，甘草5克。功效健脾益气，舒肝和胃，主治胃、十二指肠溃疡病，慢性胃炎，胃肠神经官能症。若嗳气泛酸者加砂仁、元胡或合用乌贝散（乌贼骨85%，浙贝母15%研为极细末），每服2～3克。肝气郁结者加白芍、枳壳、郁金或左金丸。肝郁化火或胃热过盛者合用三黄泻心汤。脾胃虚寒者加

[1] 邓铁涛．邓铁涛临床经验辑要［M］．北京：中国医药科技出版社，1998：198.

黄芪、桂枝、法夏或桂附理中汤。兼吐血便血者加侧柏叶、白及、阿胶、田七末（炒）。胃阴亏虚者加麦冬、石斛、玉竹等。此方的主治疾病与加减变化充分体现了辨病论治、辨证论治与辨症论治的有机结合。

中医学的辨病论治，通常建立在经验之上，是在长期的医疗活动中发现对某病的特效方药。尽管在中医学术体系中，辨证论治占据主导地位，是中医学的特色，但辨病论治一直在临床上有效地运用，并不断发展。例如对疟疾的治疗，就经历了辨证论治和辨病论治不断发展和相互补充的过程，疟疾治疗首见于《内经》，有“寒疟”“温疟”“瘅疟”“风疟”之称，并对疟疾的病因、证候、治法做了详细的论述，已具辨证论治的雏形。晋代葛洪《肘后备急方》，则统括诸疟而治，立“治疟病方”:“青蒿一握，以水二升渍，绞取汁，尽服之。”这是建立在实践经验之上的辨病论治。唐代用截疟法治疗疟疾颇为盛行，《千金要方》《外台秘要》制定以常山、蜀漆等为主药的截疟诸方，配合柴胡、青蒿、乌梅、知母、黄芩、牡蛎等，以治疗诸种疟疾。明代医家则重视对疟疾的辨证论治，如李梴《医学入门》即主张分阴阳、辨寒热、明六经、别异气，对疟疾的辨证论治论述甚详。现代医家则也主张在截疟的同时，根据不同证候遣方用药，一般分正疟、温疟、湿疟、热疟、寒疟、劳疟、痢疟等加以辨证论治。现代研究证明青蒿素对疟原虫红细胞内期无性期（裂殖体）有高度杀灭作用，可以用于包括凶险型恶性疟疾在内的各种疟疾。倘若不用青蒿之类治疗疟疾的特效药物，单纯依靠辨证论治，是难以取得理想疗效的。由此可见，古代医家在长期的临床实践中，已认识到“病”和“证”的区别，并积累了很多辨证论治与辨病论治结合的成功经验。

尽管中医辨病论治有着悠久的历史，但由于各种原因影响，对病本质的认识并不深入，针对病进行的治疗缺乏有效手段。究其原因，首先是由于中医学的诊察手段原始，通过“望闻问切”所获得的病情资料有限，只能起到“司外揣内”的作用，难以认识疾病内在本质，因而许多病名尤其是内科疾病，不少是据症状而命名，而症状只是现象，难以明确界定疾病的内涵与外延，因而成为中医诊断的极大薄弱环节；其次，中医病因学的宏观模拟、审证求因，制约了中医对疾病认识的深化，导致中医辨病往往形成的是关于疾病的类概念；另外，过分地强调和依靠辨证论治，而视辨病为可有可无，因而未重视对疾病规律的认识与总结，未重视针对病的治法与方药的探讨。特别是近代中西医的病证结合，大有取消中医病之趋势，更不利于中医对病的诊疗的深入研究，由此形成了用西医方法诊病、治病，用中医方法只是辨证、治证。此则不利于中医辨病论治的进一步发展。

## 第三节　辨证论治

辨证论治是中医治疗体系的一大特点，也是中医治疗有别于西医的主要之处，故常与整体观念一起，被看作中医理论体系的主要特点。

“辨”，是人们理性思维的一种形式。《辞源》谓“辨”，“考问得其定也”;《康熙字典》谓，“辨然，不疑惑也”。故“考”是“辨”的过程，“定”是“辨”的结果。就是说，

“辨”是人们透过现象以认识事物本质的思维过程。辨证论治，简单地说，就是辨证求因、求机，审因、审机论治，其中认识病机是全部辨证论治的中心环节。如果与西医临床中通过种种辨病（病理诊断与鉴别诊断）的方法以认识病理的过程相比，中医临床辨证的过程，就是以中医基础理论为依据而展开的临床思维的过程。

具体而言，辨证就是将望、闻、问、切等诊法所收集的资料、症状和体征，在中医理论指导下，通过分析综合，去粗取精，去伪存真，由此及彼、由表到里的深入研究，辨清疾病的原因、性质、部位及邪正之间的关系等，以认识疾病形成、发展、转归的内在原因和机制，也就是病机。换言之，辨证的过程，就是从机体反应性的角度来认识疾病，分析疾病当时所表现的症状和体征以认识这些临床表现的内在联系，并且以此来反映疾病该阶段本质的临床思维过程。论治，则是根据辨证所确定的病机，以审机而立法，因法而遣方、用药，确定相应治疗方法的过程。辨证是确定治疗方法的前提和依据，论治是辨证的目的。通过辨证论治的效果，可以检验辨证论治是否正确。辨证和论治，是诊治疾病过程中前后衔接、相互联系、不可分割的两个方面，是理论和实践的有机结合，是理（理论）、法（治疗原则、方法）、方（方剂）、药（中药）在临床上的具体运用，是指导中医临床工作的基本原则。辨证论治的精神实质，在于诊断结论的时空性和程序方案的个体化。现举《冉雪峰医案》记载一治验案例加以说明[1]。

武胜门外夏姓，因街市流行霍乱，夫妇均受传染，同日病发，均大吐大泻大汗出，肢厥脉厥，腹痛筋转，目陷皮瘪，证象颇同。

---

［1］ 冉雪峰．冉雪峰医案［M］．北京：人民卫生出版社，2006：13-14.

但男则舌苔白，津满，渴不欲饮，喜热，吐泻清冷，不大臭，其筋转强直拘挛，是为寒多；女则舌苔黄，中心灰黑，津少，口大渴，饮冷不休，吐泻甚臭，其筋转抽掣急剧，是为热多。同居一室，同一样生活，又同日发病，满以为一病传化蔓延，细审病象，寒多热多两歧，疗法也不能不有所区别。是年疫证有用大热药愈者，有用大寒药愈者，此一夫一妇，一寒一热，一用四逆汤，甘草、干姜、附子，加萸肉、木瓜；一用甘露饮，白术、茯苓、猪苓、泽泻、条桂、滑石、石膏、寒水石，加蚕沙、省头草，均续续频进如前法（一剂分二服，半日一夜，令六次服尽），结果三剂后，夫妇均吐泻止，厥回脉出而愈。设互易其药，则后果何堪设想；或同用一法，则必有一方损害。

本案为夫妇同日感邪，病发霍乱，然由于性别、体质等差异，机体表现出来的临床反应状态并不完全相同。冉老着眼于患者舌苔、口渴饮水、吐泻物气味等差异，从寒热之象辨别病证的阴阳属性，治病求本，仿“仲景寒多不欲饮水者理中丸，热多欲饮水者五苓散，此案前之通脉加减，后之甘露加减，不过就仲景法再进一步，病势较重，故药力较加，各随其病机而归于至当”（《冉雪峰医案》）。即充分体现了辨证论治的活的灵魂。

虽然自张仲景以来的历代医家，分别从六经、脏腑、经络、八纲、病因、气血津液、卫气营血、三焦等不同角度进行深入研究，总结出各自的经验，形成了诸多辨证论治的理论和方法。这些方法各具特点，适用的范围也不完全相同，但又相互联系。其中八纲辨证是辨证的基本纲领，表里、寒热、虚实、阴阳可以从总体上分别反映证候的部位和性质。脏腑辨证、经络辨证、六经辨证、卫气营血辨证、三焦辨证，是八纲中表里病位的具体深化，即以辨别疾病现阶段的病位或层次为纲，而以辨病因病性为具体内容。其中脏腑辨证、经络辨证的重点是从“空间”位置上辨别病变所在的脏腑、经络，主要适用于内伤杂病的辨证；六经辨证、卫气营血辨证、三焦辨证则主要是从“时间”上区分病情的不同阶段、层次，主要适用于外感疾病的辨证。病因辨证、气血津液辨证是八纲中寒热虚实的具体深化，以辨别病变现阶段的具体病因病性为主要目的。其中辨病因主要是讨论六淫、虫、食等邪气的侵袭停聚为病，与六经、卫气营血、三焦等辨证的关系极为密切；辨病性主要是分析气、血、津液等正气失常所表现的变化，与脏腑辨证的关系尤为密切。总之，诸多辩证方法的基本内容，大致可概括为辨病位与辨病因病性两个方面。关于辨证论治的具体方法步骤，此举焦树德医案一例[1]予以说明。

王某，男，42岁，北京某部队团长。初诊日期：1978年9月12日。

问诊：主诉少腹痛，尿中带血两个多月。

两个多月来，右少腹部疼痛，经常有血尿。平时用显微镜查尿，红细胞满视野，严重时肉眼也可看到血尿。曾住在中国人民解放军某医院经X光肾盂造影等详细检查，未发现器质性病变，拍摄X光腹部平片，亦未发现泌尿系统结石，后来仍以“血尿待查”出院。出院后，听人说也要怀疑有癌性病变的可能性，故来试找中医诊治。

现感右侧少腹疼痛，时轻时重，腰部及小腹有轻微不适感，排

[1] 焦树德.从病例谈辨证论治[M].北京：人民卫生出版社，2006：63-65.

尿时尿道微感不适，但不痛，小便色赤，大便尚调。

望诊：体格发育良好，营养佳，有焦急表情。舌苔薄白，但满布于舌。

闻诊：无异常。

切诊：头、颈、胸部及四肢未见异常。腹部肝脾不大，右下腹部的筋肉比左侧稍现僵滞，不如左侧柔软，无压痛及肿物。腰部无叩痛。脉象：两手皆弦滑略细。

辨证：少腹及小腹为肝、肾、膀胱经脉所过之域，肝肾二经气血逆滞、经脉不通故少腹阵阵作痛，筋肉僵滞不柔，小腹不适。肾与膀胱为表里，主水湿气化，肝肾气滞，下焦水道失利，湿蓄膀胱，湿郁日久渐有化热之势，故小便色赤，尿道不适。舌苔薄白满布，脉兼滑象，皆主内有湿邪。六脉皆弦，知病与肝经有关，并主疼痛。四诊合参，诊为肝肾气滞、湿蓄膀胱之证。

处方：芍药甘草汤合天台乌药散加减。

白芍 15 克，炙甘草 6 克，乌药 12 克，炒川楝子 12 克，炒小茴香 5 克，炒橘核 9 克，茯苓 12 克，泽泻 10 克，金钱草 15 克，黄柏炭 12 克，小蓟炭 21 克，川断炭 21 克。水煎服，6 剂。

二诊（9 月 19 日）：用药后自觉症状减轻。在本单位查尿也有好转，尿中红细胞 30 ～ 40/ 视野。惟感腹中疼痛，似有气下攻。舌苔薄白，脉仍同前。再加减上方。

白芍 15 克，炙甘草 6 克，乌药 9 克，炒川楝子 12 克，炒小茴香 5 克，炒橘核 9 克，海金砂 12 克，鸡内金 9 克，金钱草 15 克，小蓟炭 21 克，川断炭 15 克，黄柏炭 9 克，水煎服，6 剂。

三诊（9 月 16 日）：已服中药 12 剂，原自觉症状已基本消失，右下腹肌肉亦柔软。虽有时可见尿色发红，但镜检已有明显好转。唯在排尿时，感到少腹部有气向下攻窜样疼痛，未发现尿中有结石。舌苔薄白，脉同前。再加减前方（减去理气缓急之品，加重益肾破瘀、滑窍、通淋之品）。

川断炭 30 克，生地 15 克，冬葵子 10 克，瞿麦 12 克，泽泻 10 克，茯苓 12 克，金钱草 15 克，玄参 12 克，黄芩 9 克，黄柏炭 15 克，小蓟炭 25 克，水煎服，6 剂。

10 月 15 日，患者尿道排出一块枣核大小的结石，色褐黄。12 月初随访，已能参加正常工作，执行飞行任务。

从上例可见，辨证论治是按照中医理论，靠望、闻、问、切所得的信息，做出诊断并定出治则、方药的思维过程。因此，辨证论治的基本程序和方法可归纳为：第一，四诊合参，获取翔实的病情资料是辨证的基础；第二，分析并抓住主症，围绕主症初步判断病位与病性；第三，全面分析四诊资料，确定病机；第四，注意主要证候与兼夹证候的特性与主次关系；第五，根据辨证结果确定治则治法；第六，根据立法的要求灵活选方、用药。第七，根据用药后病人的反应，不断修正诊断，调整方药（图 9–1）。

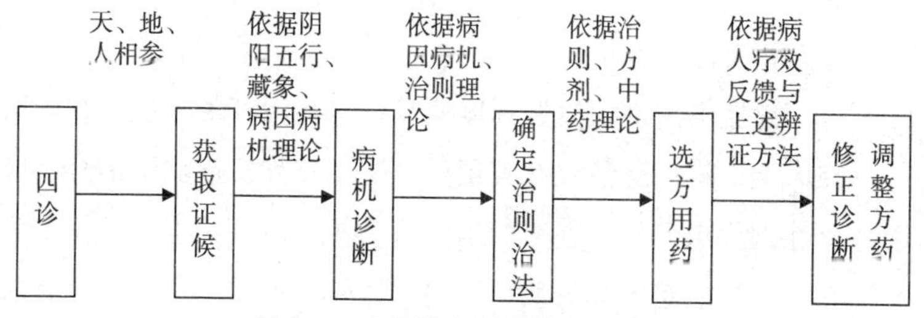


**图 9–1　中医辨证论治流程示意图**

当然，辨证论治作为中医临床诊疗疾病时应遵循的基本方法与诊疗特点，也有其不足之处，如：归类辨证论治的方法有七八种之多，相互错杂而不统一；证只是病变某阶段的本质，而对疾病全过程的本质认识不足，缺乏诊疗的预见性；有的病情缺少主观症状，而客观检查却有病变，从而形成无症可辨；有的病情虽有一定的症状与体征，但病变的位置与性质仍难以明确，形成无证可辨等。因此，临床需要与辨病论治、辨症论治结合应用。

## 第四节　辨症论治

前文已经说过，古代无“症”字，仅有“證”，但“證”“症”通用，如张仲景《伤寒杂病论》所言“辨××病脉證并治”或“××病脉證并治”，其中的“證”即通“症”。人类对疾病的认识，无疑也是开始于对症的认识与对症治疗，所谓“审证求因”，其本义也应是指探求出现症状的原因，即据症求因。由于症作为疾病本质的外现，是医生认识疾病的航标和纽带，是辨病和辨证的主要依据，故临床上对症的多样性和变化性不可不辨。

辨症论治是指根据具体症状以对症治疗的方法。在中医临床上，辨症论治也有其重要意义。首先，辨症论治具有应急性的优点，临床上一般是以病为本、以症为标，但标本各有缓急，如对于大失血、剧痛、尿闭等严重、危急症，有时已成为整个病情的关键，就需采用止血、止痛、导尿等对症的治疗方法，以解决紧急情况；其次，辨症论治具有灵活性的特点，而为临床治疗普遍采用，如治法、主方确定以后的所谓“加减灵活在变通”，其中一个主要方面就是根据主要症状而加减用药；其三，辨症论治还有实用性强的优点，临床上有时病、证一时难以明确，而病情又不能不进行诊疗，此时则只能根据主要症状进行暂时性诊断与治疗。如“肚腹三里留，腰背委中求，头项寻列缺，面口合谷收”等针灸疗法，实际在相当程度上是对症处理。

中医学在长期的临床实践中，积累了丰富的针对主要症状进行治疗的有效方法和方药。对症状治疗总结的经验，主要体现在方剂和药物等的功效上，各方药中提到的止血、止衄、止汗、止痛、止呕、止泻、止渴、止呃、止痒、止痉、止带、止漏、止咳、平喘、开音、开窍、安神、醒神、安眠、平惊、平悸、解郁、起痿、安胎、止遗、固崩、调经、消肿、利尿、通便、退热、消痞、化癥、散结、退黄、透疹、消疹、生肌、除烦、除满、减肥等等，都是针对主要症状进行治疗而总结提出的方法。他如二母宁嗽汤、止嗽散、十香止痛丸、九气拈痛丸、止痉散、止汗散、八宝止血药墨、大消痞丸等，都是针对主症治疗的有名方剂。

辨症论治的应用，大多数情况下是与辨病、辨证论治结合使用，但在某些情况下，由于标的一方甚急，根据标本缓急的原则，急则治其标，而先用辨症论治的方法以解其急。如《蒲辅周医案》载[1]：

段某，男，38岁，干部，1960年10月1日初诊。

旧有胃溃疡病，并有胃出血史，前二十日大便检查潜血阳性，

[1] 中医研究院主编．蒲辅周医案［M］．北京：人民卫生出版社，1972：43–44.

近因过度疲劳，加之公出逢大雨受冷，饮葡萄酒一杯后，突然发生吐血不止，精神萎靡，急送某医院检查为胃出血，经住院治疗两日，大口吐血仍不止，恐导致胃穿孔，决定立即施行手术，迟则将失去手术机会，而患者家属不同意，半夜后请蒲老处一方止血。蒲老曰：吐血已两昼夜，若未穿孔，尚可以服药止之，询其原因由受寒饮酒致血上溢，未可以凉血止血，宜用《金匮要略》侧柏叶汤，温通胃阳，消瘀止血。处方：

侧柏叶三钱，炮干姜二钱，艾叶二钱，浓煎取汁，兑童便60毫升，频频服之。

次晨往诊，吐血渐止，脉沉细涩，舌质淡，无苔，原方再进，加西洋参四钱益气摄血，三七（研末吞）二钱，止血消瘀，频频服之。次日复诊，血止，神安欲寐，知饥思食，并转矢气，脉两寸微，关尺沉弱，舌质淡无苔，此乃气弱血虚之象，但在大失血之后，脉证相符为吉，治宜温运脾阳，并养荣血，佐以消瘀，主以理中汤，加归、芍补血，佐以三七消瘀。服后微有头晕耳鸣，脉细数，此为虚热上冲所致，于前方内加入地骨皮二钱，藕节三钱，浓煎取汁，仍兑童便60毫升续服。

再诊：诸证悉平，脉亦缓和，纳谷增加，但转矢气而无大便，继宜益气补血，养阴润燥兼消瘀之剂，处方：

白人参三钱，柏子仁二钱，肉苁蓉四钱，火麻仁四钱（打），甜当归二钱，藕节五钱，新会皮一钱，山楂肉一钱，浓煎取汁，清阿胶四钱（烊化）和童便60毫升内入，分四次温服。服后宿粪渐下，食眠俱佳，大便检查潜血阴性，嘱其停药，以饮食调养，逐渐恢复健康。

本例胃溃疡吐血，蒲老治疗首先用柏叶汤，虽云温通胃阳，消瘀止血，但其重点在于止血，方中侧柏叶、炮姜、艾叶、童便都有止血作用，为最早的止血专方，故《金匮要略·惊悸吐衄下血胸满瘀血病脉证治》说："吐血不止者，柏叶汤主之。"待吐血渐止，再行辨证论治以治其本。

中医临床上常融辨病、辨证、辨症论治三位一体，其中辨病论治与辨证论治都属于治病求本的范畴，而辨症论治则属于治标的范畴。三者相互配合，既强调对致病因素的作用和疾病本身特异性变化规律的认识，治疗用药以消除各种病源因素，又重视揭示患病的功能状态及其对环境反应的差异性，治疗时调整机体的反应状态及自身的某些属性；既重视治本，亦结合治标，标本兼治。如对于黄疸病人，从辨病论治而言，中医治疗大多采用茵陈蒿等药。现代研究揭示，茵陈蒿有明显的促进胆汁分泌，增加胆酸、胆红素等排出的药理作用。对黄疸的辨证论治，则先当辨明系阳黄、阴黄或急黄，再进一步辨明具体的病机，如阳黄中究竟是湿热兼表，还是热重于湿或湿重于热，抑或是胆热郁结，根据辨证结果最后拟定治法，选择方剂药物。在辨病结合辨证拟定主方后，还要根据具体症状做出加减调整，以辨症论治。如同为阳黄的热重于湿，若患者大便秘结不通，可加用较大剂量的大黄，通利肠道，同时促使湿热邪毒从肠道泻出；若大便稀溏者，不宜用大黄，可加用利尿之茯苓、泽泻等，使邪热从小便而出，兼可利小便实大便。

由于病与证之间有纵横交错的关系，所以，辨病论治与辨证论治之间亦存在着复杂的交错关系。就辨证论治对疾病而言，可有同病异治与异病同治之不同。所谓同病异治，是指同一疾病，在其发展的不同阶段，病理变化不同，而具有不同的证，故治疗也不相同。如麻疹，由于病理发展的阶段不同，因而治疗方法也不一样。初起麻疹未透，宜发表透疹；中期多肺热显著，常须清肺；后期多为余热未尽，肺胃阴伤，则须以养阴清热为主。所谓异病同治，是指不同的疾病，在其发展演变的过程中，有时可以出现相同或近似的病理变化，表现出相同或近似的证，故可采用相同的方法予以治疗。如慢性肠炎、肾炎、哮喘，病虽不同，但在它们的发展过程中，都可以出现肾阳虚的病理变化，故均可用温补肾阳的方法予以治疗。同理，就辨病论治对证而言，则有同证异治与异证同治之别。如《施今墨临床经验集》中记载同为心肾不交证的遗精与失眠两案，前者治以抑相火以敛阳，补心阴以滋肾，用莲肉散合远志丸及瑞莲丸化裁：刺猬皮30克（煅），白蒺藜60克，珍珠母30克，生牡蛎30克，石莲肉30克，炒远志30克，柏子仁30克，生龙骨30克，制首乌30克，龙眼肉30克，桑螵蛸30克，川杜仲30克，紫贝齿30克，五味子15克，五倍子15克，肥知母30克，金樱子120克，黄柏皮30克，粉丹皮30克，益智仁15克，缩砂仁15克，鹿角胶30克（另烊兑入），酸枣仁30克，朱茯苓30克，炙甘草30克，共研细末，蜜丸如小梧桐子大，早、晚各服10克，白开水送服。后者则用百合知母汤合甘麦大枣汤养其肾阴敛其心火，安其精神：野百合12克，紫贝齿12克（青龙齿12克同布包），磁朱丸6克（北秫米12克同布包），肥知母6克（米炒），炙甘草10克，浮小麦30克，大红枣7枚，酒生地10克，朱茯神10克，朱寸冬10克，酸枣仁12克，紫河车6

克[1]。虽然证候相同，但由于疾病不同，故治疗用药则有较大的区别，此即同证异治之例。焦树德介绍用良附丸、百合汤、丹参饮三个药方组合而成三合汤：高良姜 6 ～ 10 克，制香附 6 ～ 10 克，百合 30 克，乌药 9 ～ 12 克，丹参 30 克，檀香 6 克（后下），砂仁 3 克，主治胃脘痛，包括各种慢性胃炎、胃及十二指肠球部溃疡、胃黏膜脱垂、胃神经官能症、胃癌等所致的胃痛。其加减法为：寒凝为主，遇寒痛重，得暖则舒，苔白脉缓，或沉弦，证属胃寒盛者，可减丹参为 20 克，加砂仁为 6 克，高良姜用 10 克，再加吴茱萸 5 克，干姜 3 克。兼有胸脘发闷，泛恶吐水，喜干食，不欲饮水，舌苔白腻，便溏脉濡，证属中湿不化者，可加陈皮 10 克，半夏 9 ～ 12 克，茯苓 10 ～ 15 克，木香 6 ～ 9 克，煅瓦楞 10 克。兼有右胁或两胁胀痛或隐痛，情绪不佳则胃痛加重，喜长吁、嗳气，大便时干时软，脉象沉弦或弦细，证属肝郁犯胃者，可轻用高良姜，重用香附，再加柴胡 9 克，厚朴 10 克，炒川楝子 10 克，绿萼梅 5 克，白芍 10 克，把檀香改为 9 克。兼有口苦，舌苔微黄，虽思冷饮食，但食凉物痛又加重，胃中似有灼热感，脉略有数象，证属标热本寒者，减高良姜为 5 克，加炒黄连 6 克，炒黄芩 9 克，千年健 12 克，去砂仁。兼舌红无苔，口干不欲饮水，饭后迟消，大便少而涩，或干燥，证属中焦气化不利，津不上输者，可加知母 9 克，焦三仙各 9 克，香稻芽 10 克，葛根 9 克。大便色黑，潜血阳性者，加白及 9 克，生藕节 15 ～ 20 克，茜草炭 12 克，减良姜为 5 克。舌红无苔，口干，喜稀饮食，夜间口渴，胃中有灼热感，食欲不振，大便干涩不爽，

---

[1] 祝谌予，翟济生，施如瑜，等 . 施今墨临床经验集［M］. 北京：人民卫生出版社，1982：128–129，160–164.

脉象沉细数，或弦细略数，证属胃阴不足者，可减高良姜为3克，去砂仁，加沙参9克，麦冬6克，知母9克，白梅花3克[1]。此从中医学的角度而言，病同而证不同，均可用三合汤加以治疗，可谓异证同治之例。另外，对于一些辨证分型概率集中于某一型的特殊疾病而言，辨病论治与辨证论治又有密切的转换关系。如《金匮要略·百合狐惑阴阳毒病脉证治》所论之百合病，临床表现为精神恍惚不定，语言、行动、饮食、感觉异常，口苦，小便赤，脉微数等，多由热病之后，或情志不遂，引起心肺阴虚内热，百脉失和所致。百合病病机演变较少，证候较为单纯，治疗用百合地黄汤养阴清热，润养心肺，既是辨证治疗，也是辨病治疗。

人类认识的历程，总是由简单到复杂，由现象逐渐到本质。人类对于疾病的认识也是如此，首先认识到相对简单、外在的症状，逐步再认识相对复杂、内在的证候与疾病。由于各种历史原因的影响，中医学对疾病的认识相对不足，特别是内科疾病，许多是以症状作为疾病名称看待，缺乏对疾病发病原因、病理演变过程与规律等的整体认识，如此则阻碍了中医辨病治疗的发展；另一方面，对症治疗作为最原始、初级的治疗方法，本身具有严重的局限性。大概正因此原因，中医学才发展出了辨证论治的方法，也可以说对疾病认识水平的落后，逼迫着中医学开创了辨证论治之路。上述焦树德用三合汤治疗胃脘痛的经验，可以说是中医治疗学发展历程

[1] 焦树德．焦树德临床经验辑要［M］．北京：中国医药科技出版社，2001：115–117.

的最好注脚。胃脘痛从中医学讲是一种病，但从西医学的角度来看，则是一个症状，可见于各种慢性胃炎、胃及十二指肠球部溃疡、胃黏膜脱垂、胃神经官能症、胃癌等疾病过程中，因此也可以说三合汤治疗胃脘痛是一种对症治疗，而其加减变化则是反映了辨证论治的特色。由此可见从辨症论治到辨证论治的发展历程。

辨病论治、辨证论治、辨症论治反映了人类诊治疾病水平的高低与不同发展阶段，各有自身的特点和临床适应对象，中医临床上常常结合应用，以期优势互补。诚如金寿山[1]所言："病是纲，证是目。既称为病，就有一定的发病原因，有其发展过程与传变规律，有其一定的治疗原则，有专方甚至专药。证则是每个病在其发展过程中各个阶段的临床表现，还可以因人因地因时因治疗经过而异。能辨证而不识病，可谓只见树木不见森林，在诊断上缺乏全局观点，在治疗上会毫无原则地随证变法；当然，只识病而不辨证，也就是只见森林不见树木……诊断上虚实不分，在治疗上会得实实虚虚，损不足而益有余。"

[1] 金寿山.金寿山医论选集[M].北京：人民卫生出版社，1983：63.

# 第十章　艰难历程

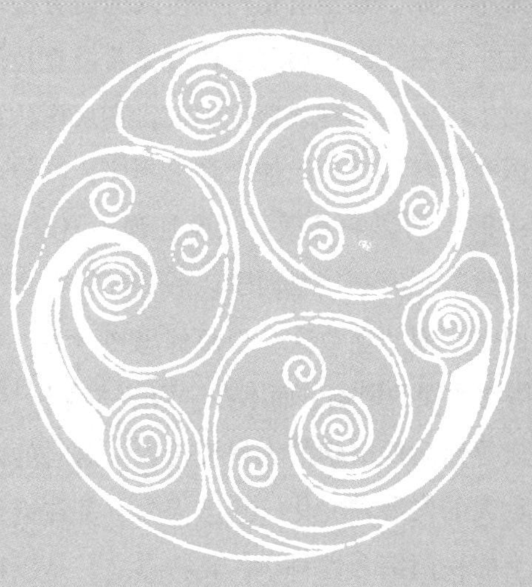

明代以前，中外医学虽有相互交流，相互影响，但传入我国的医药知识大多属于印度、阿拉伯等亚洲国家的古代传统医学，对中医学的影响很小。从明代开始，伴随着天主教士来华、西学东渐，始有西方医学的传入。近代西方医学的传入一般可分为两个阶段：第一阶段是指 1582 年意大利传教士利玛窦来华开始，延至清初，所传入的西方医学本质上为西方古代医学体系，即在病理上还遵循希波克拉底液体病理说，在解剖生理方面仍尊崇盖伦学说，在疾病认识和治疗上未见较中医有更高明之处，加之译书不多，流传范围十分有限，其对中医学的影响甚微，只有汪昂、赵学敏、王学权、王宏翰等极少数医家在接触西学以后，开始在自己的著作中有所记述而已，而“导致这一现象的思想渊源，主要是在于宋明理学格物致知的影响，而不在于西学本身”[1]。第二阶段是指鸦片战争以后西医学的大规模传入。这时的西医学本身已经历了重大的发展和变化，它已成为奠基在近代自然科学技术基础上的一门综合性科学，其特点之一是以科学实验和分析为主。

1840 年鸦片战争改变了中国社会的历史进程，由此中国开始了通过学习西方而走向近代化的历史进程，经过洋务运动、维新变法、辛亥革命、五四新文化运动以及中国科学化运动等革新运动，中国文化也通过对西方现代文化的引进和吸收，中西文化经过碰撞、交流，旧有的文化体系解体，新输入和新产生的文化因子与旧文化体系中的遗存因子重新组

[1] 廖育群.岐黄医道［M］.沈阳：辽宁教育出版社，1991：262.

合为新的文化体系，中国文化也迈向了近代化的历程。

在中国文化近代化的过程中，由于西学传入的规模和深度不同，国人对西学了解的程度不同，对待中西文化的认识和态度不同，由此形成了一股股错综纷繁的文化思潮，如洋务思潮、中体西用、全盘西化、国粹主义、中西调和、文化建设、中国科学化等等。中医学作为中国传统文化的有机组成部分，随着西学东渐与西医的传入，中、西两大医学体系相互碰撞、斗争、竞争历时百余年，此起彼伏。直到现在，中、西之间的论争还没有结束，两大医学相互依存、竞争的情形在国家医学卫生政策、医学观点、医疗体系、医学科研、医学教育等方面都有所反映。中医学也历经了艰难的应对与适应、变革与振兴的过程。

## 第一节　学术地位与环境的巨变

### 一、中西医地位的消长

中医作为“国粹”已有几千年的历史，这一在世界各族“疾病记载方面，几乎唯一拥有连续性的著述传统的”[1]医学体系，在古代中国乃至世界都占有先进地位。然而到了近代，随着西方医学的全面输入，不仅中医一统天下的格局被悄然打破，而且民国以后，中医的地位日益式微，步入命途多舛，困境重重的尴尬境地。一方面，西医迅速得到认可并呈强势发展；另一方面，中医却一路踉踉

---

［1］ 潘吉星.李约瑟文集［M］.沈阳：辽宁科学技术出版社，1986：996.

跄跄，大有日薄西山之虞。

1840年鸦片战争后，中国的国门被迫对外打开。一系列不平等条约中除强制中国开设通商口岸外，还规定了列强有在通商口岸建造教堂、医院和学校的权利，这为近代西方医学系统传入中国拉开了序幕。通过开办医院和诊所、创办医学校和吸引留学生、翻译西医书籍并出版刊物等途径，西方医学逐渐在近代中国立足生根，而且随着西医的传播，中国人由被动接受进而变为主动吸收，开始发展我国自己的现代医学。由此西医的学术地位不断巩固，逐渐取代了旧有的中医治疗系统，最终上升成为政府行政部门和卫生事务中的主管角色。史学界一般认为，到19世纪下半叶，至迟在20世纪初，西医在地位上超越了中医。李约瑟博士[1]对此认为："如果把治疗效果而不是诊断作为标准的话，我觉得西方的医学决定性地超越中国的医学是在1900年之前不久，准确时期自然还需要仔细考证。维萨里的努力并不是徒劳的，因而到1800年，外科手术和病理解剖都已大大领先于中国。可以说，在整个19世纪，医学赖以为基础的所有科学都比中国的先进得多，生理学和解剖学无疑也是如此。然而从病人的观点来看，这些学科迟迟未得到应用。所以如果我们用严格的临床的观点来判断，那么在20世纪初叶以前，欧洲病人的境遇并

[1] 潘吉星.李约瑟文集[M].沈阳：辽宁科学技术出版社，1986：206-207.

不比中国病人更好些。”席文[1]也有相似的看法：“在大约公元1850年以前，中国的医术与欧洲的医术之间多半没有什么两样。”然而，西方现代医学在20世纪初尤其是民国时期在学术地位上全面超越中医已成为不争的事实。虽然，在整个民国时期，西医在数量上无法与庞大的中医队伍相提并论，但在学术地位上双方发生了根本性的置换。

首先，西医全面进入政府管理系统。无论是晚清政府还是北洋政府、南京国民政府都开始效法西方现代国家管理模式，医事制度的衍变也逐渐呈现明显的西化倾向。西医体系中的卫生管理机制与近代化行政管理制度相配套，因之被纳入政府的管理系统，从中央到地方逐步建立了按西医建制的医疗卫生体制。而中医行政管理从机构到职能均成为国民政府管理的盲点，直到1934年半官半民的中央国医馆产生之前，中央甚至没有专门的管理中医的机构。1936年，政府始在卫生署设立“中医委员会”，由陈郁担任主委。在政府医疗行政部门中，几乎是清一色具有西化背景的留学归国人员掌握着权力，形成了“西医在朝”，独揽朝纲的局面。时人不禁感叹：“自政府派员留学以来，二三十年间，海外归来之医学博士、药学博士今已遍布国内，各种官守，概以西医充之。”[2]中医不仅没有得到政府的扶植和支持，反被加上“无系统和不合科学的罪名”，既“不许开学校，又不许办医院，研究机会不如西医远甚。”[3]虽然中医界和部分支持中医的国民党元老派一直要求和呼吁改善中医的地位和待遇，

[1] 席文.为什么科学革命没有在中国发生——是否没有发生？[J]//刘钝，王扬宗.中国科学与科学革命[M].沈阳：辽宁教育出版社，2002：501.

[2] 知死：西药亡国预算表[J].医界春秋，1927（13）.

[3] 专载.国汉公报[J].1933（5）.

但始终未见起色。

其次，西医文化优势的确立和巩固。西方医学传入中国的初期，并不具有全面的高度的文化权威，甚至于他们在给病人的诊治过程中不得不采取“按脉处方”这样一个具有象征意义的动作，以合于文化规范的方式来表达善意，以赢得病家的信任，并慢慢建立自己的权威。但随着西医在中国的曲折发展，从医院的建立、学校教育、医药团体的组建、期刊书籍的出版发行等方面，慢慢地建立了自己的文化权威与优势。如20世纪初，西式医院逐渐为中国人所熟知，到民国时期，至少在一些大城市里，新式医院逐渐取代了“医家”，成为社会医疗的主体机构。显然，与西方医院制度的规模化、集约化和专业化相比，无论规模抑或效益上，中医都显示出自己的弱势。在医学教育上，中医教育一直处于尴尬的局面中，长期被摒于学校系统之外，没有一所国立、省立中医学校。中医学校不仅在规模上落后于西医，而且在体例上已经全面接受了西医学的模式，西医课程对中医的渗透，几乎导致传统医学文化地位的失却，使中医在学术规范上处于被同化的边缘。医学团体无疑是衡量学术水准和地位的一个主要表征。晚清时期，中国医界受改良主义的影响，纷纷建立医学会，是近代中医界觉醒的重要标志。此时，在数量上，中医团体要远远超过西医团体，概因西医人数较少，势单力薄之故。以上海为例，对清末以来中西医药卫生团体进行量化分析，可以看到双方衍变和发展的概况。据《上海市卫生志》收录，从1886年10月中国博医会在上海成立，到1946年8月上海市医学会组建，共有各类医药学团体74个。从时间段来看，民国元年以前建立的有 11 个，其中只有中国博医会、中国红十字会、中华护理学会、上海市红十字会 4 个西医团体，中医团体 7 个，中医团体在数量上占明显优势。北洋时期，上海共建立医学团体 23 个，其中兼有中西性质的 2 个，中医组织 9 个，西医团体 12 个，西医团体在数量上已经超越了中医，但优势不明显，双方旗鼓相当。南京政府建立以后医药学团体先后有 40 个，其中兼有中西性质的 2 个，中医组织 8 个，西医团体 30 个，西医组织在数量上呈压倒优势，几乎是中医的 4 倍，与之相关的学术地位就不言而喻了[1]。医学期刊作为医学研究和学术交流的平台，也是近代中西医论争的主要舆论工具。民国时期的医学刊物“数量之多、品种之繁、发行范围之广皆达到了历史上的空前水平”[2]。1935 年，宋大仁等曾调查医学刊物，共得中西医期刊总数 315 种，其中西医期刊 178 种，中医期刊 137 种，分布于 16 个省市[3]。西医期刊在数量上略占优势，但发行量和持久性要远远甚于中医期刊。西医期刊在民国以后有很大发展，不仅在数量上对中医占有优势，而且在质量上也引领着医学潮流。

第三，西医在临床诊疗上的优势凸显。19 世纪末 20 世纪初，西方医学突飞猛进，方法论上彻底完成了转变，原子论使西医学成为实验医学，分析性实验所及之处，新发现、新发明、新疗法、新药物层出不穷，不论基础理论抑或临床医学，都有突破性进展。这时的西医即使在临床疗效方面也大大超越了中医。事实上，民众对西

---

[1] 1886—1990 年上海医药卫生团体一览表 . 上海市卫生志 .http: //www.shtong.gov.cn/node2/node2245/node67643/node67661/node68136/index.html

[2] 俞慎初 . 中国医学简史［M］. 福州：福建科学技术出版社，1983：401.

[3] 宋大仁，沈警凡 . 全国医药期刊调查记［J］. 中西医药，1935（3）.

医的兴趣逐渐升温，早在1946年京城官医院中就已经显示出苗头，“官医院初开之时，挂号中医者居多，以后西医号逐渐增加，并超过中医号人数。例如，内城官医院光绪三十三年（1907年）6月，中医就诊人数为6851人次，西医为7499人次。”[1]这种反差对当时的知识界、政界、医学界都是一个极大的刺激，中医界开始真正面临异文化医学的庞大压力。

第四，公众西医观念的逐渐形成。社会公众对西医的认识经历了恐惧、畏疑到信任和推崇的变化，西医的实效性成为征服公众的关键，在与西医的日常接触中慢慢形成了稳定的西医观念，这种观念最终成为西医扎根中国的社会心理基础，渐渐的，在中西医并存的地方，公众的心理天平也慢慢地向西医倾斜。

中西医学术地位的置换，也是由学科自身发展的态势所决定的，因为西医学适应了近代科学的发展和要求。20世纪初，中国传统的医疗格局和医事制度产生了变革，西方近代医院制度被移植到中国，近代公共卫生事业也随之启动。这种中西医学学术地位的转换，又是以社会形态的更迭为契机，新的政权形式从新的执政理念出发，采纳西方模式，运用政府权力将西医纳入国家行政管理部门，从此一步登天，西医这种异文化取得了全面的优势。这也说明了这样一个现实：西医的建制“是与近代化乃至现代社会的管理体系相配套

---

[1] 朱光华.清末的京城官医院[J].中华医史杂志，1985（1）：31-32.

的”[1]。

## 二、中医文化氛围的恶化

鸦片战争与甲午战争的失败，导致中国的精英阶层分别从器物→制度→文化层面进行反思和追问，由此产生了洋务运动、维新变法与五四新文化运动。其中对文化检讨的结论一是面对历史巨变，中国传统文化已经不足以应付时艰，二是中国传统文化与社会公理的矛盾和冲突。在这一片文化反省和检讨中，反传统思想勃然兴起，在中西文化的对峙中，随着中学的节节败退，不知不觉之间从原先的华夷之争演变为中西之争，最后又变成了新旧之争。显然，这不是一种简单的此消彼长，从“华夷”语境中对西方文化的鄙薄，发展到“中西”语境中双方的对等，再到“新旧”语境中双方地位的倒置，其中还包含了进化论意义的肯定和否定。中学即是旧学，国粹就是垃圾。新旧的差距，就是进步与倒退、科学与迷信的差距。所谓中学、国故、经典、中医，全被归入旧的、倒退的、迷信的、必须抛弃的范围。在五四新文化运动所建立的话语霸权之下，带“中”的一切事物都失去了合法性，而唯一的合法的话语便是科学。中国学术思潮也因此而产生了前所未有的变化，即中国传统学术思潮的终结和现代多元学术思潮的兴起，或者说是一种如科学哲学家库恩所描述的“范式”的更新与革命，中国传统学术思潮向现代学术思潮的转型。

中西医学的命运“恰似一面巨大的文化透镜，聚敛着百年来

---

[1] 马伯英，高晞，洪中立. 中外医学文化交流史——中外医学跨文化传通［M］. 上海：文汇出版社，1993：468.

中学与西学、传统与现代、民族主义情绪与科学主义思潮、农耕文明与工业文明、都市化与田园情结等各种冲突与张力”[1]，从这个意义着眼，医学无疑可为活生生的文化标本，而中西医学的扞格与汇通，实质上就是两种文明与文化的冲突与融合。而中医学作为中国传统文化的有机组成部分和载体，在整个中学都遭到抨击、破坏，整个西学都受到推崇、提倡的全盘西化的思想氛围中，不可能不遭到冲击。革命者为了彻底否定旧政治、旧传统、旧文化，把中医也当作封建文化一并否定，致使中西医的学术之争带上了强烈的政治色彩。一时间，享有几千年历史荣光的中医学，一下子被推上了文化批判的公堂，成为激进主义者声讨的对象，被指责、攻击甚至谩骂，“骂中医”一时成为欧化知识分子们的一项饭后运动。从民国建元到抗战爆发，20 多年里发生在思想界、政界、医界内的对传统中医的批判和论争此伏彼起，如果从历史和文化的角度分析，是与同时代的彻底否定传统文化的思想潮流息息相关的。

陈独秀作为新文化运动的领袖，在极力呼唤民主与科学，声讨专制与蒙昧，对中国传统文化进行鞭挞的同时，将也中医列入封建糟粕予以批判，其批判中医的标准就是西医。他在《新青年》创刊号上发表的“敬告青年”中说：“（中）医不知科学，既不解人身之结构，复不事药性之分析，菌毒传染，更无闻焉；惟知附会五行生克寒热阴阳之说，袭古方以投药

[1] 王一方，邱鸿钟．百年中医甄变：人文传统与科学建构［J］．医学与哲学，1999，20（3）：47-50.

饵，其术殆与矢人同科；其想像之最神奇者，莫如‘气’之一说。其说且通于力士羽流之术；试遍索宇宙间，诚不知此‘气’之为何物也！”[1]胡适是“五四”新文化运动的另一位代表人物，他虽然没有强烈而过火的批判中医的言辞，也没有直接介入之后的中西医论战，但他是个西化思想很浓的现代学者，自称是“信奉西医的人”，并且支持他的友人批评中医。可以说，他对中医的态度总体上是持否定态度的。他明确指出过，现代医学只能在西方文化背景上产生，“我们现在尊为‘国医’的知识与技术究竟可比人家第几世纪的进步”[2]，他甚至断言中医还处在西洋文化的巫术时代。丁文江是“五四”时期思想界极端排斥中医的代表人物。这位被胡适认为是“一个欧化最深的中国人，一个科学化最深的中国人”[3]，对中医憎恶和贬斥几乎到了极端。他“信仰新医学”，“终身不曾请教过中医，正如他终身不肯拿政府干薪，终身不肯因私事旅行用免票坐火车一样的坚决”[4]。在鲁迅、周作人、傅斯年、郭沫若等人的著作里，都有很多批判传统中医的辛辣文字。至于说坚决不看中医的，绝非丁文江一人。曾毕业于日本九州帝国大学的郭沫若就直言不讳地说：“对于旧医术的一切阴阳五行，类似巫神梦呓的理论，却是极端憎恨，极端反对的。”“中医和我没缘，我敢说我一直到死决不会

---

[1] 陈独秀．独秀文存［M］．合肥：安徽人民出版社，1987：9.

[2] 胡适．中译本序［J］//Sigerist HS 著、顾谦吉译．人与医学［M］．商务印书馆，1935

[3] 胡适，翁文灏．丁文江这个人［M］．台北：台北传记文学出版社，1967:2.

[4] 胡适．丁文江传［M］．海口：海南出版社，1993：162.

麻烦中国郎中的。"[1] 傅斯年也说："我是宁死不请教中医的，因为我觉得若不如此便对不住我所受的教育。"[2] 显然，在傅斯年等人的意识中，新学与旧知是格格不入的。鲁迅贬低中医，是众所周知的。从 1918 年《狂人日记》到 1936 年《花边文学·读书忌》为止，18 年内所写的大量著作中贬低中医的章节至少有 40 多处，可以说是连篇累牍了，最经典的一句要数"中医不过是一种有意的或无意的骗子"[3]。同样留学日本的周作人甚至认为中国"成千上万的中医实在不是现代意义的医生，全然是行医的玄学家"[4]。

在五四新文化运动中，这种以西例中、以西方科学文化来比照中国科技与传统文化、以西医来比较中医的方法在当时留洋派中几乎成为一种定式，有的甚至将此作为判断一种学术"正当与合法"的黄金标准。早年留学德国柏林大学的毛子水认为："根据解剖学、组织学、生理学、病理学、细菌学及分析化学等而谈治病的，就是医学的正轨。虽然现今欧洲的医术不能说得已达到究竟，但是设使医术界有一个究竟的地方，必定是从这个正轨走去的。倘若一定要迷信五脏属五行的原理，靠着寸、关、尺脉息的分别，恐怕一万年也达

---

[1] 郭沫若.郭沫若全集·文学编［M］.第 19 卷.北京：人民文学出版社，1992：492.

[2] 傅斯年.所谓"国医"［J］.独立评论，1934，115 号

[3] 鲁迅.呐喊·自序［J］//鲁迅杂文全集［M］.郑州：河南人民出版社，1994：128.

[4] 周作人.周作人自选文集·永日集［M］.石家庄：河北教育出版社，2002：93.

不到医术的究竟。”[1]由此可见，“五四”新文化运动及其派生的欧化思潮、反传统主义对传统中医的命运产生过不可估量的影响。在“五四”激进主义思潮的冲刷下，深受西方科学文化影响的知识分子，习惯于采用以西例中的机械方式，对中医理论大加批判和否定，几乎达到登峰造极的程度。其后的东西文化优劣之争导致中西医矛盾的进一步加剧，国民政府成立之初，中医甚至被海归派视为“全盘西化”的最后障碍，被置于弱势文化的行列，倍受打压，几乎沦落到了“失语”的境地。

## 三、废止中医案的提出

近代中国的社会转型，欧化思潮及反传统主义的产生，是导致废止中医思想泛滥的社会和文化根由；而在外部条件中，日本明治维新中取消汉医的成功，使得中国人产生效仿日本的动机，直接促成了大批留日医学生的涌现，既为中国近代医疗卫生事业的形成奠定了基础，又在客观上造就了一批废止中医思想的代表人物；中医内部的变迁和分化，也对废止中医思潮起了推波助澜的作用。

近代废止中医思潮是在中西文化撞击和交流的大背景下产生的，但这一思想的最初萌生或许有一定的偶然性。俞樾（1821—1906）被认为近代中国主张废除中医的第一人，他在其《废医论》和《医药说》两篇论著中提出“医可废，药不可尽废”的观点，实际上构成了近代“废医存药”思想的滥觞。郝先中认为，俞樾作为最早提出废除中医的人，带有一定的随意性和情绪化，家庭的不幸是导致

[1] 毛子水．驳《新潮》《国故和科学》篇［J］// 陈崧．五四前后东西文化论战文选［M］．中国社会科学出版社，1985：146.

他提出废除中医的直接动机[1]。虽然《废医论》着重从古文献中撷取例证研究中医药理论，仅仅从考据角度，从古书到古书，由文献到文献，而对古今医药的实践却视而不见，听而不闻，基本上是一篇带有书生之见的不通之论。他的基本主张是“卜可废医不可废乎？”“曲园先生所以愤然而议废医也”。后人批评此文医理不懂，逻辑不通，违背科学，“涉于考据者，凡古籍记载不一即指为妄而议废。全文七篇几无一篇立论确实者，故其谬一望而知，不烦一一纠正”。[2]但此书生不通之论，却成为近代废除中医和废医存药思想的渊源，留下了许多挥之不去的负面影响。几十年以后，“废中取西”思想汹涌成潮，中西医论战烽烟迭起，俞樾的思想和文字也成为欧化派考证上的依据，实恐作者之所难预料吧。

民国时期，围绕中医教育合法性问题、废止中医案和颁布“中医条例”等几个关涉中医命运与存亡的事件，中国医界、学界甚至政界一直弥漫着抗争和论争的硝烟，持续数十年。终民国之世，为生存而抗争成为整个民国时期中医学发展的主题。

1. 民国元年（1912 年）教育会议漏列中医

民国初建，百废待兴，北洋政府意在各方面有所建树。在医学教育上，则模仿日本明治维新的举措，全面推行西洋医学，但与日本当年对待汉医的政策不尽相同，对中医基本

---

[1] 郝先中．俞樾“废医论”及其思想根源分析［J］．中华医史杂志，2004（3）：187-190.

[2] 赵洪钧．近代中西医论争史［M］．合肥：安徽科学技术出版社，1989：59.

上持放任、观望和遗弃政策，并非疾风暴雨式的扫除，体现在政策上就是著名的“漏列中医案”。1912 年，北洋政府以中西医“致难兼采”为由，在新颁布的学制及各类学校条例中，只提倡医学专门学校（西医）而没有涉及中医。同年 7 月，政府举行教育会议，拟仿照日本学系体例制订《壬子癸丑学制》，其后陆续颁布。北洋政府教育部 1912 年 11 月颁布《医学专门学校规程》中，完全没有中医的内容；1913 年 1 月公布了《大学规程》，分大学为文、理、法、商、工、农、医七科，其中医科分为医学、药学两门，医学的科目共计有解剖学等 51 科，药学分为有机无机化学等 52 科，也完全没有中医药学方面的规定[1]。对此中医界组织救亡请愿团赴北京请愿，时任北洋政府教育长的汪大燮则坚拒不纳请愿书，其后竟在接见要求为学会立案的北京医学会代表时说：“余决意今后废去中医，不用中药。所谓立案一则，难以照准。”[2]

2. 国民政府“废止中医”案

1928 年全国教育会议上，汪企张首次提出废止中医案，但未获通过。1929 年 2 月，南京政府卫生部召开第一届中央卫生委员会议，与会者为清一色的西医，没有一位中医参加，其中多数人都有强烈的废止中医倾向。故余云岫提出《废止旧医以扫除医事卫生之障碍案》顺利获得通过，形成了《规定旧医登记案原则》，要求限期登记全国“旧医”，取缔中医学校，禁止传播中医等，拟由卫生部执行。由此开辟了动用政府行为立法干预，以政治法权解决文化论争的先

[1] 舒新城．中国近代教育史资料（中）[M]．北京：人民教育出版社，1980：652-660.

[2] 紧要新闻．神州医药学报，1914，第二期第二册．

例，中医的命运问题第一次被提到现实层面。后经中医界两次组团晋京请愿，在国民党内部拥护中医的元老派的同情和支持下，南京政府不得不暂时搁置废止中医案，并争得蒋介石撤销教、卫两部政令的手谕，暂时缓解了废止中医的危机。

在建议废止中医的西化派看来，中西医之间的不同在于新与旧、进化与落后、科学与空想哲学之别。中医不管是其理论还是其实践，都不能成为科学研究的对象，而是科学的对立。中医被等同于迷信与巫术，行医者是“依神道而敛财之辈”。中医对西医的论争，成了阻碍进步、阻碍改革的罪魁祸首。将学理的争论，泛化为意识形态的争论，将科学作为宗教信仰来对待，显示在当时的语境中唯科学主义的话语已经成为主流。

3.“中医条例”的存废之争

为了使中医药从根本上摆脱被废止的危机，中医界有识之士认识到，必须努力争取在政府的卫生行政机构中有一席之地。为此全国医药团体总联合会积极争取政府中同情中医人士的支持，具文呈请国府仿照中央国术馆之例，设立管理和研究中医的专门机构中央国医馆。经过多方努力，中央国医馆终于1931年3月17日宣告成立。1930年国民政府制定并颁布了《西医条例》，1932年国医馆提出制定《国医条例》，行政院及其下属的教育、内政两部百般阻挠，后在中央国医馆等的努力下，虽于1933年在立法院获得通过，并易名为《中医条例》，咨达行政院，但由于汪精卫等人的暗中阻挠，故该条例在经历千呼万唤之后国民政府终于在1936年公布了屡经“难产”的《中医条例》。至此，中医地位在法律条文上得到了保障，虽然以后并未得到充分贯彻，徒具形式而已。

4. 国医问题大争论

民国时期最后一次有关中医废存问题的大争论发生在1934年。是年8月5日，傅斯年在《大公报》发表《所谓“国医”》，抨击中医。在傅斯年看来，中医等于落后的中世纪（在西方话语中，中世纪是黑暗、迷信与巫术的代名词），等于中国人自有的劣根性（在西化派的话语中，中国人的劣根性是愚昧、懒惰、肮脏、保守、堕落），是中国破旧的“国粹”（在胡适派文化人的话语中，国粹等于小脚、八股文、鸦片、太监、姨太太等等），中医之危害甚至比国难还要严重，比匪患还要罪大恶极。他将中西医的学理之争，放大为“中国人的劣根性”的大爆发，其在《独立评论》115号的文章中指出：“中国现在最可耻最可恨的最可使人气短的，不是匪患，不是外患，而应是所谓西医中医之争。匪患虽了不得，然如政治有办法，不怕不能解决，日本的侵略虽不得了，如我们有决心，有准备，加以极大之努力，而且善于利用局势，日本总有受教训之一日。只有中医西医之争，真把中国人的劣根性暴露得无所不至！……到今天还在那里争着中医西医，岂不使全世界人觉得中国人另是人类之一种，办了四十年的学校不能脱离这个中世纪的阶段，岂不使人觉得前途仍是枉然！”傅氏试图通过追加罪名到中医头上的方法，企图从道德层面取消中医的合法性；同时，他也采用妖魔化的手段，将中医归入“医卜星相”的行列，并提议政府在取消中医之前，将中医划归“内政部礼俗司”管理。可见，在受过严格的实验心理学与生理学训练的傅斯年眼里，中医问题是没有资格进入“科学”视野的。科学被赋予了道德的优越性，科学也由此变成了“唯科学主义”。1941年，当民族危机成为压倒一切的问题，而民族主义话语此时成为当时代的主流话语时，孔庚巧妙地利用这一背景，在国民政府参政会第二届会议上，提出了《调整卫生行政机构，中西医并重，渐求汇合为一，增进民族健康以利抗战案》，引发了傅、孔冲突，将中医争夺生存权的话语从学理的探讨转换为民族求生存的民族主义话语，科学主义第一次遇到了自己的对手：民族主义，中西医冲突的喧嚣，由此而笼罩了国民参政会的议席，学理的论辩淡出，而意识形态的争执充斥了文化冲突的话语场[1]。

综上所述，随着中国近代史的展开，走出国门向西方学习和引进西方文化逐渐成为社会发展的主流，中医学即穿行于文化激进与文化守成的旋涡之中，在社会和文化变迁的历史大潮中，伴随着西医学的崛起，科学主义话语霸权地位的确立，中医历经了主体地位的失落、各种各样的冲击，乃至到了屡遭废止的境地。中医界在不断抗争的同时，也在苦苦寻求着中医发展之路。

## 第二节　中医革新的探索

近代以来，中国医学历史的核心问题是中西医的比较与抉择。面对着西医学的大规模传入与崛起，以及西学东渐所导致的中国文化结构和社会思潮的改变，也就是中国医学的社会文化环境的改变，中医学独尊的局面被打破而形成中西

---

[1] 邓文初．“失语”的中医［J］．读书，2004（3）：127-135.

医二元医学体系并存的局面。对于中医来说，西医的传入等于为它引进了一个参照系和竞争对手。而且伴随着中学西学之间的势力消长、地位转化和有关中西学比较及取舍的各种思潮的涌现，中西医学之间也呈现出相应的势力消长、地位转换以及有关中西医比较和取舍的各种医学思潮。

从逻辑上讲，中西医的比较和抉择有以下几种可能的结局[1]：

1. 中西医相同，两者同取，加以沟通，形成汇通思潮。

2. 中西医不同，一是一非，一优一劣，废中取西，形成欧化思潮。

3. 中西医不同，但各有是非、优劣、长短，取长补短，二者参合，形成参合思潮。

4. 中西医不同，但二者均是，相对独立，二者同取，并存不悖，形成保存思潮。

5. 中西医不同，二者均非，同舍。

这是逻辑上的5种可能性，其中第5种在现实中不可能出现，而其他4种则在近代中国医界的论争中均有相当的表现。当然上述医学思潮并不是一开始就同时存在的，而是有一定的先后次序。这一方面与近代中国的文化背景有关，另一方面还与西医在中国的发展有关，而每一种具体的思潮又与持论者的知识背景和学术信仰有关。

## 一、中西医参合论

洋务人士和早期维新人士对中西文化的基本主张是“中体西

[1] 李经纬．中外医学交流史［M］．长沙：湖南教育出版社，1998：327–329.

用”“道器兼备”，这种思潮在当时的文化界占主导地位。“中体西用”论是中国文化界在承认中西学互有长短，中学之长在“道”、西学之长在“器”的前提下提出的吸收西学之长，以补中学之短，达到“道器兼备”的完善状态的一种主张。“以中学为体，以西学为用”表明他们以中学为本位或主体来吸收西学的态度。这一口号或主张与当时中学占主导地位，西学势力尚不甚强大的状况和国人尚普遍推崇（或不怀疑）中学的“道”的心态相吻合。或者说这一主张本身就是由当时中西学的主客地位和国人的文化心态所决定的。

中医界和文化界人士对中西医学的主张是中西医“参合”或“汇参”，以中医为主体，吸收西医，以西医补中医之短。这与“中体西用”“道器兼备”的社会文化思潮实际上是一致的。如洋务派的代表人物李鸿章在1890年为《万国药方》所作的序文比较了中西医学思想方法上的不同，认为中医的是臆测虚构，而西医的方法是格致实测。李氏还明确主张“合中西之说而会其通”，并且认为中西医之间有相通之处。这是迄今发现的最早的中西汇通的主张。郑观应[1]在《盛世危言·医道》中指出：“窃谓中西医各有短长。中医失诸虚，西医泥诸实；中医逞其效，西医贵其功。”也主张要参合中西医学，兼而用之、学之。他在1880年致盛宣怀一封讨论创设上海医学院的信中最早提出“中西医合璧”的思想，强调“中西合璧，必能打破中西界限，彼此发明，实于医学大有裨

[1] 郑观应.复盛宫保论创设医院书[J].见夏东元.郑观应集（下）[M].上海：上海人民出版社，1982：197.

益”。他甚至设想“拟请华人精于西医、深晓西学者，将中国《本草》所载之药逐一化验性质，详加注释，补前人所不及，并将人之脏腑经络查于古书所论方位是否相符”。这些运用西方医学知识印证传统医学理论，采用近代科学手段检验中医中药，以促进传统中医科学化的设想，在当时可谓超凡脱群，别有洞见。此主张与19世纪下半叶中国医学界出现的“中西医汇通”思想不谋而合，相互呼应，对近代中国医学改良思想的萌芽产生了一定的影响。

洋务时期一些中医界人士承认西方医学有先进之处，也认识到中西医学各有所长，试图将中西医参合以发展中医学，并从理论到临床、从诊断到方药，都提出了一些见解。较有代表性的如：

1. 四川名医罗定昌著《中西医士脏腑图说》（1887年），通过对合信氏和王清任脏腑图说的对比研究，承认中西医各有所得，又各有所偏，主张采中西医士之说以立论，但其前提是以《内经》为准则，以《内经》理论为标准来评判取舍中西医之说，而不是依据于亲身的实践，无疑带有主观性和倾向性。

2. 唐容川（1862—1918）对中西医的认识和态度与罗定昌相似，但所涉及的范围更广，论述也更具体一些。他基于中西医在原理上是相通的认识，在中医界最先提出“中西医汇通”的口号。其著《中西汇通医书五种》，其中对中西医学问题讨论最多的是1892年所著的《医经精义》，其“叙”所言可谓其代表观点：“及今泰西各国，通于中土，不但机器矜能，即于医学亦诋中国为非。岂知中国宋、元后医诚可訾议，若秦汉三代所传《内经》、仲景之书，极为精确，迥非西医所及。盖西医初出，未尽周详；中医沿讹，率多差误……因摘《灵》《素》诸经，录其要义，兼中西之说解之，不存疆域异同之见，但求折中归于一是。”唐氏在《本草问答》中更明确地说:“西医与中国近医，互有优劣，若与古圣《内经》《本经》较之，则西洋远不及矣。”在这里，他把西医作为与中国宋元以后医家并列或同等的一家之说，用以作为注解“医经精义”的参考。至于“折中归于一是”，并不是要将中西医折中以求得到一种正确的医学理论，而是要将宋元以后医家以及西医的学说折中起来，以求得到对“医经精义”的一种正确解释。所谓“西医虽详形略气，然如此等道路（指脏腑相通之道路——引注者），非借西说，不能发明”(《医经精义·脏腑通治》)，即主张中西医参合汇通。但他对西医的评判完全是以他所理解的《内经》理论为标准的，将《内经》理论奉为至善至美和至高无上的准则，极力反对西医和一些国人对中医的“非议”，反对“西医优于中医”的论调，并力图论证经典中医高于西医。由此拉开了近代中国中西医论争的帷幕。

3. 朱沛文著《华洋脏象约纂》(1892年)，又名《中西脏腑图象合纂》，兼采中西医“脏象”学说，其在“自叙”中对中西医脏腑学说有较为公允、客观的评价:“因见脏腑体用，华洋诸说不尽相同，窃意各有是非，不能偏主。有宜从华者，有宜从洋者，大约中华儒者，精于穷理，而拙于格物；西洋智士，长于格物，而短于穷理。华医未悉脏腑之形状，而但测脏腑之营运，故信理太过，而或涉于虚。如以五色五声配五脏，虽医门之至理，乃或泥而不化，则徒障于理，而立论转增流弊矣。洋医但据剖验脏腑之形状，未尽达生人脏腑之运用，故逐物太过，而或流于固。如五脏开窍于五官，五志分属于五脏，本人身之至理，乃或遗而不究，则不衷于理，而陈义未免偏枯矣。”因此他力图将西医解剖之“形”与中医脏腑学说之“理”结合起来，通过“兼采”“参合”的方法，以西医之长补中医之短，建立“形”“理”兼备的医学。现代有学者对朱氏的学术思想评价认为：“朱沛文所注意到的是中西医脏腑学说的突出的不同点或特点，而不是相同点。虽然在该书朱氏也指出了一些中西医之间的相同处，但更多的则是指明它们的不同之处……该书的具体内容显然也是‘参合’中西医脏象学说，沟通的内容很少。是与非之间只有取舍，没有沟通。”显然不能归于“汇通学派”[1]。

4. 张锡纯（1860—1933）著《医学衷中参西录》，在立足中医学根基之上，“采西人之所长，以补吾人之所短”，强调“鄙人所著《衷中参西录》虽兼采西人之说，非重西法也，欲以西法辅中法，以与专用西法者争尺寸之长也”。他认为：“中医尚理想，不尚实验，故精于人身之气化，而略于人身之组织；西医尚实验，不尚理想，故精于人身之组织，而略于人身之气化。”所以，他一方面竭力把西医大体解剖知识印证于中医脏腑学说，把西医解剖理论纳入中医理论体系之中；另一方面，他自觉地接受了近代实验科学的研究方法，在一切可能的条件下通过切身体会求知识，着重从临证治疗，特别是药物治疗上来沟通中西医学，在临证中创造性地并用中西药物以提高治疗实效。张氏在近代医学史上处于承先启后的地位。在他以前是早期汇通派，他以后是20年代至30年代的研究风气。他继承了前人的汇通思想，但抛弃了崇古思想。他认为：“夫事贵师古者，非以古人之规矩准绳限我也……贵举古人之规矩准绳而扩充之，变化之，引申触长之。”又说：“读《内经》之法，但于其可信之处精研

[1] 李经纬，鄢良．西学东渐与中国近代医学思潮［M］．武汉：湖北科学技术出版社，1990：137.

有得，即能开无限法门。其不可信之处或为后世伪托，付之不议可也。此孟子所谓书难尽信之义也。”

上述医家都认为中医长在“理”“气”，即关于人体脏腑功能活动及其联系的认识；西医精在“形”，即关于人体形态结构的描述。都主张以中医理论为本位参合中西医学，以西医之长补中医之短，达到“形”“理”或“形”“气”兼备的理想目标。但由于中西医之间在理论体系、文化基础、方法论等方面存在着根本的差异，加之时代条件和科学技术水平等因素的制约，当时勉强的参合、汇通既难以服人，也多属徒劳。

## 二、改良中国医学论

庚子以后，医界人士基于中国医学“腐败”和西洋医学“进步”的认识及“天演”“竞争”意识，提出引进和吸收西洋医学以改良中国医学的主张。医学改良的基本内容，即清除中医学理中谬误，革除中国医界的陋习和改革中医旧的医事制度（包括中医旧的教育方式），并大力引进西医学，谋求中国医学之进步。然在如何评判中西医，特别是中西医学理，如何处理中西医学的关系上，大体上可分为以下几种类型。

### 1. 中体西用论

“中体西用”是洋务时期开始流行的口号，但医学界明确主张“中体西用”是在庚子之后的清末。1904 年周雪樵在上海发起的“医学研究会”，在《医学报》第八期《医学研究会章程》中明确提出“以中学为体，以西学为辅”。1910 年中国医学会附设医学讲习所，其“简章”第一条云：“本所为中国医学会所设，讲习中西医学之学理及技术，以中学为体，西学为用，补助旧学不足为宗旨。”“中体西用”论的着眼点主要在引进西医，它反映了开明中医对待西医学积极引进的态度，也代表了当时以中医人士占绝大多数的中国医界积极接受西医学的倾向。其实质就是取西医之长，补中医之短，将对方的长处融于自体之中，使中医学自身完善而超过西医，在竞争中取胜。诚如王懋吉在宣统元年《医学报·己酉春季课艺》中所说：“19 世纪后，西人招招争先，学术日有进步；中国事事落后，学术日形腐败。不独医学为然，而医学为尤甚。方今为过渡时代，处竞争之漩涡中，业医者苟能保守固有之长而扩张国粹，兼取西人之长而启迪新知，庶几绝尘驰，干霄上，独树一帜，以与西医相抗，而权利亦可收回也夫。”

2. 欧化论

欧化论是以西医学为标准评判中西医学，认为西医远胜于中医，西医是而中医非，故主张大力引进西医学，以西医学取代中医学，或以西医学为主体而将中医方药纳入西医体系，将中国医学西医化的思潮。如留学日本的西医人士毕寅谷在《中西医学报》第十四期著《敬告青年之有志学医者》一文云：“吾侪所习之医学，实非精神的，而物质的也。必实施生理解剖，而人体之生理的构造乃得明；必实行病理解剖，而人体之病理的变化乃可悉。而证明此构造与变化，其手可触而目可睹者无论已，即手不能触、目不能睹者，亦无不可借显微镜、理化学以阐其隐微。吾观西洋医学之举一病名，列一病症，其原因，其症候，其经过，其疗法，不知经若干人之实施研究，互相讨论，殆垂为定论；安有如中医之凭空想，逞臆想，永古千秋，奉数人颠倒错乱荒谬诞幻之谈以为圭臬而不思所变计哉。是由西医与中医之根本上言之，固已优绌判然。”因此，其医学改良的措施也就无外乎大力引进、发展和推广西医，摒弃“谬误”的中医理论或中医理论中的“谬误”，如倾向于西医的人士张织孙在《中西医学报》第五年第七期《医学改良说》中所提出的“以西学为经，以中学为纬”，将中医理法方药纳入西医体系之中，表现为“西体中用”的观点。

3. 国粹保存论

面对清末中西医的接触，当时医界欧化之风已起，一些中医人士意识到了中医学本身的劣势和西医学之优势，担心中医学被西医取代或在竞争中被淘汰，而力主保存中国固有医学体系，此也与当时文化界的国粹主义思潮有着密切的关系。国粹保存论者的主张主要有两个方面：一是对内整顿中医，即编辑中医教科书，开办医科学校，建立考核制度等。如李啸云在1907年《医学报》所撰《论太医院不宜改用西医》一文中，针对当时所谓中医“腐败”问题（包括中医学理的谬误玄虚、医界积习、中医品流及医风败坏等）指出：“夫中医之腐败，非古本腐败也，腐败于今日不善学者也，腐败于视为小道而学之者少通才也，腐败于卖技者之惟知谋食而胸无点墨也。其腐败之原因，则由于无学堂为之造就，无考试为之甄别，故无论何项人民皆得混于医以谋食，浸至古圣之精义扫地无闻而现为今日之恶象，此中医腐败之实在情形也。故欲整顿医学，莫善于开医校，考医生二者。”同年又撰文指出“改良医学宜从编辑教科书始”。二是对外抵制西医，即坚决反对舍弃中医而代之以西医的欧化论。但他们并不排斥西医学，反而主张吸取西医之长，以西医来证明、补充中医，以求在竞争中取胜。如上海著名中医蔡小香为宣统二年（1910年）《医学报》所作的“发刊词”所说：“天演之源，导于物竞；物竞之极，终于天演。东西之士皆守积极的主义，事事欲今胜于古，故有古人，有今人，此进化之机转也。中国之士，皆守消极的主义，事事谓今不如古，故有古人，无今人，此退化之现象也。以进化与退化相竞，退化者得不为天演所淘汰……由是以往，下逮于今，为西医全盛汉医式微时代，一盛一衰，天渊相判。缅彼扶桑，可为殷鉴。今吾国当新旧交哄之际，诚宜淬厉精神，冒险进取，纳西方之鸿宝，保东国之粹言。岂能故步自封，漠然置之耶？”

民国时期，针对“废止中医”与以“中医科学化”为名的中医西医化之风的盛行，一些中医人士，以对中医学充分的自信，从维护中医学术体系的目的出发，奋力反击，其代表人物非恽铁樵莫属。李经纬等[1]认为“他堪称坚决、彻底和强有力的保存中医论者，而且从学术论争的角度讲，他代表了近代维护中医论的最高水平”，某些学术主张甚至是超越时代的认识。首先，恽氏从哲学乃至文化学的高度，对中央国医馆以西医病名统一中医病名的西化中医主张进行了系统、精辟的辩驳。他在发表于《医界春秋》第81期《对于统一病名建议书之商榷》一文中说：“统一当以中名为主。中西医学基础不同，外国以病灶定名、以细菌定名，中国则以脏腑定名、以气候定名。此因中西文化不同之故。建议书第二节云：‘天下事物，只有一个真是。西医病名，既立于科学基础上，今若新造病名，必不能异于西医；能异于西医，即不能合于科学。不然，科学将有两可之是。’此说可商。鄙意以为科学是进步的，昨日之是，今日已非，故不能谓现在之科

---

[1] 李经纬，张志斌.中医学思想史[M].长沙：湖南教育出版社，2006：702.

学，即是真是。西医尽多议论与事实不符之处，是其明证，此其一也。天下之真是，原只有一个，但究此真是之方法，则殊途同归，方法却不是一个。譬之算学，用数学求得得数，用代数亦求得得数，方法不同，得数同也。如谓数学之得数，不是代数之得数，则非确论。故西方科学，不是学术唯一之途径，东方医术，自有立足点，此其二也。今若以西名为主名，不废中国学说，则名实不相符；若废中国学说，则中医即破产。不于此则于彼，更无回旋余地……是故用中国病名为统一病名，在所必争，事非得已，不止名从主人而已，此其三也。名者实之宾，先有事实，然后有名。鄙意以为整理中医，当先从诠明学理起。今贵馆既从正名着手，自是一种方法；但定名之时，眼光须注重于本身学说，因学说是主，名是宾。今若不顾一切，唯名是务，则有宾而无主。改进中医、整理学术，是欲使退化之中医进步，欲使凌乱之学术整齐。今统一病名，而用西名为主体，则与本身之学术冲突，与整理改进之初心相背。仅有此统一之名，将来可以步步荆棘，则此番定名之工作何为者，此其四也。”其次，恽氏对脏腑、五行等中医理论基本概念的实质意义作了精辟的阐释。他在近代中医史上第一个认识到并明确提出中医学的脏腑概念并不是形态学上的实质脏器，而是代表人体四时的功能状态。其在《群经见智录》中指出："故《内经》之五脏，非血肉的五脏，乃四时的五脏，不明此理，则触处荆棘，《内经》无一语可通矣。"这一精辟见解，揭示了中医脏腑的实质，使后来的中医家脱开了"脏腑解剖是否有误"的纠缠，保障了中医脏象理论的正确应用与发展。又如针对文化界与医学界对五行学说的猛烈抨击，恽氏在《群经见智录》中指出:“《内经》言五行配以五脏，其来源本于天之四时。脏有五而时仅四，故以六月为长夏，以配脾。……《内经》认定人类生老病死，皆受四时寒暑之支配，故以四时为全书之总骨干。四时有风寒暑湿之变化，则立六气之说，以属之于天；四时有生长收藏之变化，则立五行之说，以属之于地。五行六气，皆所以说明四时者也。”即认为五行的实质是代表五季，五行的生克是表示五季气候的常与变，如此解释则使中医学的五行学说得以与术数巫祝的五行分别开来，这对于维护中医理论也是非常重要的。但恽氏也认识到中医不能故步自封，指出:“中医而有演进之价值，必能吸收西医之长与之合化，以产生新中医……是今后中医必循之轨道。”(《伤寒论研究·总论》)同时强调革新不能抛弃中医的精华，“万不可舍本逐末，以科学化为时髦，而专求形似，忘其本来。如但求科学化，则非驴非马，必有大害”(《呈中央国医馆意见书》)。要之，恽氏主张必须以中医学说为主体，立足中医，以近代科学和医学加以诠释、提高，即“发明古书精义，采取西国学说，征诸实地经验”(《伤寒论辑义按·自跋》)以改进中医，其目的是创造出“较古人为精，视西人尤密”的新中医。

成都中医师周叔阜在给中央国医馆的一篇撰文——《中医之价值及其将来》中，对“中医科学化”的危险性有着十分中肯的分析，指出:“然则中医之不亡，自有其不能亡者在。此则大可寻绎者也。然毕竟科学为世界学者公认之学问，西医为世界学者公共研究之医学，于是中医人士盛倡不废中医而改进中医之说。所谓改进云者，力求中医科学化，竭力以自然科学说明中医部分之学理。……独怪今之中医学者，对阴阳五行、十二经脉、脉学诸术语则自惭形秽，羞而不提。夫中医之基础完全建立于阴阳五行诸说之上，舍阴阳五行则不得称为中医，是消灭中医也。盖中医、西医二者之出发点根本不同，所谓阴阳五行者，乃中医所立之范畴，自有其精确之理论，悠久之实验，不惧任何之反对，不容浅见之轻视……独怪今之中医，丧失自信心，而唯求削脚适履，迎合西医，以求时髦，斯诚大可悲也……嗟乎，中医学术不亡于西医之责难、政府之漠视，而亡于研究中医之学者！斯真奇异之现象，此吾文之所以不能已也。”并提出了中医研究的三个前提：“①中医学术自成一体系，只能部分的与西医沟通，绝对不能与西医完全合并。因中医、西医之出发点根本不同，范畴上大异。中医始终有独立存在的价值。②改进中医者，对中医学说与西医不合部分须完全保存，理直气壮地加以发挥、修正与补充，不能丝毫遗弃，或隐匿不提，以保存整个中医学说之系统。③中医为中国祖先遗下最有价值之文化，绝不能亡。因其病理、疗法与药物，实有超卓之价值，长久期后，中医终必为世界所采用，否则世界医必始终为显微镜、病菌、专治病灶诸主观所束缚而鲜有进步。”周氏所提出的三个前提，真正维护了中医学术体系的独立地位，其深邃的见解，时至今日仍有着重要的价值。

4. 中西折中论

折中论者着眼于医学或中国医学的进步，而不存中西门户之见，认为中西医各有所长，应折中中西，择善而从和唯效是求。如吴翘云在《医学报·己西春季课艺》中说：“善学医者，无论中西，唯求实效，凡经络脏腑骨骼皮肤气血以及用药，一一为之精验，有时去中之短用西之长，有时以中之长益西之短，如是岂不极医事之能而尽造化之量乎！”吴鹤龄在《中西医学报》第四年第九期《论中西医学之互有关系》一文中指出:“吾愿吾国医界有识之士，发愤振作，既研求实学，势必融会中西，上稽古代，旁及欧西，取其说而相互考证，理法并重，其精粹者存之，其粗泛者去之，熔炼中西医学于一炉，而不存中西医学门户之见，安见吾中国之医学不能驾东西各国而上之哉。”著名西医人士俞凤宾在1916年1月《中华医学杂志》上发表的《保存古学之商榷》一文中，也主张“去旧医之短，采西医之长，折中至当，则我国医学行将雄飞于世界矣”。1926年王慎轩在《医界春秋》中发表《中西医之平议》一文也指出:“重中轻西固不可，重西轻中亦不可，必须共冶于一炉，取其精华，弃其糟粕，使成世界最完善之医学。”由此可见，中西折中论者既不像中体西用论或国粹保存论者那样将中医与西医分为本辅或主客，也不像部分欧化论者那样“以西学为经，以中学为纬”，而是把中国固有的中医学和从西方传入的西医学不分主客本辅地纳入“中国医学”的范畴，按择善而从，折中一是的原则重新建立新的中国医学体系。

5. 中医科学化

“中医科学化”，是指要用科学方法整理研究中医学，是改良中医的途径之一。“中医科学化”思潮是中医改良思潮的继续，随着20世纪20年代末30年代初“中国科学化”运动之兴起而兴起。诚如张赞臣在《医界春秋》第81期《统一病名与改进医学》一文中所说:“方今欧美各国换其科学之潮流，澎湃奔腾而演进，国医若不努力本身而创化，适应环境而进化，处此竞优角胜之世界，其能免于自然淘汰之例乎？欲创化，则须应用科学方法以立新说；欲进化，则应批指古书之错误以改旧说，舍此别无途径也。”“中医科学化”运动是20世纪30年代初到50年代初中医界最有影响的思潮，坚持这一主张并产生广泛影响的医学家有陆渊雷、施今墨、谭次仲、张赞臣、余无言等，当以陆渊雷、谭次仲最具代表性。

陆渊雷为倡导“中医科学化”最力者，他的科学化思想与恽铁樵的革新中医思想有渊源关系。所不同的是，陆渊雷更加明确地提出中医学应以西医学作为参照物，他肯定了中医疗效，主张用科学方法研究中医学理。其中医科学化之目的是“第一步使此后业医之士，渐成科学化；第二步，使世界医学界，得明瞭国医学之真价值；第三步，使国医融合世界医学，产生一种新医学，而救死已疾之法益臻完善”[1]。陆氏认为中医科学化应从研究证候入手，“第一步，要研究这个证候是身上起了何种特异机转；第二步，要研究这个药方为什么能祛除这个证候；第三步，要研究这个证候祛除了，为什么害的病会全体好。这三步研究皆有了准确的答案，就成了一种有根据的学理……这才是医学上真正进步”[2]。他强调把中医证候与药性两方面参合起来研究，才易于理解中医学理，而对当时一些西医从中药化学分析入手，研究中医治疗疾病机制的方法，则认为不足取。但陆氏从改革中医以谋取自存的本身出发，以西医作为价值和评判标准，最后又落入了否定中医理论的陷阱，其心路历程值得玩味，当时就有人认为陆渊雷的思想具有“中医西医化倾向”。

中西医皆通的谭次仲自称为“主张中医科学改造最力之

[1] 马伯英，高晞，洪中立．中外医学文化交流史——中外医学跨文化传通［M］．上海：文汇出版社，1993：570.

[2] 陆渊雷．改造中医之商榷［J］．中国医药月刊，1929，1（4）：12.

一人”，他对中医科学化问题有较为深入的研究，著《中医科学化之我见》等，较系统地论述了中医科学化的必要性、可能性以及途径、益处等。谭氏认为“中医虽千头万绪，大别之不外玄理、经验、药物三部。玄理为冥想哲学，自与科学实验不相容，惟药性则实物也，经验则实象也，二者自古施诸治病而有验，故必有科学之理致存”（《中医与科学·凡例》），即中医蕴含着丰富的科学内容，因而必能加以科学化。至于中医科学化的途径，他提出以“理真效确”四字作为“国医整理之标准”，并提出了两条具体措施：“一则设医药编辑所，搜集全国有科学知识之中医主其事，编纂适于现代不背科学之国医新籍，力求能与现代生、数、理、化等融会贯通为目标……其次，则设实验研究所，作大规模之中药试验，以阐扬光大国药在科学上之真价值。”（《中医科学改进之途径》）他坚信中医必能科学化，唯其如此，中医才得保存，而国与民交受其利；否则，则中医难以自存。

1932年经中央国医馆学术整理委员会会议通过颁布的《中央国医馆整理国医学术标准大纲》，其第一条规定学术标准为：“甲、以我国固有之医药学说，择其不背于近世学理者，用科学方式解释之。乙、其方术确有实效，而理论欠明者，则采用近世学理以证明之。丙、凡属确有实效之方术，为我国成法所固有，而为近世学理所无者，则特加保存而发扬之。丁、其方术无实效而其理论又不合科学方式者则删弃之。戊、凡属确有实效之方术，为我国固有成法所无者，则采用近世学说补充之。”[1]可见，这个大纲是以“中医科学化”口号为指导的。

---

[1] 载《国医公报》1934年第2期．

“中医科学化”这一口号本身意味着承认或肯定中医学不是科学，因而要用科学方法加以改造，使之成为一种科学。如陆渊雷《生理补正·绪言》中所说：“国医所以欲科学化，并非逐潮流，趋时髦也。国医有实效，而科学是实理。天下无不合实理之实效，而国医之理论乃不合实理。……今用科学以研求其实效，解释其已知者，进而发明其未知者。然后不信国医者可以信，不知国医者可以知；然后国医之特长，可以公布于世界医学界，而世界医学界可以得此而有长足之进步。”即认为中医有实效而无实理，理论多不科学，而科学与否的评判标准无疑是西医学，因此“中医科学化”归根到底也就成了中医西医化，或以西医改造中医。如新中国成立前唯一官办的中医学术机构——中央国医馆在其整理中医学术的第一步——统一中医病名中，即明确规定要以西医病名为标准。其理由为：“国医原有之病名，向来不合科学，一旦欲纳入科学方式，殊非少数整理委员于短时期内所能为力。借曰能之，然天下事物，只有一个真是，西医病名既立于科学基础上，今若新造病名，必不能异于西医；能异于西医，即不能合于科学。不然，科学将有两可之‘是’矣……整理之目的，欲入于科学方式，非欲异于西医也……国医书原有之病名，多不合事实，即多不科学。”（《医界春秋》第81期）由此可见，“中医科学化”论与“废止中医”论都否定中医理论的科学性和真理性，否认中医理论存在的价值，并主张用西医理论来代替之，最终结局都是中医学作为一种独立的理论体系将消亡，而只存在西医学一种理论体系。正由于此，中央国医馆关于统一病名的建议书一公布，便立即遭到许多维护中医理论的正统中医的激烈反对。

从实质上讲，中医科学化就是用近代西方科学方法及科学原则整理中医理论，将中医纳入到近代科学体系中。问题在于，中西医学分属两个不同的文化和知识体系，用西医方法和近代医学标准促使中医科学化，未必是中医的最佳选择和真正出路。所以后人对中医科学化之得失褒贬不一，甚至认为是中医界对自身价值的变相否定。如杨则民 1933 年撰《〈内经〉之哲学的检讨》，首先提出《内经》之旨在于其思想方法，即辩证法。在此基础上对中医科学化进行分析指出："中西医之不同，不在生理、解剖、病理、实验，而在整个之思想系统上矣。盖中医诊病为总和的统一的观察，故重症候（全身）而轻言病所（亦称病灶），即言之亦疏涸而不详；外医为分析的局部的观察，故重病所（局部）而轻言症候，即言之亦只为诊断疾病之用。中医为生物学的方法，视身体为整个的而不容分割，故局部病亦视为全身病之局部透现；外医为理化学的方法，视身体为单一的结合而可分割，故虽全身病亦欲求得其单一之病原与病灶。中医为变动的、生机的观察，故治无常，无定法，唯变所适，其智以圆；外医为静止的、机械的观察，故治有定准，有定法，规则森严，其行以方。中医尚自然，虽无毒治病，亦十去其九而止，故重机能而轻言攻毒，以医为自然之仆。外医尚人功，虽解热而犹用毒药，故重器械而主用毒杀菌，以医为征服自然之主。二者之不同如是，而谓中医可科学化乎？无是道也！若以《内经》之最高思想——辩证法为大纲，取近世生理、病理之知识分隶于大纲下，以为论证之用，此正常之法也。不然，舍弃《内经》之思想法则，取其生理病理以释固有之医学，是投降也，自己否定也。科学化之乎哉？灭亡而已矣！盖任何学术之成立也，必有其根据组织之思想与方法。中医之思想方法为《内经》之辩证法，而外医则为近世之机械论的方法，二者绝不相同者也。吾人若不能自建所信之思想方法，纵能举古人成书，尽以近世科学释之，亦不过为科学洗练之中医而已。何也？根本既废，枝叶虽茂，还同死灭，一种学术而不能自树其基本之理论，亦沙上之塔耳！”现代学者聂精葆[1]在《科学主义笼罩下的20世纪中医》一文中指出:“纵观中医药学的全部历史，20世纪中医最突出的特点是，用近现代科学的全部概念、方法和手段，以及被称之为‘科学的’哲学原理阐释和发展中医，并取得大量成就。如果历史存在进步的话，就中国医学和文化史而言，这无疑可以看成一种巨大的历史进步。可是，正像任何光辉都有阴影，任何历史进步都要付出代价，都同时伴随着历史的缺失，由于科学主义笼罩下的20世纪中医学将科学视为最高的价值标准，致使传统中医理论和实践这个复杂‘文本’的丰富内涵被‘科学地’误读，简化了，中医学术中源远流长地人文精神被当作反科学的封建的糟粕被冷落，被批判。”他进一步认为“中国医学必须走出科学主义的阴影，重铸其人文骨架，重整其人文风采”。何足道[2]的观点则更为极端，坚决反对在中医现代化中倡导科学精神，认为“中医科学化思潮对中医事业已造成极其严重的危害，从某种意义上可以说，它起了‘消灭中医药’的反动政策所起不到的作用。”但

[1] 聂精葆.科学主义笼罩下的20世纪中医[J].医学与哲学，1995，16(2)：62-66.

[2] 何足道.中医存亡论[M].北京：华夏出版社，1996：23.4.

20世纪是科学主义盛行的年代，诚如胡适先生[1]所描述："这三十年来，有一个名词在国内几乎做到了无上尊严的地位，无论懂与不懂得人，无论守旧和维新的人，都不敢公然对他表示轻视或戏侮的态度。那个名词就是'科学'。这样几乎全国一致的崇信，究竟有无价值，那是另一问题，我们至少可以说，自从中国讲变法维新以来，没有一个自命为新人物的敢公然毁谤'科学'的。"科学主义也以其强大的冲击力，撼动着传统医学的历史地位，中医被带入了以科学为准绳的话语体系，只要中医理论在科学上没有根据，中医理论不能以科学来解释，也就无法得到科学的承认。得不到科学承认的中医，其存在的合理性、合法性便会受到怀疑，中医的生存危机便难以得到根本消除。那么中医为了寻求生存与发展，恐怕也没有别的更好的道路可供选择。事实上，面对西方医学和现代科学的强大冲击，各种"中医科学化"思潮登上了20世纪的历史舞台。以现代自然科学理论为准则，采用现代科学的技术与研究方法解释、整理、提高传统的中医就构成了近现代中医发展的一大主流。

6. 隔离发展论

从文化接触的角度看，中西医的冲突，确实是不同话语之间的冲突，中西医各有不同的学理，只是，在这样的不同话语系统的对话或冲突中，要保持对话的有效性，必须有一个共同的基础，这一基础就是所谓的"共享知识"，或称为共同的知识结构。而在民国以来，可能作为这一共享的知识结构的唯一话语，就只有来自西方的科学话语。也就是说，采用西医的分类以及西医的术语系统，是

[1] 胡适.《科学与人生观》序.见：科学与人生观[M].上海：上海亚东图书馆，1923：2-3.

有效对话的唯一选择。然而这样一来，中医就必然面临着失去自己的独立的符号系统，从而也必然失去自己的话语权的命运。最终结果是：不对话，中医面临的是自生自灭的命运；一对话，中医同样面临着“失语”的命运[1]。

面对中医命运的如此怪圈，国学大师章太炎的态度，用海外汉学界的术语来说，就是采取一种“隔离的智慧”。他一贯认为中医不可废，中医有着自己的悠久的历史与丰富的经验，但中医也有它的缺陷，中西医乃是不同的两种文化系统，固然将中医说成是所谓的“哲学医”是可笑的，以五行阴阳来谈中医却是更加可笑。“余以为今之中医，务求自立，不在斤斤持论与西医抗辩也”(《中国医药问题序》)，章氏指出不要在言论上与西医较胜负，也不要亟于依附官学，往国立大学里钻，而应在扎实的医疗实践中，建立自己的自信心。中医盲目自大，看不起西医，与西医借着中医理论中夹杂了某些迷信毒素而要废弃中医，同样是错误的，中医的自立在于努力实现“凡病有西医所不能治而此能治者”，这才是中医求生存的出路。在对陈存仁的一次谈话中，章太炎对中医的理论体系做了解构式的分析，将被西医指责为迷信的一部分学说剥离中医的理论体系，通过这样的自我反省与自我认识，在实践上证明自己的生存依据，在学理上重建自己的理论系统，重新厘定中医术语体系，在话语上找回自己的发言权(《章太炎全集》第八卷前言)。

---

[1] 邓文初．“失语”的中医［J］．读书，2004（3）：127–135.

## 第三节　艰难探索的评价

如上所述，随着西学以及西医学的传入，传统中医学的地位及所处的环境发生了巨大的变化。在此情况下如何对待传统中医学，则随着时代的发展、认识的深入以及各自的知识结构、思想观念等差异，出现了许许多多相近似或决然对立的思潮。这些不同思潮之探讨以及相互之间的论争，对于更新中医界之观念，探索中医学的发展方向，促进中医学术的发展，都有着重要而积极的历史意义。对上述思潮及其论争进行反思，无疑对现代中医学术研究也有着重要的借鉴作用。

### 一、关于中西医参合、汇通思潮

鸦片战争以后，西学与西医学大规模的涌进中国，中医学突然面临前所未有的变局，面对中医学自身该如何生存和发展的问题，中医学界中部分最敏锐的人士率先把他们注意的重点，转向中医和西医的关系问题上，开始了对两种文化、两种科学范式矛盾、冲突的思考，他们试图通过参合、汇通的途径，批判和抵制对中医学的种种攻击，并在新文化与科学背景下，借鉴西方的先进理论、技术以保护和发展中医药学。因此，中西医参合、汇通思潮尽管由于时代的局限，其思想观点与方法还有各种各样的缺陷，也没有能够达到应有的水平，但是他们在理论、药物、临床等方面的有益尝试，不仅对争取中医生存做出了贡献，促进了中医学的发展，而且也对中医学的发展方向进行了初步探索，作为科学技术发展的内部积累，为后人留下了深刻的经验教训。

在认识论中，存在着对客体反映的实施认识过程和对客体选择的价值认识过程的区别，事实认识所表征是客体的属性，客体之间的联系及规律等，主要回答是什么的问题；价值认识所表征的是主体需要与客体属性之间的联系，主要回答的是怎么样的问题。在事实认识中要求的是排除任何主观的先入之见，价值认识则不仅受客体的制约，而且取决于主体的需要、主体的情感意志和其他诸种个性特点。就正常的关系而言，价值认识必须以事实认识为基础，因为了解主体需要的内容，认识客体的意义，都要以事实为前提，没有可靠的事实认识，价值认识必然是错误、短见、狭隘的。中西医参合论及中体西用论的思想原则是“中学为体，西学为用”，而“中体西用”是一个价值命题，它只能根据主观上特殊的价值需要对西医学做出体用、本末、主辅的价值判断，而难以帮助人们在对客观客体进行深入研究的基础上做出有理有据的科学论断。以此为指导的中西医参合、汇通工作也只能停留在价值认识的水平上，难进入科学的研究层次，对中西医学进行实质的分析。从不同文化的相互影响与融合的角度而言，“中体西用”论在理论上的错误之一在于把历史经验上升为吸收外来文化的通例和原则。实际上，它只有在一个先进的文化系统吸收来自落后的文化系统的文化要素或同等程度的两个文化系统相互学习时才行得通；只有在被吸收的文化要素对原系统有可分离性、对接受系统有相容性的前提下才行得通；只有在接受系统本身仍健全的情况下才行得通。错误之二在于在各民族文化势将融会成统一的世界性文化（当然，这并不排斥各民族文化仍具有民族特色）的近代，仍强调以本民族文化为体、为本、为主。这种中西对立、体用二元的僵化思维方式是不合时代潮流的[1]。

## 二、关于中西医比较与抉择的标准

中西医比较与抉择的标准，与20世纪中国思想界一致，均使用着同一价值标准：即用近现代科学作为标尺来评判传统中医，鲜有例外。废止中医论者谓中医不科学，力主废除；而维护中医者不仅强调中医是国粹，而且强调是好东西，好东西大多是科学的，或者说包含了科学的因素，也可能是更早的科学，在某些方面比西方近现代科学还要科学，理应大力发扬。如此则将近代科学及西医学当成了中西医比较与抉择的标准，无疑是极其错误的。其实医学作为一种实用性学科，是介乎技艺和科学之间的知识形态，具有技艺和科学双重性质，评判或检验医学应考虑到它的这种双重性质。从技艺性角度来说，医学属于疾病防治方法的体系，防治疾病是其根本职能和生存条件，因而评判医学优劣长短和决定其存废取舍的首要标准是实效。中西医学这两种不同的医学体系，自然也应从其实效的高低来判定其优劣长短和决定其取舍存废。全盘西化论者以西医理论，而不是以实效为标准来判定西优中劣，并由此否认中医学有继续存在的必要而主张废止之，这显然是不公正、非科学的态度。同样，一些崇古尊经的中医人士（如罗定昌、唐容川等）仅以经典中医理论判定西医不如古代中医，显然也是不公正、不合理的。从医学理论及其科学性的角度来说，医学理论要对人体健康、疾病等现象及疾病诊疗方法的内在机制做出解释。与其他任何一门科学理

[1] 张岱年，程宜山.中国文化论争[M].北京：中国人民大学出版社，2006：271.

论一样，医学理论要求其“真”，即符合其对象的客观实际。检验其真伪的标准是实践、观察与实验，也就是说要以实证来评判医学的是非真伪。近代中国医学史上中西医纷争不息，一个很大的弊端就是在评判中西医理论是非问题上，没有以实证为凭据，而是主观性地凭信念、凭纯粹的科学理论来判定中西医的是非真伪，这就难免会出现一些甚至是反科学规律性的偏颇倾向。而另一个较为普遍的错误就是片面夸大医学理论真理性中的绝对性，忽视其真理性中的相对性。罗定昌、唐容川等一部分中医把《内经》《神农本草经》《伤寒杂病论》等经典著作视为不可逾越的终极真理；西化派则把西医理论奉为无可置疑的绝对标准，双方的偏颇之处就在于，否定了一定阶段上的医学理论的局限性和发展变化的可能性，导致思想方法上的僵化。

另外，随着中国近代化进程，特别是五四新文化运动提出“科学”与“民主”的口号，科学主义可谓盛行。科学主义不是一种通常意义上的哲学体系或社会思潮，而是人们对近现代科学技术本身的宗教式的信仰。它强调科学知识是唯一可靠的人类知识，科学方法是获取真理的唯一方法；主张科学技术具有几乎是无限的社会功能，发展科技是解决种种社会问题的唯一药方。这种被冠以“五四精神”的科学主义观念与真正的科学精神是相冲突的，它使人们的文化热情胶着于“新与旧”“进步与落后”“中与西”“传统与现代”等时空范畴，而忽视对其文化特征与本质的追问。医学本质上并不是纯粹意义上的科学，而中医学在本质上认同与接纳科学精神，但生长过程中缺乏西方意义上的科学方法（包括形式逻辑方法、数学方法和实验方法）。中医学的方法主要是哲学的、个性顿悟的、类比的、生活与临床体验的，其核心是以人为中心，从个体的经验开始，以经验作为判别和理解一切事物真伪、价值的标准。对中医学的评判研究，认清中医是科学精神与人文方法的结合体，则既有利于利用科学方法来研究中医，也有利于保持并挖掘中医独特的思想精华[1]。

## 三、关于中医理论与实效的关系问题

欧化论与废止中医论者大多并不否认中医药的疗效，但对阴阳、五行、运气乃至气化学说等中医理论则持否定态度，中医界也或多或少地接受了这些观点，反映在对待中医典籍的态度上，《内经》作为中医学经典的地位受到了严重威胁，转而崇信《伤寒论》的学者增多，其实质也是从疗效入手，力图维护中医学。

在古代，任何一种医学的实效都是主要来自于长期的、反复的医疗实践经验，而医学理论则一方面来自自然哲学的基本概念和原理，另一方面来自对某些经验现象的思辨。中医学的宝贵之处在于她不仅仅是一些技艺的堆积，也绝不是零散经验的集装箱。阴阳五行、藏象经络、辨证论治、理法方药构成了一套相当严密的理论体系，早已超越了一般传统医学所处的经验医学的低级阶段，医疗经验已与医学理论有机地结合为一体。医疗经验通过医学理论而得以组合、系统化和表述，理论则被赋予经验的意义，即使是阴阳五行等自然哲学概念，当它们在医学中应用的时候，已经不是纯粹的自然哲学概念，而是与一定的医学理论相联系了。由于经验已经以理

[1] 王一方．医学人文十五讲［M］．北京：北京大学出版社，2006：69-70.

论的形式存在于医学体系的整体之中，因而在临床实践中，可以，而且也只能通过整体的医学理论来再现这些医疗经验，从而发挥这些经验的实效。中医学临床辨证施治的过程实际上也就是运用中医理论以再现其医疗经验而发挥其实效的过程。欧化论与废止中医论所形成的“废医存药”的错误就在于它忽视了中医理论与其经验的有机联系，忽视了中医学理法方药的整体联系。废止了中医理论，不仅会使中医的大量经验成为凌乱不堪的杂烩而无法得到充分的利用，同时还会因为大量的经验无法再现而随着理论的废弃而丧失，这样必然导致中医学实效的大大降低。而且西医学乃至整个现代科学的水平远不能解释和概括中医学的全部经验，因而也就不能将中医学的全部经验纳入西医体系之中，继而也就不能用西医理论来充分而有效地指导中医方药及其他疗法的运用。总之，“废医存药”的结果必然是丧失中医的实效，这从根本上有悖于医学的宗旨——唯效是求。

## 四、关于医学的一元与多元问题

在世界范围内，无论是历史上，还是现实中，医学都是多元化的，这是由不同国家或民族的不同的自然和社会环境，不同的生活和生产习惯以及不同的文化背景所造成的。自从西方近现代医学兴起和广泛传播以来，医学是一元化还是多元化就成了全世界医界所无法回避的问题。起初，一元论者占有明显上风，从罗定昌、唐容川到余云岫、陆渊雷，无一不是持医学一元论主张者。他们或主张以经典中医理论为准则，或主张中西医参合，或汇通、化合、折衷，或坚守国粹，或力求西化，凡此种种，都是坚持中国医学只有一种。但中国医学格局的形式，应该由中国的国情与医学的实效原则而定。在当时的情况下，强行将中西医学整合为一体显然是荒谬的，但是，单纯的西医或单纯的中医的实效都远不及中西医并存的总体实效。今天看来，坚持中医一元化（国粹论）和坚持西医一元化（欧化论）都有偏颇与弊端，而二元医学格局更符合实效原则，也符合中国的实际与国情。在中外医学交流中，以及国内各民族医学的交流中，彼此吸收所长共同发展，是医学精进的重要规律。就此而论，中国医学的发展必须具有多元之胸怀，豁达之姿态，要顺应东西文化大撞击、大交流的背景，走向杂合与多元的格局。因为近代以来，冲突、对抗与并存是中西医学之间的共生形式，是无法改变的铁定事实。

## 五、关于中医理论评价的哲学方法问题

纵观中西医论争的历程和各家观点，除极少数学者外，大多缺乏正确的哲学思维方法，由此常常导致了对中医学理论的误解、误批。如近代著名学者严复、梁启超、章太炎等，多从文献考据入手，对阴阳五行学说加以否定，根本认识不到其中所蕴含的辩证法思想与系统思维的要素。众所周知，五行学说在古代中国并无人注重五行的本体是什么，究竟是不是木、火、土、金、水这五种实实在在的东西，而注重的是其“用”。五行也可以说是“五性”，即以木、火、土、金、水为说明物，使人明白曲直、炎上、稼穑、从革、润下等五种不同的属性。五行学说正是借用这五种属性对自然界事物加以分类，并以五行之间的生克制化关系，说明自然界事物之间的有机联系。但西学传入以后，严复以“巨木捶击一粒锡，孰胜之邪”斥五行学说之谬误，则将五行学说本体化了。梁启超则直斥“阴阳

五行说为二千年来迷信之大本营”，章太炎也主张废弃五行说，认为“五行之论亦与哲学何与？此乃汉代纬候之谈，可以为愚，不可以为哲也”。余云岫的废医言论，也表现出其对辩证法哲学的无知。他对阴阳五行学说的批判，乃用近代自然科学知识和医学理论加以比照，对号入座，不符合的，即指为虚妄。如余氏批驳五行学说云：“五行者，五原质也。……今则化学日明，知成物之原质已有八十，然则已变而为八十行，非复可墨守五行之旧目矣。”[1]余氏将五行释为五种“原质”，并与西方医学史中的“四行”相附会，表现出机械唯物主义的哲学观，说明他基本上不理解阴阳五行学说的哲学本质及其蕴含的辩证法精髓。另外，在中医学起源问题上，余云岫坚持巫源说和动物本能说，并以此断定中医学是玄虚的、不科学的，所谓“今旧医所袭用者，太古以来人类本能发明之事也，经验也，其现象混淆，安可遂以为自然界之真相，而据之以断是非乎”[2]。这种把人类本能和经验等同起来、把经验和实验对立起来的认识，无疑都是片面的、错误的。

在近代中医界，杨则民是接受和运用辩证法哲学的第一人，其著《〈内经〉之哲学的检讨》，可谓开用辩证法研究中医之先河，并以此批驳了余云岫的错误观点。前面已有所述，此不赘述。

综括西医的传入到近代之终结，中医学历经了主体地位

---

［1］ 余云岫．医学革命论·初集［M］．上海余氏研究室出版，1950：4.

［2］ 余云岫．医学革命论·初集［M］．上海余氏研究室出版，1950：124.

的失落、环境之恶化、废止之抗争及中西医的各种论争，可谓历程艰险，触处荆棘。对中医学的发展经过中西医汇通、折中及中医科学化等多方求索，虽没有新的突破，但毕竟为中医学的现代发展积累了丰富的经验和教训，现代的中西医结合研究、中医现代化，无疑都是承其余绪而已。正如邓铁涛先生[1]在回忆这段历史时感慨地说："在这样的环境下，中医出路何在？当时有人提出'中医科学化'的口号，乃为我们所接受……中医科学化，如何化法？限于30年代的历史条件，这些老前辈在学术研究上没有新的突破，只能说是唐容川等中西汇通思想的进一步发展，并在中医学术界提出了新的问题，以图找寻出路。"这样的评价不失为客观而允当。

---

[1] 邓铁涛.万里云天万里路[J].名中医之路·第二辑[M].济南：山东科学技术出版社，1982：2.

# 第十一章 呼唤理性

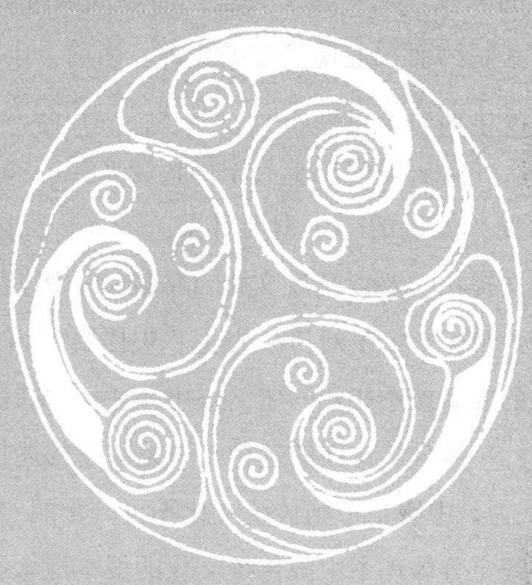

习近平主席2010年出席澳大利亚皇家墨尔本理工大学中医孔子学院授牌仪式发表讲话指出：中医药学凝聚着深邃的哲学智慧和中华民族几千年的健康养生理念及其实践经验，是中国古代科学的瑰宝，也是打开中华文明宝库的钥匙。中医药植根于中国文化的深厚土壤之中，与中国传统文化有着千丝万缕的联系。既受惠于其恩赐而形成独特的理论体系，又受制于其制约而在近现代发展缓慢。当前，中医药振兴发展可谓迎来了前所未有的天时、地利、人和的大好时机，而正确理解、并解决好中医学与中国传统文化的关系，无疑是中医药学振兴发展的一个重要环节。为此，王国强[1]在人民日报发文提出“要以高度文化自信推动中医药振兴发展”。《中国中医药报》[2]在刘长林先生“中医百年沉浮说明了什么”一文的编者按中指出：“推动中医药振兴发展，必须破除两个迷信：一是哲学方面的迷信，一是科学的迷信。”楼宇烈先生[3]认为，中医是中国传统文化不可分割的一部分，它的理论和实践充分体现了中国传统文化的根本观念和思维方式。中医的养生理念和治疗手段能帮助人们恢复健康，人们可以通过中医养生和治疗疾病的直观体验来体会阴阳五行、道法自然的哲学智慧和“道”的意义，同时也能看到中国传统文

[1] 王国强．以高度文化自信推动中医药振兴发展［N］．人民日报，2017-02-24（007）．

[2] 刘长林．中医百年沉浮说明了什么［N］．中国中医药报，2017-04-14（003）．

[3] 黄蓓．中国文化复兴有赖于中医复兴［N］．中国中医药报，2017-04-28（003）．

化的实践意义。可以说，中国文化的精神要得到重新认识，很大程度上有赖于中医，中国传统文化的复兴有赖于中医的复兴。这里，不论是以高度文化自信推动中医药振兴发展，还是借助于中医学的复兴以振兴中国传统文化，不仅强调了二者之间的密切联系，更重要的是凸显了中国传统文化对中医学发展的促进作用。

但是，中医学作为一门综合性的学科，我们在看到中国传统文化对中医学的正面效应的同时，也应该对其负面效应保持高度的警觉。诚如费正清[1]在《剑桥中国晚清史》中所指出："导致中国衰落的一个原因恰恰就是中国文明在近代以前已经取得的成就本身。"厚重的文化积淀特别是科学理性的欠缺对中国近代科学革命产生了阻碍作用。中医学术发展的迟滞，从某种角度而言，也受到了传统文化及其对近代科学革命阻碍的影响。

刘宝瑞和郭启儒讲的有名相声《蛤蟆鼓》里有这么一段话：

甲：你这么有学问，我请问你，蛤蟆那么点小，叫声为什么那么大？

乙：蛤蟆叫声大，是因为嘴大，脖子又憨。凡是嘴大脖子憨的叫声都大。

甲：我家的字纸篓也是嘴大脖子憨，怎么不响呢？

乙：那它是竹子编的，竹子编的它都不响。

甲：和尚吹的那个笙管也是竹子编的，它怎么就响呢？

乙：它虽然是竹子编的，但它上面有眼，所以就响。

甲：竹子编的，有眼，就响。那我家的筛子也是竹子编的，也有眼，它为什么不响？

---

[1] 费正清．剑桥中国晚清史[M]．上卷．北京：中国社会科学出版社，1985:9.

乙：它是圆圆扁扁的，圆圆扁扁的它不响。

甲：那唱戏的打的那个锣，也是圆圆扁扁的，为什么又响呢？

……

甲：泡泡糖为什么响？

乙：那是有胶性的，才响。

甲：有胶性的，胶鞋底为什么不响呢？

乙：那它挨着地了，不响。

甲：挨着地的三轮车胎，放起炮来怎么又那么响？

乙：那它里边有气呀。

甲：咱俩说这么半天，你的肚子里尽是气儿它怎么不响呀？

乙：什么乱七八糟的！

邓晓芒[1]曾引述这段相声讨论为什么中国人不会讲道理的问题，认为中国人的一般思维方式就是这种状况，碰到什么就想当然地是什么，明明错了也不知道反思。这种思维方式为人们非理性的情感情绪留下了大量的空间，而将理性挤压成了类似于条件反射的碎片。

在中国传统科学领域，类似的现象可谓比比皆是。如在张衡的“浑天说”理论中，“天大而地下，天表里有水，水包地，犹壳之裹黄，天地各乘气而立，载水而浮……天转如车毂之运也，周旋天端。”（《开元占经》卷一）张衡的理论

[1] 邓晓芒.为什么中国人不会讲道理[J].中国图书评论，2017-04-22.

中存在严重的逻辑不一致性和与当时的常识相左的观念：天地为何不沉不陷？天体如何能从水中通过？王充质疑像太阳这种阳性的星体如何通过被视为阴的水，晋朝葛洪提出星宿属阳性，但如龙，因而能生活在水中，还根据《周易》中的卦象来说明天体和日月可进入地下，“《明夷》之卦离下坤上，坤在上，以证日入于地也”（《晋书·天文志》）。宋代张载用新的说法来克服这种理论逻辑的不相一致性，认为地球也是在气上漂浮着的，“太虚无形，气之本体，其聚其散，变化之客形尔”（《正蒙·太和篇》）。但是，张载的修订并没有带来哥白尼似的发展，这同中国古代宇宙论的基本概念的错误性有关。“气”是对自然现象的肤浅认知，它并不是像“作用力”或“原子”那样的实在[1]。再如关于磁学虽在战国时已发现磁石引铁现象，汉代已掌握了人工磁化方法，到宋代沈括又发现磁偏角现象，并开始制作有方位盘的指南针即罗盘，用于航海。尽管沈括发现“磁石磨针锋则能指南，然常微偏东，不全南也”的磁偏角现象，但认为它们“犹柏之指西，莫可原其理”（《梦溪笔谈》卷二十四）。稍后的寇宗奭试图做出解释，也只是用五行历法方位说与易学的万物交感论解释为磁石偏东南“盖丙为大火，庚辛金受其制”和“物理相感耳”（《本草衍义》卷五）而已。迄至明清，我国古典天文地理与力学始终未能解开这个谜，没有发展出近代的磁力学。其实，在中医学领域也存在着类似的现象与问题。西方近代科学的发展告诉我们，知识是依靠理性对感性经验的归纳和演绎得到的，不是由上帝启示或依据权威著作推论出来。因此，在当代中医学的学习、研

[1] 何平，夏茜．李约瑟难题再求解——中国科技创新乏力的历史反思［M］．上海：上海书店，2016：223.

究过程中，有必要保持一种理性、质疑的精神。

## 第一节 什么是理性与科学理性

一般认为，理性是就人自身的内在本性或能力而言的，它包含多重意义。首先，它是人类特有的一种价值标准和评价尺度，体现着人对外部世界的合理性、真理性、完美性等的要求。其次，它又是一种理性方法，从认识方法方面，它要求方法的逻辑化、规范化、系统化、条理化；从评价方法上，它要求评价的合理化、完善化、理想化。杨耀坤[1]将以往人们对理性内涵的界定，归纳为将理性视为逻辑思维能力、将理性等同于理性认识的能力、认为理性的内涵与人的本性及相关能力相对应、广义理性观4类，在对不同理性内涵比较评述的基础上，提出理性是人诉诸理智表征而与非理性不同的根本特征，理性是工具性与价值性的统一。作为价值理性，它表征人的内在目的，体现人的内在本质；作为工具理性，它表征人的内在目的之具体实现途径。二者均可以成为理性高于非理性的优点。工具理性有助于非理性活动结果的确定化，从而有助于实现理性对非理性的评价和确认；价值理性设定理想目标，这不仅是理性追求的目标，而且是用来对非理性活动进行导向和调控的杠杆，它可以内化到深层潜

---

[1] 杨耀坤．科学理性的沉思·科学创造理性的探求［M］．上卷．合肥：安徽教育出版社，2006：2-6.

意识中，在无意识条件下亦可起定向和调节作用，这正如弗洛伊德所言：自我在超我指导下控制本我。杨和亭等[1]认为，理性作为人类特有的能力，它的特点主要体现在以下几个方面：理性作为人对自然环境的适应和支配能力，即“技术”“技能”；理性是指人的道德自律，是人与生俱来的自我约束和提升自己的意志和能力；理性可以作为逻辑思考的能力、认识并得出结论的能力。

当然，在这里我们不可能去讨论理性是人之所以为人的根据等问题，而主要考虑的是科学理性的问题。高剑平[2、3]对科学理性的概念、特征等有较为深入的讨论，他认为理性涵盖了科学理性，理性包括本体理性、认知理性、价值理性和方法理性四个层面，而科学理性是理性的一个子系统，是科学主体特有的一种精神或认识能力，它促使科学主体从一定的本体观和理由出发，借助一定的方法、手段去探索科学客体，并按一定的规则进行推理得出合乎逻辑的结论。抽象性、批判性、真理性、秩序性是科学理性的四个基本特征。杨和亭等[4]从科学与理性的关系探讨科学理性的内涵与外延，认为科学与理性的关系是相辅相成的。科学本身就是“理性”的，科学是理性的客观基础、方法论实质和追求目标，理性是科学的指南针和克制品，二者相互补充、不可分割。科学本身就是关于理性的学

---

[1] 杨和亭，张超．“科学理性”的内涵与外延［J］．东岳论丛，2012，33（8）：25–27.

[2] 高剑平．科学理性概念的界定［J］．广西民族学院学报（哲学社科科学版），2004，26（3）：131–135，161.

[3] 高剑平．略论科学理性的特征［J］．广西民族学院学报（哲学社科科学版），2003，25（3）：173–175.

[4] 杨和亭，张超．“科学理性”的内涵与外延［J］．东岳论丛，2012，33（8）：25–27.

问，科学是理性的文化表现形式，是理性思维的结果。它的终极指向是“知识体系”，其最为宝贵之处是由科学衍生的适用范围极广的科学精神。科学理性继承了科学求真尚实性、客观实在性、逻辑抽象性的特点，也继承了理性作为“技术”“技能”的特点，作为“道德自律”的工具，作为逻辑思考能力的特点和始终游走在文化层面的方法论意义。孙德忠[1]认为从哲学认识论的角度来看，科学理性是人类的一种特殊的把握对象和掌握世界的能力。它借助工艺设备等技术手段的中介，在较为纯粹和典型的情境下，通过经验观察、逻辑推理和形式化处理，以追求对象世界那种与人的意识无关的本来面目、固有本质和运动规律。黎德扬等[2]认为科学的理性融入自然科学家们的科学思考与科学工作中，便表现出一脉相承的认识观念、思想方法和价值尺度，渐渐积淀成近代科学研究的不可移易的特征和传统。在认识论上，科学的理性认为自然界是有规律的，是可知的，相信人类的理性思维能够通过气象万千的现象，认识事物的本质。在方法论上，科学的理性注重实验方法和数学方法的应用。在价值观上，科学的理性高扬求实求真的旗帜，取“为知识而知识”的价值向度，表现出“吾爱吾师，吾尤爱真理”的美德。上述对科学理性认识的角度及其表述不尽相同，但总体可见，

[1] 孙德忠．论科学理性和人文理性的分殊与融通［J］．武汉理工大学学报（社会科学版），2004，17（2）：143-147.

[2] 黎德扬，吴琳．科学理性的匮乏——我国科学自明清以来落后的原因之一［J］．武汉理工大学学报（社会科学版），2002，15（4）：321-325.

科学理性的核心是合客观性加上合逻辑性，也可以说体现为一种科学精神。

## 第二节　什么是科学精神

一般认为，哥白尼 1543 年公开出版《天体运行论》，创立了太阳系学说，标志着近代自然科学冲破神学桎梏而诞生。1896 年，梁启超在《变法通义》中首次采用“科学”一词。然而，什么是科学？什么是科学精神？学术界并没有一个公认的唯一的界定。如《不列颠百科全书》将科学定义为：“涉及对物质世界及其各种现象并需要无偏见的观察与实验的所有各种智力活动。一般说来，科学涉及一种对知识的追求，包括追求各种普遍真理或各种基本规律的作用。”[1]《中国百科大辞典》则定义为：“以概念、范畴、定理、定律组成的知识体系把握客体本质及规律的过程和结果，人类精神活动和社会意识形式之一。”[2]两者的表述虽然不尽相同，但基本都涉及科学的三个层次：一是指描述世界的知识体系，二是指建立在观察与实验基础上的社会活动，三是指与社会政治、经济、文化处于互动之中的社会建制。科学的本质即在于科学应该是系统化的，它是对个别现象的一般性、共同性、规律性的描述；科学要对统一性和预测性做解释，力图对事物做出统一的、数量化的、因果性的解释；

[1] 中国大百科全书出版社不列颠百科全书编辑部．不列颠百科全书［M］．第 15 卷．北京：中国大百科全书出版社，1999：137.

[2] 中国百科大辞典编撰委员会．中国百科大辞典［M］．第 4 卷．北京：中国大百科全书出版社，1999：2979.

科学要求有在严格控制的条件下，用严密的方法，重复、独立得到的观察和实验结果验证；科学是一种自己补充、自己扩张的知识系统，科学知识的扩张遵循自有的规律；科学探索具有好奇取向，并不完全是任务取向；现代科学与技术之间有良好的互动关系；科学是开放性的，它接纳一切新的探索的思想，当然它们必须遵循实证与理性的科学规则，等等。

基于上述对科学概念的认识，现代学者又对科学精神进行了多方面的探讨，并取得了一定的共识。科学精神通过上述科学知识体系、科学研究活动、科学社会建制三大层面映射出来，是对科学知识体系、科学探索活动、科学程序的基本界定，其核心内容一是追求逻辑上自洽，即追求知识的统一性、兼容性；二是寻求可重复的经验证据，证据不因时空位置变化、实验主体变化而不同[1]。此即科学的理性精神与实证精神，是科学的鲜明标识，也是科学的精神价值的最根本的构成要素。而以实证和理性为根基的科学固有的怀疑和批判精神，则是科学的生命，是科学进步的保障和原动力。作为科学的社会建制即科学共同体的规范结构或科学的精神气质，则是美国科学社会学家罗伯特·默顿所提倡的普遍性、公有性、无私利性、独创性、有条理的怀疑主义[2]。彭炳

[1] 刘华杰．“科学精神”的多层释义和丰富涵义［J］// 王大珩，于光远．论科学精神［M］．北京：中央编译出版社，2001：207-218.

[2] 李醒民．探索科学精神的人文底蕴［J］./ 王大珩，于光远主编．论科学精神［M］．北京：中央编译出版社，2001：97-105.

忠[1]也认为科学精神可以逐步地展开为三个递进的层次，即认识论层次、社会关系层次和价值观层次。在认识论层次，主要表现为科学认识的客观性、逻辑一致性和实践的可检验性等规范，它们直接体现了科学的本质特征，构成了全部科学精神的基础；在社会关系层次，美国著名科学社会学家默顿揭示的四条规范——普遍性、公有性、无私利性和有条理的怀疑性是这一层次上科学精神的基本内容；在价值观层次，科学通过求真，可以达到求美、求善，科学把追求真善美的统一作为自己的最高价值准则，这是科学精神的最高层次。彭富国[2]将科学精神的内涵概括为五个方面：一是探索求知的理性精神，这是科学所以可能的思想基础；二是实验验证的求实精神，这是科学所以成为科学的实践基础；三是批判怀疑、开拓前进的进取精神，这是科学得以发展的创新基础；四是自由竞争、允许失败的宽容精神，这是科学自由发展、深入开展、优化前进的民主基础；五是互相合作的协作精神、敬业牺牲的献身精神，这是科学得以传承的重要条件。秦元海[3]在分析科学发展历程，总结中外前贤的思想资料基础上，将科学精神界定为：所谓科学精神，是指科学与科学活动的内在精神和灵魂，它是科学主体（科学家）内在精神气质、品质和科学活动的内在性质、特质在求真创新基础上的统一。这就是说，科学精神是科学家群体在长期的科学实践中形成和体现的高尚卓越的情操、气质、品格和行为特征以及科学活动过

[1] 彭炳忠．论科学精神［J］．自然辩证法研究，1998，14（10）：24–28.

[2] 彭富国．理性和非功利性：科学、科学精神的实质内涵［J］．求索，2003（3）：141–142.

[3] 秦元海．论科学精神——兼析我国科学精神的缺失与培养［D］．上海：复旦大学，2006.

程中制度化的共同价值观和规范的内在统一。科学精神在科学家身上表现为崇尚真理、唯实求是、锲而不舍、执著探索、善于怀疑、敢于挑战、敢于创新、坚守志业、忘我献身等情操、品质和行为特征；在科学活动和事业上体现为“普遍主义”“公有性”“无私利性”“有组织的怀疑”等共同的价值体系和制度化规范。

## 第三节 科学理性与中国近代科学发展

1954 年，英国著名学者李约瑟博士提出了近代自然科学的传统为什么没有在中国发生的问题，学者们从长期的自然经济、封建专制统治、鄙视科技的风气和传统、封闭的中央集权体制及近代遭受西方侵略等诸多方面进行了探讨。爱因斯坦曾经把缺乏这种理性经验主义态度和科学实验传统看作中国不能产生近代科学的两大原因。黎德扬等[1]比照中国科技发展的特点，提出科学理性的匮乏是我国自明代以来科学落后的原因之一。具体体现为：一是中国传统科学思想认识自然时，并没有把自然界作为一个外在于人的独立的物质客体，而是在天人合一、天人感应的思维框架中进行类比联想，用人性、天道的概念来解释自然，使自然观充满了伦理、道

[1] 黎德扬，吴琳．科学理性的匮乏——我国科学自明清以来落后的原因之一[J]．武汉理工大学学报（社会科学版），2002，15（4）：321–325.

德的内容。二是科学的经验色彩浓厚，缺乏科学实验、数学推导与演绎，缺少逻辑论证，致使中国的科学技术大都停留在自然观察、经验判断和主观臆测的水平上，不能完成理论上的抽象和概括。三是科学的价值取向听命于封建王朝政治的摆布，绝对地以国家的实用为主。中国科学文化与近代自然科学最根本的差别是，一个重经验（情感体验和体悟），一个重理性（实证和逻辑）。没有理性的高扬，是无法产生近代科学的。田辉玉[1]也认为中国近代科技落后固然有政治、经济、文化等因素的影响，更与中国古代科技自身缺乏科学理性的特点有关。中国特有的哲学没有为中国古代科技发展提供养料，在这种哲学和文化思维影响下所形成的“文人精神”与科学理性格格不入，甚至排斥科学理性。与西方的古代科技发展于自然哲学领域相反，中国古代科技从生产和生活的直接经验中渐渐积累起来，并得以发展。这种科技基本上没有出现过自然科学方面的定量的实验研究和缜密的抽象和概括，出现的却是一种服务于封建农业经济、大一统需要的经验的、实用的、定性的科技。具体来说，在科技观方面，它强调主体到客体的统一，体现了中国古代科技观的主观性和经验性特点；在认识上，它注重感性认识和工匠传统；在方法论上，借助经验，通过直觉洞察对象的本质。何平等[2]认为制约中国传统科技发展的诸多因素，即包括了阴阳五行理论对古代科学思维的规范、“科学”理论缺乏公理化和证伪性的负面效益、有

[1] 田辉玉．科学理性的缺乏——也谈中国科技在近代落后的原因［J］．湖北社会科学，2006（1）：128-129.

[2] 何平，夏茜．李约瑟难题再求解——中国科技创新乏力的历史反思［M］．上海：上海书店，2016：217-227.

机自然观对物理学发展的阻碍作用、探究自然奥秘的非经验论方式等。

至于科学理性匮乏的原因，客观上与以小农经济为基础的封闭性社会状态有关，主观上则与中国注重整体性思维方式有关。注重整体性思维方式是以“阴阳五行”学说为理论基础，来构筑“天人合一”“天人感应”合理解释的框架的。对于“阴阳五行”的概念，中国历来就是非确定、多歧义的。它以主观的臆测、直觉的体悟代替了理性的分析、数学的抽象和实验的检验，表现出强烈的非理性倾向，渐渐蜕变成一种特有的东方神秘主义的思维模式，直接影响了人对自然的探索。像中国传统的化学、天文学、医学和数学在理论上都有走向神秘主义的表现。加拿大研究中国科技史的著名学者席文曾总结说：在古代中国，“不论何时当人们尝试去解释结构和变化时，便可能使用阴阳五行学说。当每一种性质的科学发展完善其古典形式后，阴阳五行学说也增加了与每一研究领域问题相关的特殊词汇，连同另一些技术性概念一起，就为这门‘科学’提供一种足以构成解释的理论话语”[1]。此可谓对中国古代学者对自然、生命现象的想象的解释的某种真实写照。

[1] N.Sivin，“Science in China’s Past”，in Leo A.Orleans，ed.，*Science in Contemporary China*，Stanford University Press，1980：15.

## 第四节 科学理性与传统中医学

中医学是指在中国古代元气论有机自然观指导下，主要以系统整合型意象思维方式研究整体层次上的机体反应状态所形成的传统医学体系。从地域而言，它属于处在半封闭的大陆—海岸型生态环境中的中华民族；从时代而言，主要属于古代的经验医学时期；从思维方法而言，主要是在元气论有机自然观指导下形成的系统整合性意象思维；从研究对象而言，重在整体层次上的机体反应状态。一般认为，大约汇编成书于西汉中后期的《黄帝内经》和东汉时期的《难经》《伤寒杂病论》，从不同方面奠定了中医理论体系的基础，形成了中医学的学术范式，确定了中医学理论体系发展的基本路径。此后，中医理论虽在不断地发展着，但其知识体系的核心并未发生根本性的变革，仍然以元气阴阳五行的形式框架为理论解释系统，而这种解释系统有着模棱两可，似是而非，貌似全面，既不可证实，也不可证伪的特点。因此，严格地说，中医学及其理论并不属于现代意义上的科学。

科学是在历史上发展着的对客观世界的认识。由于发展，一方面错误的东西不断被排除；另一方面，有些知识虽然仍然正确，但已普及于民众，成为常识，从而不能再代表时代的科学水平；同时，最新的学说也不会是人类认识的终结，被抛弃的学说仍不失为当时的科学。因此，当我们说中医学及其理论不属于现代意义上的科学时，并不否认中医学及其理论中包含着十分丰富的科学思想、方法和科学精神。首先，中医学是高度发达的经验医学，其相关理论历经千百年来临床实践的验证，临床的有效性是中医学及其理论存在与发展的根本原因。其次，中医学的有机自然观、朴素的系统方法、丰富的辩证法思想及相关的经验性与理论性科学方法，是其形成独特医学体系的内在依据，有些观念、方法与现代横向学科方法有相通之处。如苗东升[1]从开放论、涌现论、非线性论、自组织论和他组织论等五个方面考察中医，指出中医虽然不属于复杂性科学，但在医学思想和哲学思想上跟复杂性科学有诸多深刻的一致性，蕴藏着现今复杂性科学所缺少的某些科学思想和方法论观点，中医的科学化和现代化只能以复杂性科学为依据来论证、运作和施行。复杂性科学同样需要认真向中医学习，努力发掘中医的医学和文化哲学宝藏。再次，中医理论在其形成时，吸收了当时最先进的哲学思想和各门自然科学的成果，呈现出充分的开放性，只是在后来的发展中，由于各种客观及体系内在的原因，而逐渐趋向封闭。当然，中医学及其理论按认识自然的程度而言，大多处于认识其存在、形象和表象的经验规律层面，尚未达到本质的自然规律的深度。究其原因，则与中国传统文化的影响密切相关。中医理论的构建以元气阴阳五行说为基本框架，而这种学说都是基于感觉经验的归纳，同时，把这种感觉经验的归纳向外无限制的推类和联想而形成的一种解释系统。元气说为大千世界的物质基础提供了质料因，阴阳说为事物的存在和变化提供了动力因，五行说为大千世界的分类和联系提供了形式因。但气是一种非结构性的物质基元，而阴阳、五行着眼于事物表象的直观的无限制的类比，均具有非实证

[1] 苗东升．从复杂性科学看中医——发现中医的科学性［J］．首都师范大学学报（社会科学版），2008（增刊）：1–19.

性、非逻辑性、非定量性和非结构性的特点。以这种学说为指导认识自然，则对自然图景和万物存在不是注重其内在的物质结构，而是更关注从变化的过程来认识，更多的是关注表象的变化，而不探究表象变化发生的物质原因，不注意事物的静态的固定结构和局部关系，限制了人们在层次水平上深入了解物质结构的组成，阻碍了人们进行局部分割、实验观察、定量分析活动的发展。因此它对各种自然现象的解释，不是从具体的物质原因来寻找因果关系，而是从一种固定的解释框架给出基本一样的说明。这种一般性的解释、说明由于不涉及特定认识对象的具体的因果关系和物质结构形态，因此是不可能通过实践活动和逻辑加以证实和证伪的。这既不能对理论认识和思维活动提供任何新的信息，也不能促使实践和认识活动因理论解释和客观事实的矛盾，在不断地证实和证伪的过程中而逐步深入。而且，这种笼统、直观、思辨、臆测的解释框架是一种一成不变的封闭的模式，因而它不注重在实践中出现的新现象、新事实、新问题，也不注重从长期积累的经验知识中通过归纳分析的途径，概括、总结出关于具体现象、具体事物的因果关系。反而将大量在实践活动中发现的事实和积累的经验知识都湮灭在这种似是而非、模棱两可、可作多方解释的框架之中，压抑了思想的自由，形成了传统的“述而不作，信而好古”，引经据典，烦琐考证，靠注释权威著作进行学术研究，缺乏大胆探索、创新的学风。同时，理论认识因为其臆测、玄虚而和实践经验相分离，因而缺乏实证性和逻辑性。由此造成包括中医学在内的中国传统科技体系显现出一种固有模式：天人感应式的哲学思辨与经验技术相结合，直观观察与直觉内省相混合，现象描述与朦胧概括相混合，技术孤立地超前发展，虽然在某些技术上有惊人的发明，但在科学理论、科学方法方面却始终停留在简单、朴素、臆测的水平上[1]。

孙学刚等[2]也认为中医学是一个富有整体观和辩证性的理论体系，缺乏理性的精神：①由于没能引入分析的方法，因此缺乏形式和结构的逻辑性，即缺乏对观念和概念的精确界说和细密分辨，其理论表述必然是不清晰、不精确的；②中医学的思考方式是配应并联式思考，这种思考方式受制于中国式的因果律模型，其要旨在于将种种不同的事物区分类型，调适为相关的理型，然后在说明个别事物时，再将事物与这些理型产生关联，这种思维的根据是类比延伸和延伸抽象化，由于取类比象的逻辑根据不充分，在此基础上延伸抽象出来的理论的预见性就必然很差；③中医各家学说林立，关键在于中医一直没能引入实验的方法，诸说蜂起，理论越来越庞杂无序，距离形式的简单越来越远；④中医是一门实用主义医学，理论仅仅是对临床经验的说明和阐释，是联系经验和临床工作的工具，同时，经验并不是独立的、可以客观观测的现象，而多是医者的主观体验，于是经常出现杂志报道某方某法治某病有效率非常高，别人用起来却屡试不效，问题就在于实用性很强的中医理论，能被客观经验验证的程度非常低。贯剑[3]认为较之于日新月异的生命科学而言，中医学

[1] 邢兆良．中国传统科学思想研究［M］．南昌：江西人民出版社，2001：232.

[2] 孙学刚，贾钰华，庞启雨．科学划界与中医［J］．医学与哲学，1999，20（9）：12–14.

[3] 贯剑．中医学的发展呼唤科学精神［J］．医学与哲学，2001，22（10）：44–46.

并未搭乘上时代前进的高速列车。这种现状的形成有多方面的原因，在诸多因素中，至关重要的一条就是缺乏一种发展中医学的科学精神，缺乏一种敢于怀疑，勇于创新和探索，实事求是的精神。并具体分析了中医学缺乏科学精神的原因，包括历史遗留下的缺憾、中医学科本身的特点及一些人为因素等，特别是近代西学东渐之后，西医成了中医的主要竞争对象，在西医以其先进的技术逐渐占领医药市场后，中医学实际上已经转为配角。出于某种民族情结，一些中医学领域受到人们思想上和行为上的保护，这种感情色彩替代了科学的精神，妨碍了中医内容的更新。

## 第五节　科学理性与中医学的发展

近年来，人们不断呼唤中医学及其理论要现代化，要使中医传统理论逐步实现向现代理论的变革。为此，首先必须搞清楚为什么要现代化与现代化的目标是什么的问题。其实，这两个问题又是互为表里的扭结在一起的。从中医理论层面而言，如上所述，中医理论的构建将实践经验技术直接与哲学理论相结合，使哲学直接渗透于中医学的各个领域、各个层次的理论和实践环节中。在这里哲学原理是中医之“道”，“道”规定并指导着中医之法和“技”，“技”也可“进乎道”，这种“道”、法、“技”的高度统一使中医表现出极强的生命力，也是其魅力之所在。但是，在“道”与法、“技”之间却省略了将整体分解成局部，进行经验考察、分析的思维阶段，犹如人的个体智力发育一样，从幼儿开始能分辨认识外界事物的朦胧阶段，跨越了中青年理性分析的阶段，进入了老年那种终始循环的宿命论式的解释系统。这是一种早熟而不健全的理论体系，它虽然在中医学发展的早期对医疗实践和知识总结有一定作用，但它却从根本上杜绝了中医学向解剖分析、定性定量研究、实证判断方向发展的可能性，从而造成中医理论的封闭性、停滞性、先验性，无法在实证事实的检验中得到修正、变革，更无法与现代科学技术相融通，始终游离于现代科学之外，不能与之互动而加速发展。因此，中医理论现代化的目标无疑应是现代科学化，最终融入现代科学体系之中。孙学刚等[1]从科学划界的标准讨论中医学的科学性问题，认为中医是一门实用的技艺，因此中医科学化、现代化及中西医结合的提法有待于进一步商榷，他们反对把中医伪科学化，提出中医的出路只有一条，那就是融入现代医学发展的步伐中去，为医学的发展而奉出自己的经验和思路。王台[2]从比较医学史的角度，经过缜密的论证指出，采用自然科学对于古代以经验缓慢积累形成的各项实用学术进行洗礼，大浪淘沙，去粗取精，去伪存真，使它们发生脱胎换骨的改造，是一切有成就的古代实用学术的共同归宿，这是人们的意志无法改变的客观规律。在古代，并不比中医学逊色的希腊医学已经做出了光辉的榜样，中医的归宿当然也不能例外！因而他反复强调“中医需要接受现代科学洗礼”，就是用现代的先进科学理论和技术进行一番科学验证，进行一番“证真证伪”

[1] 孙学刚，贾钰华，庞启雨.科学划界与中医[J].医学与哲学，1999，20（9）：12–14.

[2] 王台.中医需要接受现代科学洗礼[M].北京：中国协和医科大学出版社，2016：35–81.

的细致工作，把泥沙里的真金淘洗出来。

毋庸置疑，哲学思想常具有放之四海而皆准的特性，中国古代哲学及蕴含于中医学中之天人合一、循环变易、天下随时、道法自然、中和平衡等观念，时至今日，仍然具有重要的现实意义。大概正由于此，雅斯贝尔斯在《历史的起源与目标》中指出：公元前800年至公元前200年之间，是人类文明的“轴心时代”。在轴心时代里，各个文明都出现了伟大的精神导师：古希腊有苏格拉底、柏拉图，以色列有犹太教的先知们，印度有释迦牟尼，中国有孔子、老子、庄子……他们提出的思想原则塑造了不同的文化传统，也一直影响着人类的生活。但是我们也要看到，历史发展的趋势表明，哲学最初是作为人类知识的总汇而出现的。到亚里士多德时已被区分为自然哲学（关于自然的知识）、伦理学（关于社会的知识）和逻辑学（关于思维的知识）。近代开始分门别类地研究各个自然领域，出现了各门实证科学，导致了自然哲学的贫困化。自然哲学所采取的研究自然的思辨方法已经过时，不但不再能取得有意义的理论成果，而且还自觉不自觉地束缚实证科学的发展。素朴形态的自然哲学的衰落是不可避免的，因为从总体上看，它是一个窒息科学的封闭体系。自然哲学对待它所容纳不下的那些知识，乃是一种没有伸缩余地的、独断独行的体系。它没有办法加工科学研究所提供的经验材料，没有办法使经验向概括运动，因此抑制了经验自然科学的发展。正如奥地利物理学家薛定谔在《我的世界观》中所说：“形象地说，当我们在知识的道路上迈进的时候，我们必须让形而上学的无形之手从迷雾之中伸出来引导我们，但同时也必须时刻保持警惕，以防止形而上学温柔的诱惑把我们引离正路坠入深渊。或者换种说法，在探求知识的道路上迈进的大军中，形而上学是一支先遣队，它深入到情况不明的敌方境内布下前哨。我们不能没有前哨，但我们也知道这些前哨最容易遭到狙击。再打个比方，形而上学并非知识大厦的一部分，而只是建造大厦不可缺少的脚手架。或许我们甚至可以说形而上学在其发展中可以转变为物理学（形而下学）。”哲学方法具有抽象性或思辨性、丰富性或歧义性以及难以检验性的特点[1]，面对具体问题的研究，哲学方法的思辨性带来了歧义性和难以检验性，也带来了与实证方法不同的功能。因此，对于中国古代哲学观与中医学的关系，我们也应该有一个清醒的认识。

综上所述，当代中医学的发展，必须借助科学理性的洗礼，要实现中医学的现代化，就必须坚持实证、理性、怀疑、批判等科学精神。首先，要正确认识中医理论经验科学与人文科学相结合的性质，并加以区别对待，以正确地选择中医理论的研究方向和方法，避免用文化解释科学，或置中医学的自然科学属性而不顾，用传统文化来宣讲中医的学术精华，支撑其实践价值。其次，要对中医的科学体系进行解构与重建，即用现代科学（包括现代医学）的方法、成果、技术和表达方式对中医原有的概念和理论系统进行分析批判，使中医学中的科学知识和规律能用现代科学的方式加以昭示，用现代科学的语言加以表述，从而使中医理论与现代科学得以沟通和融合，使中医学能自如地吸收和利用现代科学技术的成果而走上加速发展的道路。第三，移植、借鉴现代科学哲学与现代思维科学的研究成果，特别是现代系统科学的理论

[1] 刘大椿.科学哲学[M].北京：中国人民大学出版社，2006：10-15.

和方法，加强中医理论建构与临床思维方法的研究，以实现思维方法的融通。第四，要在理清中医理论建构思路的基础上，科学设计，积极开展实验研究。第五，在上述研究的基础上，将中医理论的研究逐步从现代科学诠释、证实性研究发展为自主创新性研究，因为科学理论只有不断地创新才有生命力；否则，迟早会被淘汰。第六，要有宽容开放的学术心态，坚持辩证否定观，摈弃因循守旧的保守心态，要有与传统糟粕决裂的勇气，甚或需要借助奥卡姆剃刀（精简性原则），剔除一些多余的（神学和经院哲学）观念，而将解释限制在依据感觉经验或实验数据基础上的归纳或推论范围内。当然，要实现上述目标，又需要我们具有超越现实利害以追求真理的纯粹的求知精神，不把学术问题政治化、伦理化，不用感情代替理性，只问是非，不计利害，为科学而科学的精神。在当前情况下，对中医的学术研究而言，还应该提倡怀疑、证伪、创新的精神，反对功利主义、实用主义以及学术腐败等等不利于学术发展的思潮。

最后需要说明的是，这里阐述中医学的发展需要科学理性的洗礼，并不是说只此一途。近日江晓原[1]在讨论从技术成就看“李约瑟之问”时，从古今中外技术发展的比较中，提出并非所有的技术成就都由现代科学理论支撑，现代科学理论也并非衡量各种技术成就的唯一标尺。著名物理学家史蒂芬·霍金指出，从古至今，人类一直在使用不同的图像描绘外部世界，而且这些不同的图像在哲学上具有同等的合理性。“我们完全可以认为，支撑中医的理论就是人类用来描述外部世界的图像之一，虽然这个图像完全不同于西方人描绘的图像，但它同样有着哲学上的合理性。我们应珍视具有中国风格、中国气派的中医理论，并在新的时代条件下加以传承和弘

[1] 江晓原.从技术成就看“李约瑟之问”[N].人民日报，2017-05-31-07.

扬”。但是我们并不能因为几千年来中华民族的健康都是由中医呵护的，中医作为一种呵护中华民族健康的技术，至今仍是行之有效的；或者因为一些人坚持得不到科学实验证实的都是“迷信”和“糟粕”的理念，而使中医遭受了严重的伤害，因此在中医学领域反对科学精神与科学方法。放眼当代科学技术的发展历程，不可否认的是，中医学要形成加速发展的机制，科学精神与科学方法是绝对不可缺席的。王一方[1]在阐述中医的本质特征时曾指出：“笼统地讲科学与人文的张力还不足以揭示出中医的本质特征，在我看来，科学精神的世界普同性与认知方法的多样性应该区别开来。由此可以界定中医学在本质上认同与接纳科学精神，但生长过程中缺乏西方意义上的科学方法（包括形式逻辑方法、数学方法和实验方法）。中医学的方法主要是哲学的、个性顿悟的、类比的、生活与临床体验的，其核心是以人为中心，从个体的经验开始，以经验作为判别和理解一切事物真伪、价值的标准。如果讲类型意义的话，中医是科学精神与人文方法的结合体。认清这一点既有利于利用科学方法来研究中医，也有利于保持并挖掘中医独特的思想精华。在研究中，不至于迷失，才不会把认知问题混淆于本体论问题，把逻辑问题误认为实在论问题，把文化差异错当自然差异，将方法差异当成客体差异。”此段论述无疑值得中医学人深思与借鉴。换言之，不能将把握中医的特质与发展中医的模式与方法混为一谈。

[1] 王一方．医学人文十五讲［M］．北京：北京大学出版社，2006：69-70.

# 第十二章　振兴之路

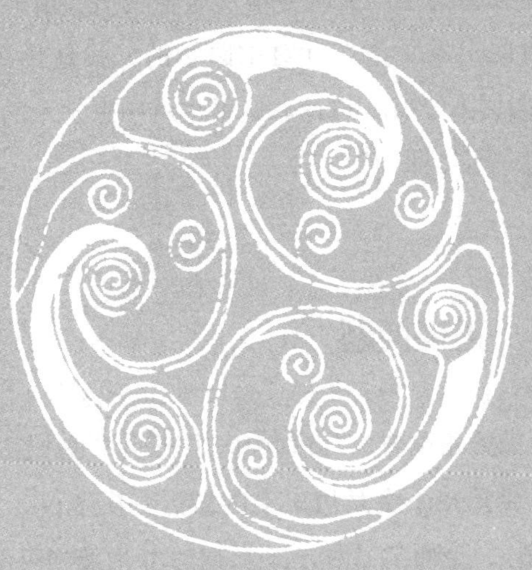

中医学的发展问题，一直是近代以来学术界乃至社会上讨论的热点问题。2006年，由张耀功教授《告别中医中药》一文所引发的中医存亡的社会争议，其实质还是中医存亡发展的问题。中医学术绵延数千年，为中华民族的繁衍做出了巨大的贡献，但不可否认的是，面对着现代医学的冲击与社会文化环境的变革，中医学术发展呈现出明显的滞后、式微之态，由此引发了诸如针对中医学的“我是什么”“从何而来”“走向何方”等大讨论。这里也就中医学术的振兴问题谈点自己的一孔之见。

## 第一节 正视问题

从历史的角度看，“告别中医中药”并非张耀功教授的创造发明，恐怕也不会是历史上的最后一次争议。首先，日本“明治维新”，全面学习西方，于1873年取缔了汉医。1914年，中国北洋政府步日本消灭汉医之后尘，把中医学从教育系统排除。1929年，民国政府通过“废止旧医案”，后由于中医界的抗争而未能得逞。1950年，中华人民共和国卫生部召开的第一届全国卫生会议，身为副部长兼党组书记的贺诚与副部长王斌，邀请余云岫参加会议，并支持他废止中医的观点，使第一届全国卫生会议实际上成了一次以围剿中医、并形成了一套行政措施以消灭中医为主题的会议。面对历史上屡次出现的废止中医，特别是当代的“告别中医中药”论，捍卫中医学的地位固然必须，但按照中国固有的辩证思维法，以此为警钟，从中医学术自身及相关的文化氛围、制度设置、学术传承等方面加以审视，似乎更为重要。

时至今日，虽然有学者指出：所有错误中最严重的错误是，医学界至今没有发现自己误入了歧途。医学仍遵循疾病——治疗的思维方向，而不是生活方式——健康的思维方向，并提出对现代医疗的批判[1]。但如果我们提出告别西医西药的观点，则绝对不会为国人所接受，甚或被认为是痴人说梦。那么，为什么告别中医中药论会有不少的响应者，并引起巨大争议？这里，我们不从政治的、经济的、政策的、制度的层面来分析，仅就中医学术及其相关文化氛围而言，似乎也有不少值得探讨的问题。首先，从文化氛围的角度而言，任何一种医学的发展都是一定文化的产物，与特定的思维方式相联系。中医学的产生、发展深深植根于中国传统文化的土壤之中，其演进和中国传统文化的发展之间具有同步演进的规律[2]。借用现代生命科学的术语加以比喻，可以说中国传统文化是中医学的文化基因。但是，鸦片战争以来，西方文化凭借着先进的技术与科学（包括西医学）之势，给数千年绵延不断的中国传统文化以前所未有的冲击，许多民族精英们也将中国落后的原因简单归结于传统文化而加以指责，造成了中国传统文化的式微、断裂。由此对中医学造成两方面的冲击，一是中医学的发展失去了固有文化发展的支持。传统文化是中医学的精神家园，一旦失去传统文化的滋养，中医学就成了无本之木、无源之水，就会枯萎，中医学的百年式微，

[1]［澳大利亚］罗斯·霍恩．现代医疗批判——21 世纪的健康与生存［M］．上海：上海三联书店，2005：55.

[2] 李如辉．论中医文化学研究［J］．浙江中医学院学报，2002，26（2）：4–7.

其深层原因即在于此。故有学者深刻地认识到："当扎在国学之中的研究方法的根系被切断的时候，中医的科学理论体系与临床技术体系将随之衰落。而当中医的临床治疗失去原有的科学与技术体系支撑的时候，中医便沦落为不见文化思想深根的浮萍草——游离于自身科学与技术体系之外的中医，所留下的只是原有体系中的经验部分了。然而经验是人类认知过程的初阶段，它是不能称之为科学的。"[1]另一方面，患病人群文化、意识形态观念的更替变化，在就医选择时对中医和其学术的信任与理解，决定了中医的社会心理地位与真实发展的规模及其潜能；同时，伴随着西医学的超速发展及占据科学与技术的高台阶，而中医学发展滞后，自然导致中医疗法受众对中医学理解的困难以及随之而来的认受性和公信力的降低。因为根植于现代科学的西医学有着科学与技术的有力支撑，有一整套说理的方法，有一个共同的语言交流平台；而中医学则面临着话语权的不断丧失，除了圈内人士和一些国学根底扎实的专家外，其他人已经不太明白它在讲些什么了。由此可见，文化的困惑无疑是中医学在现代社会遇到的一切困惑中最无奈、最深层的困惑。那么，在面对异质文化的挑战、冲击、刺激，面对已经变化了的文化环境时，中医学如何能动地进行调整和适应，就成为摆在中医学界乃至热爱中医学与中国传统文化的学者面前必须解决的重大问题。

其次，就中医学术本身而言，我们可以罗列诸如整体综

---

[1] 李致重. 从国学看中医［J］. 中医药通报，2006，5（1）：1–4.

合的医学特征，天人相应的生态医学观，自稳调节的生命观，心理与生理、功能与结构、精神与形体相依的形神统一观，上工治未病的预防观，以人为本、因人制宜，“以平为期”的纠正失衡的治疗观，养生保健，延缓衰老的“保命全形”观，以及重视个体化诊疗及人体功能状态判断与调整的辨证论治方法，强调天然地道药材及正确配伍与使用，毒副作用小，符合人与自然和谐的观念等诸多优点。但是从近代和现代世界科学发展的背景来考察，中医学术的优点又与其缺点紧密相连，而对中医学术本身的缺陷保持清醒的认识，似乎对中医学术的发展更为重要。

从方法论的角度而言，中医理论的构建以元气阴阳五行说为基本框架，而这种学说都是基于感觉经验的归纳，同时，把这种感觉经验的归纳向外无限制的推类和联想而形成的一种解释系统。元气说为大千世界的物质基础提供了质料因，阴阳说为事物的存在和变化提供了动力因，五行说为大千世界的分类和联系提供了形式因。但气本身的存在是无形、无状、无物质构成元素，也无物质结构形式可言的一种非结构性的物质基元，而阴阳、五行着眼于事物表象的直观的无限制的类比，均具有非实证性、非逻辑性、非定量性和非结构性的特点。以这种学说为指导认识自然，则对自然图景和万物存在不是注重其内在的物质结构，而是更关注从变化的过程来认识，更多的是关注表象的变化，而不探究表象变化发生的物质原因，不注意事物的静态的固定结构和局部关系，忽视在宇宙万物之间存在着一系列不同的层次与过渡环节，限制了人们在层次水平上深入了解物质结构的组成，阻碍了人们进行局部分割、实验观察、定量分析活动的发展。近现代科学恰恰要求对不同层次的规律性进行具体的研究，对其间过渡的机制做出确切的说明。由于认识的重心置于动态之“象”这个特定的领域，由此也给中医学带来了表象性、整体性、模糊性等特点，即使像阴阳这样抽象程度较高的概念，也会直接引起一系列形象性的联想。而且，由于“象”的无限制的推类，造成科学认识局限于猜测性的思辨和表象观察描述相结合的水平，而不是沿着以经验材料为基础的实证分析的方向发展，从而使中医学一方面理论思维玄虚，几个包容量极大、可做多方面领悟、解释的基本概念包罗万象地来说明一切；另一方面，对临床及药物等各种现象的观察细致入微，并有详尽的原始记录，然而却不能通过这些大量的经验材料，经过归纳整理，总结出具有可重复性、可比性和可检验性的定律、命题，进而构成具有逻辑结构的理论来，科学实践、认识停留在感官直观观察表象的水平上，大量的经验材料往往被比附于先验的形式框架里，而失去了固有的科学事实的特征。由此造成包括中医学在内的中国传统科技体系显现出一种固有模式：天人感应式的哲学思辨与经验技术相结合，直观观察与直觉内省相混合，现象描述与朦胧概括相混合，技术孤立地超前发展，虽然在某些技术上有惊人的发明，但在科学理论、科学方法方面却始终停留在简单、朴素、臆测的水平上[1]。满足于知其然而尽其用，缺乏相应的怀疑、探求的科学精神，大大限制了对自然现象和具体事物原因的追究。

从中医理论层面而言，本来富有唯物辩证特性的气、阴

[1] 邢兆良．中国传统科学思想研究［M］．南昌：江西人民出版社，2001：232.

阳、五行范畴，一旦固定为中医学本身的解释模式，渗透于中医学的各个领域、各个层次的理论和实践环节中，使实践经验技术直接与哲学理论相结合，则哲学原理就成为中医之“道”，由“道”规定并指导着中医之法和技，技也可“进乎道”，这种“道”、法、技的高度统一使中医表现出极强的生命力，也是其魅力之所在。但是，在“道”与法、技之间却省略了将整体分解成局部，进行经验考察、分析的思维阶段。这是一种早熟而不健全的理论体系，它虽然在中医学发展的早期对医疗实践和知识总结有一定作用，但它却从根本上杜绝了中医学向解剖分析、定性定量研究、实证判断方向发展的可能性，从而造成中医理论的封闭性、停滞性、先验性，无法在实证事实的检验中得到修正、变革；更无法与现代科学技术相融通，始终游离于现代科学之外，不能与之互动而加速发展；并诱使那些对自然问题感兴趣的人，停留在根本不能说明问题的解释上。如中医的形气神学说、藏象经络理论以及病因病机理论，从《内经》确立其范式至今，两千年左右基本没有突破性的创见。明代医学家吴又可《温疫论》认为温疫病因“乃天地别有一种戾气”，含病原微生物观点之雏形。清代医家王清任《医林改错》一针见血指出：“治病当先明脏腑，脏腑错误，后人遵行立论，病本先失，纵有绣虎雕龙之笔，裁云补月之能，病情与脏腑绝不相符，此医道无全人之由来也。”但是他们最终都没有把中医学引向形态研究的彼岸，而不得不湮灭于固有的思想体系之中。表面上理论的解释作用似乎无往而不胜，实际上则停滞不前。如在自然科学领域，就连北宋著名科学家沈括[1]，在其著名著作《梦溪笔谈》中仍然以阴阳五行思想解释

---

[1] 沈括.梦溪笔谈[M].长沙：岳麓书社，2002：183.

化学反应，这限制了他进一步寻求了解化学溶液真正的性质：“信州铅山县有苦泉，流以为涧，挹其水熬之则成胆矾……久之亦化为铜。水能为铜，物之变化，固不可测。按《黄帝素问》有‘天五行，地五行，土之气在天为湿，土能生金石，湿亦能生金石。’此其验也。”

在技术层面上，作为应用性的医学，技术应用是其现实基础，是其科学体系的重要方面，也是其科学性和合理性的最终体现。但中医学由于其方法论与基础理论的影响，在诊断治疗上缺乏明确具体的技术规范和具体完备的操作程序，在确定治疗的效果上缺乏明确具体的疗效标准以及判定疗效的具体医学操作程序。同时，因为不了解人体的内部要素及其结构，不能从自身特殊性去说明人的生理病理情况，无法准确说明病因如何使人患病，药物如何产生作用。因此从根本上说也无力说明人与外界环境因素如何相互作用。正因为这样，千百年来中医一直无力发明、创造高级复杂的诊疗仪器，也无力人为地设计创造药物，诊疗用药都沿用简单手段和天然物产[1]。

## 第二节　开放包容

从系统科学的角度而言，任何一门科学，都是一个相对

---

[1] 常存库．何种哲眼看中医——中西医的科学与哲学论析［J］．医学与哲学（人文社会医学版），2006，27（4）：8-10.

独立的系统，而每一个科学系统都具有开放和封闭的两重性。因为一个系统之所以成为系统，就在于它对于环境具有一定的相对独立性；同时，客观世界又处于普遍联系中，因而每个系统又都是具有开放性的系统。开放不仅是系统自组织的前提，而且是系统得以在动态之中保持稳定存在的前提。系统只有在适当开放的条件下并在开放之中来保持自己的稳定；一旦系统完全封闭起来，系统很快就会走向衰亡。中医学科同样也是一个具有开放和封闭两重性的独立系统。中医学体系在其形成之初的《内经》时代，吸收了当时最先进的哲学思想和天文历法、气象、物候、地理、心理、数学等多门学科的成果，呈现出充分的开放性。事实上，从古到今，每一个时代的中医学都是其前一时代医学与那一个时代的哲学思想、科学技术相结合的产物。从学术思想的角度而言，从先秦诸子学—两汉经学—魏晋玄学—隋唐佛学—宋明理学—清代朴学，中国传统文化的连续性发展，无疑是中医学术不断发展、壮大的根本保障之一。如中医学术发展史上的金元四大家的学术争鸣，即受到了宋代理学的影响。明清时期吴又可《温疫论》从“本体论”角度认识病因，王清任《医林改错》的实证科学思想，李时珍《本草纲目》的药用植物考察、药用植物种植、药性实验、药用植物和动物的标本采集等，则受到文化背景中近代资本主义思想的影响。从技术层面而言，如针灸器具的发展，在它起源的石器时代是砭石，随着工具打磨技术的发展出现比较精细的砭石，以及骨针、竹木针；进入新石器时代晚期，随着冶铜业的出现，在出土的这一时期的青铜器中，就发现了青铜针；至春秋战国时期，冶铁业发展起来，冶铁技术马上体现在当时的医疗器械中，金属针具成为主角。说明古代科学技术的发展很快就会融入中医学。而古代中药学中不乏外来药物与化学药物。

只是在西方文艺复兴以后，随着西方科学技术及西医学的迅速发展和传入，由于客观的和体系内在的原因，中医学术的发展表现出开放不足，而有趋向封闭之势。

系统科学理论告诉我们，任何系统都是在一定的环境中形成、存续和演化的，环境的特性以及系统与环境的相互作用，是系统的外部规定性。同一系统置于不同的环境中，必然表现出不同的特性和功能，发生不同的演化行为。如前所述，中医学所处的文化环境已经发生了巨大的变化，人类生存的环境、行为方式以及疾病谱也在不断变化，而且随着现代社会及自然科学的发展，各学科的交叉融合成为科学发展的潮流。在此条件下，作为独立系统的中医学也必然要发生演化。因此，中医学要走向未来，要创新发展，就必须打破自我封闭圈，进入现代科学（包括西医学）、文化的国际大循环。所以，中医学界应具有充分开放包容、冷静理智的心态，不断借鉴、吸收其他学科（包括西医学）的方法及知识，在开放中求发展，否则，中医学术势必会停滞不前，甚或衰亡。

在有关中医学术发展的讨论中，也有不少学者担心中医特色的消亡，而提出中医理论归真或回归中医；或基于中西医范式不同不可通约的认识，提出反对西化等观点。这些观点也有许多值得进一步讨论之处，如归真或回归的标准问题，宏观现象与微观机制的哲学认识问题等等。但如果对中医理论的微观机制不清，不对中医固有的语言进行现代转换，恐怕中医学因为现代人的难以理解而话语权进一步式微，进而影响人们对中医学的接受度。其实，如果我们排除情感因素的干扰，避免对中西医差异、结合点缺乏深刻认识的盲目的实验研究，站在更为全面、系统的角度看待借用现代科学方法与手段对中医学的研究，应该承认不少研究对中医学的发展是大有补益的。

## 一、现代科学技术可以促进中医诊疗技术的发展

"以技术为基础的科学"的大量涌现，是20世纪科学技术发展的一个最重要、最明显的特点[1]。作为应用性的医学，技术应用是其现实基础，是其科学体系的重要方面，也是其科学性和合理性的最终体现。虽然中医学由于其方法论与基础理论的影响，对人体内部的组织结构及生理病理状态缺乏清晰的认识，在诊断治疗上缺乏明确具体的技术规范和具体完备的操作程序，在确定治疗的效果上缺乏明确具体的疗效标准以及判定疗效的具体医学操作程序，影响了中医诊疗技术的发明。但要提高中医临床诊疗水平，则必须改革传统的四诊方法，提升诊疗技术。信息科学以及现代医学诊疗技术的迅猛发展，为中医诊疗技术的发明与借鉴提供了良好的机遇。

以胃镜技术的应用为例，传统中医辨证依赖于人体感觉器官的固有能力，胃镜检查可延伸中医望诊的视野，为中医辨证提供更加丰富的客观指标，使宏观辨证与形态辨证相结合，以提高治疗的针对性和有效性。如王克建[2]将胃镜下黏稠性黏液、黏膜充血、水肿、点状出血、浅表糜烂、黏膜色淡、黏膜色灰、血管显露、胆汁反流、溃疡、结节等形态改变，用中医传统的观点加以认识，作为

---

[1] 陈昌曙．技术哲学引论［M］．北京：科学出版社，2011：144.

[2] 王克建．胃内望诊与中医辨证初探［J］．泸州医学院学报，1985，8（2）：105–107.

中医望诊与辨证的补充。詹继烈等[1]在2000例临床检查分析的基础上，明确提出了胃黏膜微观辨证的概念，具体分为胃寒、胃热、胃络瘀滞、胃络灼伤4型，详细描述了各自的胃镜下表现，探讨了宏观辨证与微观辨证之间的关系，提出如果临床宏观辨证与胃黏膜微观辨证不一致时，以胃黏膜微观辨证指导下的治疗效果为好。赵雷等[2]分别探讨了胃黏膜表现、胃内容物、病理、Hp检测等中医辨证的参考价值，认为胃镜检查可视为中医四诊的延伸，和中医辨证相结合可以更为准确地把握慢性萎缩性胃炎及其癌前病变的病机病理，提高中医临床疗效。秋增超等[3]报道了慢性胃炎肝胃不和、脾胃湿热、脾胃虚弱（寒）、胃络瘀血、胃阴不足等证的胃镜征象。柴可夫[4]分别描述了萎缩性胃炎脾胃虚寒、肝胃不和、脾胃湿热、胃阴亏损证的胃镜征象。当然，其他影像诊断的技术，也可作为中医望诊视野的扩展，应用于中医临床诊疗实践之中。但必须在统一研究思路、方法、标准等基础上，开展规范的协同研究。

现代中医舌诊与脉诊的客观化研究、微观辨证的提出、病证结合诊疗模式的确立、传染性疾病的中医药防治、菌毒

---

[1] 詹继烈，罗靖，何萍．胃黏膜相微观辨证分型探讨——附2000例分析［J］．中医杂志，1989（4）：57–60.

[2] 赵雷，陆为民．中医辨证结合胃镜检查治疗慢性萎缩性胃炎及其癌前病变的探讨［J］．中医药信息，2011，28（1）：39–41.

[3] 秋增超，窦小玲．辨证分型结合胃镜检查治疗慢性胃炎65例［J］．陕西中医，2008，29（9）：1141–1142.

[4] 柴可夫．结合胃黏膜相辨证治萎缩性胃炎103例报告［J］．江西中医药，1991，22（6）：18–20.

并治疗感染性疾病、解毒通络治疗中风等内科疾病、化浊解毒法治疗代谢性疾病、活血化瘀法的广泛应用与机理研究、攻下法治疗急腹症、中药周期疗法、小夹板固定治疗骨折、针刺麻醉、针灸诊疗仪器、小针刀等诸多重大诊疗新技术的发明，都与现代科学技术的发展密不可分。

## 二、现代科学技术可以促进中医理论的发展

科学理论的发生与演变，一般是基于经验事实提出科学问题，针对问题的解答形成科学假说，再经过经验事实的验证而形成科学理论。传统中医学是一种对研究对象不加干扰的观察科学，而包括西医学在内的现代科学技术是一种对研究对象的自然状况加以干扰的实验科学。法国科学家居维叶（G.Cuvier）[1]形象地指出："观察者听命于自然界，而实验者则质问自然界，并且迫使自然界袒露她的秘密。"实验是科学发展的加速器，无疑可以为中医理论的创新发展提供有力支撑。

1. 扩大视野，获取新事实

技术方法学对现代科学研究具有极大的促进作用，西医学正是借助现代科学技术的发展，临床诊疗技术与医学理论才得到了迅猛发展。反观中医学，仍然主要依赖人体感觉器官的固有能力，通过望、闻、问、切的传统手段收集经验事实，无法深入体内从机体深层获取更丰富的病理信息，自然会影响中医学术的研究，导致中医理论发展迟缓。而中西医结合，借用现代医学诊疗技术与信息科学

---

[1]［法］克劳德·伯尔纳．实验医学研究导论［M］．北京：知识出版社，1985：2–3.

方法等，可以弥补传统中医之不足，极大地扩展中医研究收集经验事实的方法。如上述现代胃镜技术已经广泛应用于中医临床诊疗辨证之中，不仅扩展了中医望诊的视野，为中医临床辨证论治提供新的客观指征，使宏观辨证与形态辨证相结合，提高了中医治疗的针对性和有效性，而且还促进了中医诊疗理论的创新。再如随着现代医学科学的长足发展，日益敏锐的实验室检查及影像学诊断，发现了大量仅仅依靠中医传统四诊手段无法发现的疾病，对这部分可辨无“症”的患者，无法做到传统意义上的辨证论治。而现代技术检查可以解决一些传统中医四诊“无症可辨”或因信息量少“难以辨证”的问题，借助于现代技术检查所提供的诊断证据，即可辨病论治，或同时结合形态、功能异常辨证进行治疗。故干祖望[1]提出了中医“望、闻、问、切、查”五诊合参的诊疗观点，并举喉炎为例，历代医家往往以“金实不鸣”“金破不鸣”来概括声音嘶哑的病机。今有查诊，喉镜犀烛窥见诸如声带小结、声带息肉之类，很多不属肺实肺虚之证，却可以消痰化瘀法获效。还有一些鼻咽癌、喉癌等患者，若无查诊也不能早期发现，而坐失治疗良机。沈自尹[2]则提出微观辨证的概念，认为微观辨证是在临床收集辨证素材过程中，引进现代科学，特别是现代医学的先进技术，发挥它们长于在较深入的层次上，微观地认识机体的结构、代谢和功能特

[1] 张镜源．中华中医昆仑［M］．第6集．北京：中国中医药出版社，2012：424.

[2] 沈自尹．微观辨证和辨证微观化［J］．中医杂志，1986（2）：55–57.

点，更完整、更准确、更本质地阐明证的物质基础，从而为辨证微观化奠定基础。郭尧杰[1]提出微观辨证望诊可借助显微镜、电子显微镜、耳镜、眼底镜、小肠镜、结肠镜、子宫镜、阴道镜、纤维胃镜以及消化道表面微型相机摄影，穿透性观察如X-射线对器官的透视、摄片、CT检查、核磁共振和超声波检查等；闻诊时可借助听诊器检查患者的呼吸音、肠鸣音、血管流动杂音等响声的变化；切诊时可利用脉搏记录仪、心电图、胃电图、超声心动图、脑电图和肌电图等。由此可见，中西医结合不仅提升了中医研究中经验事实的收集能力，同时也促进了中医诊疗理论的创新。

2. 启迪思维，提出新观点

现代中医理论发展与创新方式无外乎科学诠释的解析说明性研究、基于文献梳理的理论建构性研究、通过实践升华的理论创新性研究、提炼科学问题的发现创新性研究，而围绕科学问题，借用现代科学技术开展实验研究，则是中医理论加速发展的必由之路[2]。从中华人民共和国成立以来中医理论创新中新观点形成的实际情况来看，大多与中西医结合研究密切相关，即受西医对相关疾病病理变化深入认识的启发，而提出中医的理论假说，现代医学技术的研究结果，可以是中医理论创新的思想源头。

（1）毒损脑络病机提出的现代科学依据

传统中医学对中风病的发病机理，一般认为与风、火、痰、虚、瘀诸要素有关，病机为诸因素扰动脑神、壅塞经络致神识昏蒙、半

[1] 郭尧杰.论微观辨证[J].厦门大学学报（自然科学版），2002，41（4）：513-515.

[2] 邢玉瑞.现代中医理论发展与创新方式[J].中医杂志，2015，56（12）：991-994.

身不遂。20 世纪 80 年代后期日本学者运用黄连解毒汤治疗中风取得良好疗效，继而国内也有大量运用黄连解毒汤加减治疗中风的报道，加之中风病临床大多以清开灵、醒脑静注射液为主，运用于中风病急性期的治疗，效果显著。其中清开灵注射液主要含有牛黄、水牛角、金银花、栀子、黄芩、板蓝根等药物，醒脑静注射液主要含有牛黄、黄连、栀子、郁金、冰片等药物，皆可谓集清热解毒药之大成，具有明显的清热泻火解毒之功。王永炎[1]在总结中风病临床病变特征、治疗成败经验的基础上，指出现代科学研究发现脑血管疾病多因素的致病机制及中医单一和多因辨证疗效的不确切和不可靠，促使我们对中风病的病因病理做更加深入的研究。提高脑血管疾病疗效的突破口就在于重视病因病理学说的发展，“毒邪”和“络病”可以作为深入研究的切入点。李澎涛[2]认为“毒损脑络”的病机假说提出的理论与实践依据有三：一是脏腑虚损为本，瘀、痰、火化毒损络；二是对中风病理机制的深入研究，为“毒损脑络”病机假说提供了现代生物学依据；三是泄毒治法的实践发展。张锦等[3]对急性多发性脑梗死“毒损脑络”的机制研究认为，急性脑梗死中“毒”是因缺血、缺氧能量代谢障碍引起的一系列病理过程中产生的

---

[1] 王永炎. 关于提高脑血管疾病疗效难点的思考［J］. 中国中西医结合杂志，1997，17（4）：195–196.

[2] 李澎涛，王永炎，黄启福. “毒损脑络”病机假说的形成及其理论与实践意义［J］. 北京中医药大学学报，2001，24（1）：1–6.

[3] 张锦，张允岭，娄金丽，等. 从急性多发性脑梗死大鼠海马缺血损伤探讨毒损脑络机制［J］. 天津中医药，2006，23（4）：316–319.

大量有害物质，如乳酸堆积、大量自由基释放、钙超载、各种细胞因子过度表达等；“毒”的作用则是酸中毒、脂质过氧化反应、炎症反应等，其后果是引起细胞坏死、组织损伤，即为毒损脑络的最终效应。由此可见，“毒损脑络”是在对中风临床疗效进行深入思考后，在继承传统的发病理论基础上，结合现代科学研究成果，提出的创新的病机理论。而现代医学研究成果，不仅是毒损脑络理论提出的基础前提之一，而且也是该理论得以完善、证实的重要的条件。

（2）瘀毒致病理论提出的现代科学依据

20 世纪 90 年代，Ross 动脉粥样硬化炎症假说渐成为当前研究的主流学说，认为炎症反应贯穿于动脉粥样硬化起始、进展及斑块破裂血栓形成的全过程，尤其是斑块不稳定发生破裂的中心环节。西医的炎症反应在一定程度上符合中医的毒邪致病学说，这说明易损斑块的形成实质上是中医内毒致病的结果。此外，存在于易损斑块中的肺炎衣原体、幽门螺杆菌、巨细胞病毒等病原体均属中医“起居传染之秽毒”范畴，这说明无论是外毒还是内毒，均对易损斑块的形成及进展有着重要作用。周明学等[1]提出中医毒邪致病理论，尤其是脂毒、瘀毒致病理论与易损斑块的形成及进展颇有共通之处。史大卓等[2]认为心脑血管血栓性疾病发病过程中的血小板活化、黏附、聚集和血栓形成，传统中医药学多将其病因病机归于“血脉瘀阻”的范畴；但组织坏死、过氧化应激损伤、炎症反应等病理改变，远非单一“血瘀”病因所能概括。根据传统中医“毒”邪病因的认

---

[1] 周明学，徐浩，陈可冀. 中医脂毒、瘀毒与易损斑块关系的理论探讨［J］. 中国中医基础医学杂志，2007，13（10）：737-734.

[2] 史大卓，徐浩，殷惠军，等. “瘀”“毒”从化——心脑血管血栓性疾病病因病机［J］. 中西医结合学报，2008，6（11）：1105-1108.

识，心脑血管血栓性疾病发病当存在“毒”邪致病或“瘀”“毒”从化互结致病的病因病机。张京春等[1]认为炎症反应与毒热是相通的。急性冠脉综合征慢性炎症变化如淋巴细胞、巨噬细胞等炎症细胞浸润，炎症反应标志物、炎症介质水平增高等当和传统中医学的因毒致病学说相关。导致斑块不稳定的炎性因子、细胞因子均可归属于中医学之“毒”的范畴。加之临床表征方面的毒瘀特点，故中医学以“瘀血”为急性冠脉综合征（ACS）的主要病因病机的传统认识似应扩展为“瘀毒”致动脉粥样硬化（AS）易损斑块破裂从而发生ACS。可见现代医学技术研究成果，是冠心病瘀毒致病理论的提出重要依据。

（3）毒热致病理论提出的现代科学依据

消化性溃疡是一种临床常见的多病因消化道疾病，病程长且易复发。周学文通过长期的临床实践和科学研究，通过对消化性溃疡病因病机的分析，创新中医病因学说，提出“毒热”理论，认为“毒热”是消化性溃疡形成的主要原因，在治疗中以痈论治，采取清热解毒、消痈生肌之法，为治疗本病探索出一条行之有效的新途径。关于毒热致病理论提出的理论与实践依据，周学文[2]概况为四个方面：即消化性溃疡与外科的疮疡存在病因上的一致性、病机上的相通性、胃镜下表现的相似性、“以痈论治”方药的有效性。消化性溃疡

[1] 张京春，陈可冀．瘀毒病机与动脉粥样硬化易损斑块相关的理论思考［J］．中国中西医结合杂志，2008，28（4）：366-368.

[2] 周学文．“以痈论治”消化性溃疡的理论基础［C］．中华中医药学会内科分会学术年会资料汇编，2007，265-266

胃镜下的表现为：溃疡基底部覆有白色、黄白色或棕褐色厚苔，边缘光整，周围黏膜充血水肿，如有红晕环绕，有时伴出血糜烂。显微镜下观察，溃疡的最上层为急性炎症渗出物，由红细胞、白细胞和纤维蛋白组成。第二层为嗜酸性坏死层，为一层无组织结构的嗜酸性类纤维蛋白坏死物质。这些与外科痈证“红、肿、热、痛、急性化脓性炎症”的表现极其相似[1]。这里毒热病机理论的提出，以及“以痈论治”治则的确立，无疑都与现代医学技术的应用有着密切关系。

（4）中医统血、藏血功能现代科学依据

现代对肝气虚证病理生理研究发现，其主要改变为交感神经功能活动降低，调节血管平滑肌舒缩功能的活性物质显著变化，微循环障碍，机体能量代谢水平降低，供能不足，酶活性紊乱，微量元素降低，炎症介质增加，组织炎性反应。血浆环核苷酸（cAMP、cGMP）、血栓素 $B_2$（$TXB_2$）、6–酮–前列腺素 F1a（6–KeTo–PGF1a）是调节血管平滑肌舒张收缩功能的活性物质，其中 $TXB_2$、cGMP 具有收缩血管的作用，6–KeTo–PGF1a、cAMP 具有舒张血管的作用。肝气虚证 $TXB_2$ 及 $TXB_2$/6–KeTo–PGF1a 增高，cAMP 水平降低，cGMP 水平升高，cAMP/cGMP 比值降低，均提示微血管收缩甚至痉挛，微循环灌注流量减少，而形成微循环障碍[2]。实验结果与中医肝气虚，疏泄无力，导致血瘀的病机相吻合。脾不统血的实验研究发现，脾不统血证患者血小板结构变异，造成血小板黏附、

[1] 肖景东，周学文．创新“毒热”理论以痈论治消化性溃疡［J］．中华中医药学刊，2008，26（6）：1166–1168.

[2] 金益强．中医肝脏象现代研究与临床［M］．北京：人民卫生出版社，2000：189–190.

聚集和收缩功能下降，血小板对毛细血管的支持、营养作用降低，毛细血管脆性增加而出血[1]；或血小板自身抗体产生过多，破坏过多，生存期过短而出血[2]。全血黏度、红细胞压积均明显降低[3]，红细胞 $C_3b$ 受体水平下降，提示红细胞介导的清除循环免疫复合物及免疫黏附功能下降，造成循环免疫复合物增多，沉积于很多组织器官，固定血小板、补体并与其受体发生炎症反应[4]。脾不统血证动物模型凝血酶原时间（PT）、活化部分凝血活酶时间（APTT）均较正常组延长，说明脾不统血证存在不同程度的凝血功能障碍[5]。对紫斑脾不统血患者血小板相关抗体的实验研究发现，脾不统血组 PAIgG、PAIgM 两项指标，明显高于脾气虚弱组，说明脾不统血是脾气虚弱的发展和加重，从免疫学角度验证了脾统血的生理功能是通过气摄血来实现的[6]。此与中医学脾气虚统血无力，导致出血的病机相符。实验的结果说明气不摄血应包括气虚无力统摄和气逆统摄失职导致出血两个方面的病

---

[1] 徐重明，聂天．脾虚证与血循环关系研究［J］．河北中医，1997，19（3）：2–3.

[2] 朱凌凌，童瑶．脾统血理论源流及现代研究进展［J］．中医药信息，2003，20（5）：6–8.

[3] 肖理儒，张朝明，余蓉．脾不统血证的血液流变学研究［J］．四川中医，1991，9（9）：18–19.

[4] 张跃飞，杨明均，黄秀风．脾不统血证红细胞免疫黏附作用的测定［J］．上海中医药杂志，1993，（11）：5–7.

[5] 黄雪琪，陈家旭，林海，等．益气止血方对脾不统血证动物模型的治疗作用［J］．北京中医药大学学报，2004，27（3）：40–42.

[6] 张朝阳，郭勃，杨明均，等．紫斑脾不统血患者血小板相关抗体的实验研究［J］．中国中医急症，1996，5（3）：129–131.

机变化，前者应责之于脾，后者当责之于肝。从实验的角度说明了全国规划《中医基础理论》教材等从肝主藏血的角度推论，认为肝气虚收摄无力，可导致肌衄、齿衄、吐血、咯血等出血现象的观点之错谬[1]。

3. 验证假说，形成新理论

传统中医学主要基于实践提出假说，再通过实践加以验证而形成新的理论，走的是理论－实践－理论－再实践的过程[2]。这种方法存在着客观性弱、规范性差、时间周期长等缺点，甚或造成很好的科学假说，因为得不到验证而夭折的结局。如明代医家吴有性（1561—1661？）对传染病病因的认识可谓独具一格，他创立杂气学说，超越了传统的六淫致病模式，揭示了传染病的诸多规律，预测到了致病微生物的客观存在，对传染病病因的研究思路与现代实验医学有着惊人的相似之处。但吴有性之后，杂气学说并未得到继承与发展，更不用说发展成为病原微生物学。究其原因，除以元气阴阳五行学说为核心的中医理论的排异外，当时科学技术水平的限制，无疑是重要原因之一，以致邓铁涛[3]发出“可惜我国当时没有显微镜的发明，不能发展成细菌学说”的感叹。现代中西医结合研究，则为假说的验证提供了更为客观、规范、快捷的途径。诚如伯尔

---

［1］邢玉瑞．气不摄血与肝的关系辨析［J］．山东中医药大学学报，2006，30（5）：344-345，401.

［2］徐志伟，彭炜，张孝娟．邓铁涛学术思想研究［M］．第2辑．北京：华夏出版社，2004：346.

［3］邓铁涛．邓铁涛医学文集［M］．北京：人民卫生出版社，2001：224.

纳[1]所说："实验方法在科学上引起的革命就是：确定了一个科学的标准，来代替个人的权威。"即提供了证实、证伪的客观标准。以急性心血管事件瘀毒病机假说为例，徐浩等[2、3]研究认为在"瘀毒致变"引发急性心血管事件之前的量变过程中，传统"毒"的临床表征如疮疡红肿热痛，舌质红绛、苔焦或起芒刺，舌苔垢腻等在冠心病患者中并不多见，故可称之为"潜毒"。但血液中多种炎症血栓相关因子如超敏C反应蛋白、肿瘤坏死因子-α、单核细胞趋化蛋白-1、血栓调节蛋白、血栓前体蛋白、氧化型低密度脂蛋白、基质金属蛋白酶-1/9、$CD_{40}$配体等，可能是较为切合实际的"瘀毒内蕴"微观表征，并认为超敏C反应蛋白（hs-CRP）增高，提示机体有慢性炎症反应，是"毒"的征象。徐伟[4]研究认为冠状动脉易损斑块的色泽黄、温度高、糜烂、溃疡、出血增生、钙化等炎症反应的表现类似于热毒红、肿、热、痛的特征，微观上符合中医热毒的诊断。超敏C反应蛋白、白细胞总数、中性粒细胞百分比及心肌酶值显著升高，冠脉血管主要是三支病变较多，可以看作急性冠脉综合征"瘀毒"证的微观指

[1]［法］克劳德·伯尔纳.实验医学研究导论［M］.北京：知识出版社，1985：33.

[2]徐浩，史大卓，殷惠军，等."瘀毒致变"与急性心血管事件：假说的提出与临床意义［J］.中国中西医结合杂志，2008，28（10）：934-938.

[3]徐浩，曲丹，郑峰，等.冠心病稳定期"瘀毒"临床表征的研究［J］.中国中西医结合杂志，2010，30（2）：125-129.

[4]徐伟.急性冠脉综合征与稳定性冠心病"瘀毒"表征的比较研究［D］.北京：北京中医药大学，2010.

标。表面看是在寻找瘀毒的微观指标，其实质也是借助现代西医检查技术对瘀毒病机假说的一种验证。现代医学急性脑血管病的缺血级联反应、能量代谢学说、脑微循环学说以及自由基学说等理论，为中风毒邪学说提供了充足的理论依据。

再如周仲瑛[1]提出瘀热是慢性肾炎重要病机的假说，对此假说的验证，除通过传统的中医临床实践验证外，从西医学相关检测指标的角度论证，也是重要的一环，指出实验室检查多有高凝状态以及脂质代谢紊乱，这为慢性肾炎“湿热”的存在提供了有力的证据。肾小球是由毛细血管丛组成，慢性肾炎肾脏活检病理改变多以增生性和硬化性病变为主，加之血液流变学的异常、微循环障碍及小球内微血栓的形成等，与中医认为的“瘀血”的意义是相通的。

综上所述，可以说中西医结合研究贯穿于现代中医理论创新的全过程。之所以能够如此，则涉及对中医学与西医学关系的认识，以及中西医结合研究对中医学术发展的价值评价问题。所谓中西医结合，大致可以分为两个层面三个问题来看待。首先是中西医临床诊疗技术结合，此已为当代国内临床所广泛使用，也是中国医学的特色和优势。但不容忽视的问题是中西医诊疗方法的联用基本上还处于一种依靠个人经验而自然无序的状态，亟待开展这一领域的规范化研究，制定明确的指导原则、实用理论和可行方案。其次是中西医理论结合，又可分为两个问题：一是基于实践经验的理论结合，二是源于哲学理论的结合。从实践经验的理论角度而言，中西医学面对同样的生命活动或临床事实，给予了不同的理论解释，这两种

[1] 刘彩香，郭立中．周仲瑛教授从瘀热论治慢性肾炎经验[J]．中国中西医结合肾病杂志，2008，9(2)：98-99.

理论之间是可以相互翻译或者说通约的。以对咳嗽病症的认识为例,《素问·咳论》提出了咳嗽病症的三焦传变规律，初始为上焦肺的病症，临床表现以咳嗽为主，可伴有恶寒发热、脉浮等表证；中期影响到中焦脾胃，运化功能失常，可见纳差、腹胀、痰多等症状；晚期影响到下焦肾，肾的主水、纳气功能失司，则伴见气喘、水肿等症状；最终出现水气凌心而死亡。此认识无疑与西医学所认识到的支气管炎→肺气肿→肺心病→心功能衰竭的病理演变相一致。再如对“心痛”病机的解释，中医学概括为“不通则痛”与“不荣则痛”，西医学认为心绞痛多因冠状动脉病变（脂质斑块、血栓等造成狭窄），或冠状动脉痉挛造成心肌缺血、缺氧所致。二者之间无疑是可以相互翻译、通约的。中西医结合研究能够促进中医理论的创新，究其实质，也正是因为二者源于实践经验的理论之间具有可通约性。而中医学中源于哲学的理论，则与现有西医理论难以通约，目前还很难找到相互结合的路径与方法。

现代物理学的发展也许能够给我们有所启示：对亚原子领域的探索揭示了一种实在，而迄今为止被认为是对立的、无法相容的概念同样是这种新实在的最显著的特征。时间与空间这两个概念似乎是截然不同的，但在相对论物理中却得到了统一。波与粒子、力与物质、运动与静止、存在与无，这些都是对立的或矛盾的概念，但现代物理学超越了它们。例如，在原子物理学中，同时运用粒子和波的概念来描述物质已成通例。物质在原子层次上具有两重性，它表现为粒子与波。在一些情况下，粒子性占主导地位；在另一些情况下，则更像是波，通常把电子看成粒子，但是当一束电子通过狭窄的缝发生衍射时，却像是一束光——也就是说此刻电子的行为又像是波。微观物质的波粒二象性引发了各种悖论，它们导致了量子理论的阐述。尽管波与粒子是两副截然不同的图景：波总是在空间里四下传布，而粒子却意味着局限于很小的地方。现代物理学家却坦然接受了这样的事实：物质是以看来互不相容的方式来表现自己的。

近代科学是以逻辑推理、数学描述和实验方法为其基础的，现代系统科学正是在近代科学得到充分发展的基础上形成的，犹如医学之产生源于巫术而超越巫术一样。其中实验方法可谓近现代科学发展的加速器，如果不借用实验方法，则中医学的发展只能步履维艰地爬行于经验积累之途中，不可能获得快速发展的机制，更不用说超越发展了。因此，中医学界应具有宽容的心态与兼容的学风，热诚欢迎多学科地开展中医研究，只要是有利于中医学术的发展，即使结果是此路不通，也是一种有益的尝试。

## 第三节　继承创新

对于中医学的发展而言，继承与创新可谓是放之四海而皆准的原则，也是永恒的话题，核心问题是如何继承与创新，以及怎样处理继承与创新的关系。在社会飞速发展、信息爆炸的知识时代，中医学若仍想屹立于世界医学之林，而不只是博物馆里的古董或书斋里的历史，或人们偶尔为之的保健配角，就必须直面现实，必须变革发展，可谓是学术界的基本共识。但如何发展，不同的学者则根据自己的辨证诊断，提出了各自的发展途径、方法，归纳起来主要有以下几种。

## 一、特色发展论

保持中医特色，按照自身发展规律独立发展的观点，是基于对近代以来中西医会通、中西医结合对中医学影响的判断，以及运用库恩科学范式理论与自然系统层次理论评判的结果。

从中西医结合研究对中医学术发展影响的评价角度而言，李致重[1]"'西化'：中医科研的致命错误——'肾的研究'之剖析"一文可谓代表，该文依据上海科学技术出版社 1981 年出版的《肾的研究》和 1990 年出版的《肾的研究（续集）》的内容，从自设跳板、阉割在先、弃中就西、欲西非西、实验不实、假设更假、殃及鱼池、大道不孤等 8 个方面对"肾的研究"进行了剖析，认为"肾的研究"已经使自己陷于不能自拔的重重矛盾之中，并引用杨维益教授的话说："中西医结合在理论上的研究是不成功的，我们应当重新考虑。"总括各家所论，认为近 50 年来国家投入了大量的人力、物力、财力所搞出来的中西医结合研究成果，绝大部分是既不能纳入中医学的理论体系，也并未对中医基础理论提供任何新的有益内容，对中医学的发展贡献甚少；又无法归入西医学的范畴，也未能在西医已有的理论基础上提出新的假说、新的发现或尚未注意到的新的事实，对西医学的发展也毫无意义。甚或认为中医走上了科学化、现代化、实证化、实验化、分

[1] 李致重．中医复兴论［M］．香港：奔马出版社，2005：330–357.

析化、还原化、客观化、标准化、规范化、定量化的艰巨而漫长的征程，努力去其与西医学不相容的“糟粕”，取其西医学能够接受的“精华”，直至完全化入西医，以彻底消亡而告终[1]。目前所谓的“结合”，在理论上不过是把“不科学”的中医中药尽量“科学”化，而在实践上则是把“落后”的中医中药尽量往不“落后”的方面高抬，以此为西医医药做出力所能及的辅助性的医疗补充。但事实上却是几乎完全否定中医中药的传统理论，而力图用“科学”的西医西药力量去重新解释中医中药治疗中的实用性和有效性。现在的人们只想摘取中医中药的果实（处方、疗效等等），却又要毫不留情地狂妄地砍掉中医中药这棵数千年大树的树干和树根（中医中药所特有的思维方法和理论框架）。如此的中西医结合的做法，其最终的结果除了完全消灭中医中药外，还可能会有其他更好的结果吗[2]！

从运用库恩科学范式理论与自然系统层次理论对中、西医学评判来看，李致重[3]认为中医与西医的研究对象、研究方法不同，所以两者所形成的理性认识，用语词形式所概括的概念、范畴体系自然也就不同，故中、西医之间具有不可通约性。匡萃璋[4、5]认为，

[1] 傅景华．中医掉进了自己挖掘的陷阱［J］// 中国中医药报社．哲眼看中医——21 世纪中医药科学问题专家访谈录［M］．北京：北京科学技术出版社，2005：161.

[2] 中国中医药报社．哲眼看中医——21 世纪中医药科学问题专家访谈录［M］．北京：北京科学技术出版社，2005：97–98.

[3] 李致重．论中、西医的不可通约性［J］．科技导报，2001，（8）：24–27.

[4] 匡萃璋．中医当代教育的文化冲突［J］．江西中医学院学报，2003，15（2）：11–14.

[5] 匡萃璋．中医学：聚焦与自省［J］．浙江中医药大学学报，2006，30（2）：116–124.

传统科学是人类知识发展的早期从整体出发来认识世界而构建的“知识系统”，中医学就是其最典型的代表。中医学有自己的原理，即自己的“体”这就是“整体论”；现代科学也有自己的“体”即“还原论”。以还原论的方法规范整体论的中医故中医必然消亡，而要保存和发扬中医则必须强化中医对自身的原理和“体”的认识和应用。并基于古代科学与现代科学是由方法论变革而发展的两个层次的科学，而按照系统科学理论，复杂系统整体性质的涌现需由一系列低层次到高层次的逐步整合和发展而成，最终产生出的整体具有孤立的部分（元素、组成部分、子系统、元系统）及其总和不具备的特性，系统科学将其称为“整体涌现性”。整体涌现性具有非还原性或非加和性，即整体具有一旦还原为部分便不复存在的特性，或把部分的特性加起来无法得到的特性。据此提出了“两种牛不人工授精论”，即①你有你的奶牛，我有我的黄牛；②你的奶牛乳多，我的黄牛肉嫩；③引进你的奶牛，我家就有两头牛；④千万别人工授精“奶牛化”，丧失我家黄牛的“基因优势”；⑤如果因为黄牛不属于奶牛的谱系，就“大规模”地“规格非常高”地“座谈”一番“我家祖上有无牛”岂不见笑遐方！认为自20世纪60年代以来，以姜春华、沈自尹先生“肾的研究”为代表的开创性工作，就是企图以现代医学的微观指标来描述中医学的宏观辨证概念，即将中医学还原化，事实证明这种努力是不成功的。因为“证候”是整体方法的产物、是整体层次的存在；“指标”是微观层次的存在，是还原方法的产物。传统科学与现代科学，其出发的层次不同、方法不同、途径不同，也就是不同“道”。“道不同不相为谋”，在不同层次，以不同方法或途径发展出的不同概念体系是不可“通约”“互换”的。由此强调保持中医学理论的原汁原味，不与西医学相融合。并进一步指出，现代中医之可为者，一是保种，中医同道必须确认中医与西医及其他现代科学“异质性”之所在，要知道保种先必保“基因”（即由理论信念、科学方法、科学对象构成的科学规范），并保存由基因所“表达”出来的理论体系、所“衍生”出来的物化体系，中医的前途绝不在“它者化”而恰恰是在“中医化”“主体化”。二是参与，即中医要适应现实的疾病谱，认识自己的所长与所短、所可为与不可为，而为其所当为。三是守常达变，即守其常道——理论信念、整体方法、恒动对象、概念体系等使中医之所以为中医的“基因”；而所操之方、法、术皆应随时而变。祝世讷[1]也认为中医基础理论反映着人的健康与疾病的深层次、复杂性现象和规律，它本来就落在西医的视野之外，与西医理论“不可通约”。但是，研究者们却像赶潮一样热衷于用西医的观点和方法来验证、解释其结果，要么隔靴搔痒，要么南辕北辙，要么把“龙种”阉割成“跳蚤”，迄今为止，没有一项理论用此法成功地验证或阐明。这种失误就像用四则运算来求解非欧几何或拓扑学的问题，将成为历史上的学术笑谈。更有甚者，有人竟然认为在中医的世界里，中医按照自己的看法，把该说的要说的说清楚了，就是清楚了。至于科学（包括西医学）说不清楚中医，这对于科学对于中医都不应该有任何影响，科学是科学，中医是中医。因此，中医学的问题一定要由中医学的发展来提出、来解决，要由中医学用自

[1] 祝世讷．以其头脑昏昏，何来理论昭昭［J］．山东中医药大学学报，2006，30（2）：91-92.

己的方法来解决，用现代科技和西医学越俎代庖是不行的[1]。

特色发展论突出强调了对中医“基因”、特色的继承与发扬，但这种中医发展观还存在着如下尚待解决的问题。

一是对西医学内涵、外延的人为限定、割裂。诚如李致重所言：“在讨论中西医的关系时所讲的‘西医’，其实是指西医的生物医学部分而言的。”其对西医的定义是“以还原性科学方法，研究人的器官、组织、细胞、分子层次上的结构与功能所形成的防病治病的科学体系。”[2]也有学者认为中医的思维方式是比类取象，西医的思维方式是逻辑思维。作为中、西医研究的“人”，在逻辑思维和比类取象思维中的含义是截然不同、互不相通的。在逻辑思维中，“人”被物质化、机械化、非生命化、非自然化，即异化了；而在比类取象思维中，对“人”的认识采取的不是概念、定义的方式，而是天人互参（比类取象）的方式（典型的表述方式是“人是万物之灵”），其结果是人的自然化以及自然的人格化。在天人互参过程中，“人”没有失去其所以为人的自然本性，不是动物、机器、物质等逻辑化意义上的非自然人，而是天人互参、比类取象意义上的自然人；自然也没有失去其生息和灵气，不是冰冷、机械、非生命性的“人工自然”，而是富有生机与活力的自然。也就是说，中医“眼里”的人（及自然）与西医

---

[1] 刘洋．方法论的背离是中医现代研究和发展的障碍［J］．中国中医基础医学杂志，2004，10（2）：7-9.

[2] 李致重．中西医之间的公理化原则和人类医学革命［J］．浙江中医药大学学报，2006，30（6）：581-587.

"眼里"的人（及自然）并非一回事[1]。这些认识与界定无疑有割裂西医学内容之嫌，也不大符合现代西医学的现状。众所周知，现代西医学除生物医学的内容外，还包括医学心理学、医学伦理学、社会医学、医学科学技术哲学、流行病学、循证医学、医学统计学等非生物医学或并不完全属于生物医学的内容。那么，建立在对西医学内容人为割裂基础上的所谓"中西医间的6条公理性原则"的大部分公理恐怕都有值得商榷之处。另外，其对中西医结合研究结果的评价也有过于偏激、绝对之嫌，如针麻机理的研究，恐怕不能说对中、西医学理论均无所贡献吧？至少中西医结合研究的部分成果，可以起到对中医理论科学诠释，便于受众接受与 推广应用的作用。

二是对库恩科学范式理论的辩证理解与运用的问题。"范式"与"不可通约性"是科学哲学中历史主义的代表库恩在《科学革命的结构》中提出的重要概念与命题。总体上说，范式就是某一科学共同体在某一专业或学科中所具有的共同信念，这种信念规定了他们共同的基本观点、基本理论和基本方法，为他们提供了共同的理论模型和解决问题的框架，从而形成该专业或学科的一种共同的传统，并为该专业或学科的发展规定了基本方向。范式并不是科学家们共同认识世界的结果，即它不是认识论意义上的知识体系，而仅仅是科学家集团的共同信念。诚如库恩[2]所说："在我的《科学革命的结构》这本书里，'范式'一词，无论实际上还是逻辑上，都很接近于科学共同体这个词。一种范式是，而且也仅仅是一个科学共同

[1] 王振华，李凤英．走出中西医结合模式的误区［J］．医学与哲学，2006，27（3）：74-76.

[2] 托马斯·库恩．必要的张力［M］．福州：福建人民出版社，1980：291.

体成员所共有的东西。反过来说，也正是由于他们掌握了共有的范式才组成了这个科学共同体。”所谓科学共同体就是科学家集团，就是在一定历史时期，一定学科领域中持有共同的基本观点、基本理论和基本方法的科学家集团。“在这种团体中，交流相当充分，专业判断也相当一致。另一方面，由于不同的科学共同体集中于不同的主题，不同的团体之间的专业交流有时就十分吃力，并常常导致误解。如果继续下去，还可能引发重大的、难以预料的分歧。”[1] 由此可见，所谓“不可通约性”正是以范式、科学共同体范畴为基础的。不可通约性，又译为不可比性，是从古希腊数学中借用来，在那里专指两个无公度的量之间的关系。从字义上说，它就是“不可公度的”“无共同尺度的”或“无比较的共同基础”。库恩在《科学革命的结构》中为了强调革命前后的两个范式具有本质性的差异，而认为不同的范式是不可通约的，即它们之间是无共同尺度或无共同基础可以比较的。范式的不可通约性表现在以下几个方面：①不同范式对科学的定义或标准不同。②新旧理论各自使用的概念、术语是互不相容的。③新旧理论的世界观是不同的，互不相容的。④新旧理论在逻辑上是不相容的。⑤新旧理论的语言是不可通约的。科学家们是在范式规定的框架内从事科学研究工作，范式支配着科学家认识什么，怎么认识，结果如何等等。不同范式的科学家“从同一视点注视同一方向时，他们看到不同的东

---

[1] 托马斯·库恩.科学革命的结构[M].北京：北京大学出版社，2003：159.

西……他们都在注视这个世界，而且他们所注视的东西并没有改变。但是在有些领域中他们看到不同的东西，而且他们所看到的东西彼此间的关系也不同"[1]。中西医分别诞生于不同的文化土壤，受不同文化传统的影响和思维方式的制约，造成了二者在观念形态、器用特征、致知方法、医家行为规范乃至审美意趣等方面的明显差异，从而形成了大异其趣的两种医学范式。中西医之间不仅存在着传统与现代的"时间性"上的差异，而且存在着东方与西方科学传统的"空间性"的不同，二者的差异从某种意义上要比库恩所言的新旧范式之间的差异还要大。张宗明[2]提出近几十年来中西医学比较研究和中西医结合实践将这种差异深刻地展现在人们眼前。中西医的"汇而未通"与"结而未合"的事实表明了二者在许多方面确实存在着一定程度的难以通约性。刘长林[3]从中西医学所把握的时空角度差异的层面，论述中西医学的不可通约性，认为从本质上说，中医学把握的是时间整体，属于时间医学；西医学把握的是空间整体，属于空间医学。中医学与西医学的关系，追根究底是时间与空间的关系。特别要注意，时间与空间是共存关系，不是因果关系。人无论依靠何种手段都不可能将时空两个方面同时准确测定，也不可能从其中的一个方面过渡到另一个方面。中西医结合研究表明，人的自然的整体（中医）与合成的整体（西医），这两个层面之间尽管

---

[1] 托马斯·库恩.科学革命的结构［M］.北京：北京大学出版社，2003：135.

[2] 张宗明.中西医结合的方法论思考［J］.南京中医药大学学报（社会科学版），2003，4（3）：127–132.

[3] 中国中医药报社.哲眼看中医——21世纪中医药科学问题专家访谈录［M］.北京：北京科学技术出版社，2005：33–34.

没有因果联系，却有某种程度的概率性的对应关系。寻找这种对应关系，有利于临床。但是依据上面的分析和认识论的互补原理（玻尔），可以肯定，我们永远做不到将二者真正沟通，就是说，无论用中医研究西医，还是用西医研究中医，永远不可能从一方走到另一方。另有学者通过对中医话语的语言哲学分析认为中医话语在其使用的语境中体现出与西医话语极其不同的一些特点。它使用一种不在场的独特语言，与生活世界直接观照，追求诠释意义上的合理性。借用维特根斯坦的语言哲学思想来表达，中医话语和西医话语是两种不同的语言游戏，它们展现不同的生活方式，勾画不同的生活图片，彼此不能相互解释和论证。进而提出研究中医不能用西医的语言游戏规则去谈论和评判，而应该回到中医话语的语境本身中去，回到中医话语所构建的那种生活方式中去思考。中医研究长期以来在西方科学范式下寻求论证上的突破，或者在宗教和行而上学的理论上争论，结果是当中医的实际疗效越来越被人们认知的时候，其理论和诊断语言如“望闻问切”和“辨证施治”等却日益边缘化，这种趋势必然会导致中医文化精髓的失落[1]。

但是，范式与不可通约性是库恩作为科学发展模式理论提出来的，在库恩看来，整个科学史就是通过一个从前科学时期→常规科学时期→反常和危机时期→科学革命时期→新的常规科学时期的周期运动规律而向前推进和发展的。在这

[1] 吴宗杰，吕庆夏．中医话语的语言哲学分析［J］．浙江中医学院学报，2005，29（6）：72-75.

整个发展过程中，有两个重要的转折点：一是由前科学时期的非科学或潜科学转变为常规时期的科学或成熟的科学；二是由一种常规科学传统过渡到另一种新的常规科学传统。后者即为科学革命，是旧范式向新范式的过渡，是“信仰的改宗”，也是一个世界观和方法论的转变过程。库恩认为，范式作为科学的历史形态，有自己的发生、发展和衰亡的过程，必然导致革命。范式在形成之初蒸蒸日上，所向披靡，可以顶住或融化反常。但是，当它扩展到一定程度，生命力就渐渐耗尽，正像旧的社会形态逐渐适应不了生产力发展的需要，将导致政治革命，旧的范式也会陷入危机而导致科学革命。中医学从《内经》确立其医学范式以来，可以说并未发生过范式变革的科学革命。那么，随着当代科学的发展，人们信仰的变化，是否也预示着中医学范式变革的必然性，因为已经出现了“两个敌对范式之间为争取科学共同体的忠心而竞争”[1]的局面了。

另外，关于不可通约性，尚涉及对其内涵的理解、类型等问题。如就库恩本人及新历史主义而言，其范式的内涵也发生着变化。1982年库恩[2]在美国科学哲学学会大会上宣读了《可通约性、可比较性、可交流性》的论文，把“不可通约性”定义为“局域不可通约性”，认为“两个理论不可通约的主张，便是两个理论——被认为是语句的集合——不可能完全彻底或无所遗留地被翻译为某种语言（无论是中性的或别的什么）的主张。”其思想从不可通约性概念立场已大幅退缩。而夏皮尔则不同意库恩关于范式不可比的相对主义

[1] 托马斯·库恩.科学革命的结构[M].北京：北京大学出版社，2003：131.

[2] 尼克尔斯编.科学发现、逻辑和合理性[M].D.赖狄尔出版公司，1980：68.

观点，认为："在两个不同时期科学信念和标准之间的根本差别，并不自动地排除联系、可比较性和进步的可能性。"关于不可通约性和范式的类型，李创同[1]认为有四类：第一是共时性的。它们相关于不可通约观念方面的、持有不同思想规范的不同学术派别。这一类不可通约性或可以通过交流对话、学术辩论、抑或皈依来化解或消解。第二类是历史性的，或解释学意义上的。相关于此种情形之下的不可通约的历史学派、思想和文本等等各处于不同的时空框架之中。这一类型问题的解决，往往不能通过交流对话和皈依来消解；只有理解和解释，准确地说，只有经由超越经验的觉悟——顿悟或渐悟，才能够在某种意义上达到某种解决。第三种类型是文化的或文明之间的。这类不可通约性发生在：处于两种不同文化之间的人们，试图相互理解的时候。这是一种不仅仅发生在语言交流方面的遭遇，而且更多地发生在文化交流、社会背景或传统交流时候的现象。因此，这是一个相关于文化人类学、文化社会学或比较文化研究方面的实际问题，其事业自当远远超出仅由哲学所能涵盖的范围。然而，这类不可通约性的问题，仍然能够在不同层次的情况下，成为各种哲学史比较研究的必要话题或案例分析。第四种类型是相关于个体或人际关系方面的情形。这是一个文化心理学和伦理学所探究的范围。他并指出：当遭遇不可通约性现象之时，人们能处理这一现象的选择或手段十分有限——要么经历皈依，

---

[1] 李创同．论库恩沉浮——兼论悟与不可通约性[M]．上海：上海人民出版社，2006：385-386.

完全归顺到对方的思维框架之中；要么毫不退却地坚信自己洞察现象的力量；当然，还有一种可行的办法是创造出一种不同的理解方式，去超越那一不可通约性现象造成的障碍[1]。这似乎也预示着中医学发展所能选择的方向。所以，有学者认为科学认识发展的优化率揭示，两种不同的理论范式之间的竞争与选择，除了一方战胜淘汰另一方的情况之外，还有一种情形，那便是两种理论范式各自独立发展到一定阶段，将被一个新的更高水平的理论范式所取代。这种取代不是对前两者的全盘否定与推翻，而是一种扬弃，是在吸收其合理内核的基础上的一种更高层次上的重组、融合、互补。两千年来中西医学长期共存、共同发展的事实预示着这一历史趋势[2]。

况且“通约性”本来也是一个历史的命题，随着科学技术的发展，原来不可通约的学说之间也可能发生融合。王一方[3]即指出：在 18、19 世纪西方医学紧紧拥抱形而上学及还原论法则的时代，中西之间的通约性相对差一些；但在系统科学蓬勃兴起，文化、学术背景多元，人们普遍注重跨文化、跨学科沟通与交叉整合的时代，这种通约性就会大大提高。如果今天仍然将中西医的分野类同于芭蕾舞与京剧的关系，无疑也就堵死了中医更新的路子，使得中医的现代化就只能在文献整理、老中医经验继承、教材版本翻新等有限的空间里踏步，不仅理论上不会有创新，临床也会日渐滑坡、萎缩。

三是对自然系统层次理论的理解问题。按照系统论的观点，系统特别是复杂系统可以划分为不同的等级层次，“等级层次的一般理

---

[1] 李创同．论库恩沉浮——兼论悟与不可通约性［M］．上海：上海人民出版社，2006：433.

[2] 张宗明．医学与时空．科学技术与辩证法［J］.1997，14（1）：33-37.

[3] 王一方．医学人文十五讲［M］．北京：北京大学出版社，2006：70-71.

论显然是一般系统论的一个重要支柱”[1]。所谓层次，是从元素质到系统整体质的根本质变过程中呈现出来的部分质变序列中的各个阶段，是一定的部分质变所对应的组织形态。系统层次性也是自然界的基本属性。整个宇宙可分为宇观、宏观和微观三大层次，这些不同层次之间具有不同质的规定性和量的规定性，是部分与整体、连续性与间断性的统一。系统连续性的中断形成相互异质的层次，而不同层次之间则存在着隶属关系，高层次包含着低层次，并由低层次构成；低层次从属于高层次，但低层次的变化也影响高层次的状态。高层次与低层次之间的相互关系，可以归结为三点：①高层次系统的结构、属性和运动形式是从低层次系统及其运动形式中突变而产生出来的。②高层次虽然是从低层次中产生，产生后仍然以低层次为基础与载体，但高层次一旦产生，就与低层次有本质的区别。③高层次系统既然产生了新的结构、属性和规律，因此作为高层次系统组成要素的低层次系统就与单独存在的低层次系统在性质上有所不同。由于自然系统的不同物质层次有着不同的质的规定性，所以有各自特殊的运动规律。一般说来，系统愈是处于高级层次，其运动规律愈复杂；反之，则相对简单些。但是复杂的运动规律并不违背低层次的运动规律，而是将低层次的运动规律包含于自身之中，给其以适当的范围或极限。由此而言，高层次的系统也可分解、还原于低层次的系统。虽然不同的层次有不同的特殊的本质和不同的规律，不同的层次既不能相互取代，也

[1] 贝塔朗菲. 一般系统论［M］. 北京：清华大学出版社，1987：25.

不可能相互归并。但不同层次（特别是相邻层次）是相互联系的，我们可以从一个层次的认识出发，对相邻层次的本质作某些推测。中、西医学虽然研究了人体不同层次的生命活动规律，但毕竟是人体相邻层次的生理、病理现象，两者之间理应是相互联系的，具有一定的通约性。特色发展论则无疑割裂了系统层次之间的联系，而将系统层次绝对化了。由此也导致了一些逻辑的混乱，如有学者认为中医是用宏观说明常观，西医是用微观阐明常观，既不能用中医说明西医，也不能用西医阐明中医。如果欲用西医学说明中医，只靠微观阐明常观是不行的，还要用微观阐明宏观，必须要有能够用微观物质变化规律，来阐明天地自然和社会人文等宏观现象的能力[1]。这里首先抹杀了中、西医都有对常观的关注与研究的事实，其次混淆了自然科学与人文科学的界限，由此也消解了中医学科分化的期望。

四是按照自身发展规律独立发展的具体方法问题。按照中医自身发展规律来发展中医学，为不少学者所强调。但是在当代社会、科技、文化环境下如何来按照自身发展规律独立发展中医学，何裕民[2]曾指出："中医学的发展，既要遵循科学技术的一般规律，也应考虑中国文化的走向，以及中国人生活方式的变迁，这就是按中医自身规律来发展中医。"其余所论大多空泛乏术，至今还局限于读经典、做临床，恐怕难以适应时代的要求，值得我们深入思考。

另外，也有不少学者在对中医学按照自身发展规律独立发展的

[1] 刘洋．方法论的背离是中医现代研究和发展的障碍［J］．中国中医基础医学杂志，2004，10（2）：7-9.

[2] 何裕民．世纪之交的多元选择——再谈中医之“变”［J］．上海中医药杂志，2000（9）：7-11.

论证中，表现出逻辑的混乱、不严密或错误。如有学者提出了“民族性决定了中西医结合的艰难”的命题，其论据一是医学是文化，文化具有民族性；二是医学是科学，科学具有民族性；三是医学是技术，技术具有民族性[1]。其中所论医学具有文化的要素，而文化具有民族性无疑是正确的，但是以科学的社会体系和技术发展、利用过程中的民族差异性来论证中西医学结合之艰难，恰好是舍本逐末，缺乏逻辑论证的严谨性，给人以隔靴搔痒之感。又如有人从中医的思维方式是比类取象思维而非逻辑思维，实验法是由逻辑思维派生、并与逻辑思维相适应的，推论出比类取象思维是排斥实验法的。比类取象思维的起点是“象”而非逻辑意义上的概念。“象”的形成是在自然状况而非实验状况下获得的，其中并不蕴含任何实验操作信息，因而也就不可能像逻辑思维模式中的概念那样转化、还原为一系列的实验操作。并由此进一步推论出中医理论根本不具有可操作性，因而根本无法使中医理论客观化，中医理论的客观化研究模式是错误的[2]。这里一方面混淆了中医理论中哲学与经验理论的界限，另一方面也是对比类取象（宜称之为取象比类）思维的莫大误解。因为取象比类是一种或然性的创新性思维方式，由此思维方式所得到的结论，必须经过实践检验方可上升为理论，因此这种结论也恰好成为实验研究的切入点，可进一步转化、还原

[1] 张效霞. 回归中医——对中医基础理论的重新认识［M］. 青岛：青岛出版社，2006：349-358.

[2] 王振华，李凤英. 走出中西医结合模式的误区［J］. 医学与哲学，2006，27（3）：74-76.

为一系列的实验操作。如上海市中医医院王翘楚教授以“天人相应”理论为指导，发现花生叶“昼开夜合”与人“入夜则寐，入昼则寤”同步一致，提出可能有共同物质基础，存在某种促睡眠物质。进而从临床、药化、药理、毒理、生药、文献和制剂工艺等进行了系统研究，临床系统观察604例，治疗失眠的总有效率为83.33%，该成果荣获2001年上海市科技进步三等奖[1]。此案例即为取象比类思维方式与实验研究之联系提供了有力的证明。

## 二、中西医结合论

中西医结合的思想源头可以追溯到早期的中西医汇通思潮，1956年毛泽东提出“把中医中药的知识和西医西药的知识结合起来，创造中国统一的新医学、新药学”，由此开启了中西医结合研究的道路，并形成了“中医、西医、中西医结合三支力量并存”的格局。

要将中西医结合视为中医学发展的途径之一，必须首先明确中西医结合的概念问题。但这一概念自从20世纪50年代提出以来至今，并没有形成一个学术界公认的、内涵确定、外延清晰、符合逻辑规则的科学定义。从常识、经验、技术操作层面而言，所谓中西医结合，也可以说就是用中、西医两套理论、方法来诊断和治疗疾病。正如李致重[2]所言：“中、西医工作者相互合作，中、西医学术相互配合，以提高临床疗效为目的的实践过程，谓之中西医结合。”并认为这个概念的内涵包括4个方面：相互尊重是基础，相互学习

[1] 上海中医药情报，2004，(8)：5.

[2] 韦黎．“中西医结合”定义的研究［J］．中国医药学报，1995，10（2）：10–15.

是动力，提高疗效是目标，立足于实践是生命。后来他又将之改称为“中西医配合”，并认为只有告别中西医结合才能走向中西医配合[1]。有学者在毛泽东1956年讲话的基础上，试图从学术层面上对中西医结合加以定义，认为中、西医药知识的结合，是指两种医药学的认识成果和经验，包括理论、方法等知识的综合统一和融会贯通，因此“中西医结合就是综合统一中、西医药学知识，创造新医药学。”并进而提出中西医结合学的定义，即“综合运用中、西医药学理论与方法，以及在中、西医药学互相交叉、综合运用中产生的新理论、新方法，研究人体系统结构与功能、人体系统与环境系统（自然与社会）关系等，探索并解决人类健康、疾病及生命问题的科学”[2]。如果按此定义推论，则中西医结合是创造新医药学的过程，中西医结合学就应当是所创造的结果。但如果采用一门学科总是用特定的方法研究特定的对象，形成特有的概念体系作为评判标准的话，很明显，中西医结合研究真正的理论成果很少，有别于中医和西医的、作为中西医结合所特有的概念更为稀少，因此独立的中西医结合学并未创立起来，正如中西医结合学定义作者所说，尚未实现中医、西医两种医学体系的有机结合，中西医结合学也只是通向未

[1] 李致重.告别结合才能走向中西医配合之路[J].中国软科学，2005（5）：10-15.

[2] 陈士奎.关于“中西医结合”基本概念的认识[J].医学与哲学，1998，19（12）：621-625.

来“新医学”的过渡性概念[1]。另有学者认为：“中西医结合是一门研究中医和西医在形成和发展过程中的思维方式、对象内容、观察方法，比较二者的异同点，吸取二者之长，融会贯通，创建医学理论新体系，服务于人类健康和疾病防治的整体医学，称为中西医结合医学。”[2]虽然该定义中存在着诸如将“中西医结合”简称为“中西医结合医学”等逻辑错误，但却揭示了中西医结合的实质是对两种医学体系的思维方式、对象内容、观察方法进行比较基础上的融会贯通。换言之，中西医结合从学术上讲，应是两种医学之间的相互提问、对话、交流乃至融合，但在西医学及其所依存的现代科学技术掌握话语权的情况下，这种提问、对话则主要转变为从西医学的角度对中医学的提问、诠释，即用西医学的观念和方法研究、发展中医。大概正由于此，甚至有人明确提出“中西医结合”的过程就是中医逐渐融入现代医学的过程，中医药学的归宿就是逐渐融入现代医学[3]。由此则招致了特色发展论学者的严厉批评。

中西医结合论的立论依据，首先是人类医学研究对象和目标的总体一致性及真理的一元论，其次是对库恩科学范式理论的反思。

从研究对象、目标的一致性及真理的一元论角度而言，中医与西医研究的对象都是人的健康与疾病，只是由于主客观条件不同，在对同一研究对象的研究中，分别认识了不同的现象，掌握了不同的规律，形成了不同的理论，是同一医学中的两个不同学派。由于

[1] 陈士奎.中西医结合相关概念的探讨［J］.中国中西医结合杂志，2005，25（2）：102-104.

[2] 孔德娟，杨学辉，安胜军，等.李恩学术论文选［M］北京：中国医药科技出版社，2003，3-6.

[3] 杜新，张宗明.中医药学将走向何方［J］.医学与哲学，2001，22（11）：1-3.

不同学派的研究对象是同一的，而同一对象的规律性和对规律的真理性认识又是一元性的，因此，中、西医的结合、统一是历史的必然。根据科学理论演变的不同理论竞争学说，在科学研究中，针对同一个研究对象甚至同一个科学事实，由于科学家的世界观、研究方法、依据的科学事实的不同，以及理论概括能力的差异等，常常会形成不同的学术观点、科学理论之间的相互竞争和科学学派之间的相互争鸣。这些争论常常极其有力地推动了科学理论的演变。概括起来大体有以下三种情况：一是两种或几种科学理论的相互竞争，不同学派之间的争鸣，最终导致一种科学理论对其他理论的替代。但是，一种理论对其他理论的替代或否定并非全盘否定，被替代理论中所积累的大量事实材料往往被采用。如“燃素说”虽然被“氧化说”否定了，但是燃素说的实验结果并不因此而被完全排除，只是对它们的解释倒过来了，从燃素说语言翻译成了氧化说语言，它们仍然保持着自己的经验有效性。二是两种或几种不同的科学理论的相互竞争，不同理论学派的长期争鸣，产生了更高层次上统一的、综合性的、新的科学理论。例如，关于光本质的“微粒说”和“波动说”之争，就曾经引发了不同科学学派的长期而持久的相互争鸣。1924 年，法国科学家德布罗意在光有波粒二象性这一事实的基础上，提出了物质波假说；1927 年美国科学家戴维逊和革末以电子衍射实验证实了这一假说。至此，两种学说以及不同学派之间的相互竞争争鸣才获得了一种更高层次、综合性的解决。三是两种或几种不同的科学理论的相互竞争，以及相关学派之间的相互争鸣，发生在一个低层次的虚拟的理论悖论之上，理论竞争和学派争鸣的结果形成了一种更高层次的、能够消解这种理论矛盾的科学理论。19 世纪，热力学第二定律所表现出来的退化规律与达尔文进化规律之间的矛盾，曾使许多科学家感到困惑，并因此形成了各种不同的理论解释。一种解释认为，生命有机体的行为与无生命物质的行为截然不同，热力学原理只适用于死的、无生命的物体，生命对于热力学第二定律是个例外，必须援引“生命原理”才能理解违反热力学第二定律的生命现象；另一种解释认为，进化论“违背了”热力学第二定律，生命不可能从简单到复杂地自发演变。20 世纪 50 年代，比利时科学家普里戈津则通过对这一问题的探究创立了耗散结构理论，实现了虚拟的理论矛盾的消解。根据这一理论，系统究竟是趋向无序还是有序，取决于系统是趋向平衡还是远离平衡。趋向平衡，则遵循热力学第二定律；远离平衡，则在一定的内外条件下，出现新的有序结构，即耗散结构，生命有机体就是这样的结构。热力学第二定律所体现的退化规律与达尔文所揭示的进化规律，正好分别对应于趋向平衡和远离平衡这两种状态。这样，生命和非生命现象、生物与非生物规律便在一个统一的理论体系中获得了科学的解释和说明。

科学史的研究也表明，在同一领域，不同的理论终将融合为统一的科学理论，这就是统一在世界人类文明的共同成果之中。从东西方科学技术发展的历史看，中西医的差异不是孤立的，更不是唯一的。在人类文明的五个发源地，不仅孕育出了多元的医学，也孕育过多元的自然科学，如数学、天文学、物理学、化学、力学等等，都已经在不同的历史时期，走向了世界范围的融合统一，形成了世界范围内科学家们共同遵循的理论范式。“最困难的是研究人体和动物健康与疾病的科学，在这一领域，融合过程至今尚未完成。”“一门科学研究对象有机程度越高，它所涉及的现象综合性越强，那么在欧洲文明与亚洲文明之间，它的超越点与融合点间的间隔时间越长。”李约瑟并指出了欧洲各个学科超越中国以及融合的时间（表 12–1）[1]。

表 12–1　欧洲各个学科超越中国以及融合时间表

| 学科 | 超越点（年） | 融合点（年） | 时间间隔（年） |
|---|---|---|---|
| 数学、天文学、物理学 | 1610 | 1640 | 30 |
| 化学 | 1780 | 1880 | 100 |
| 植物学 | 1700 或 1780 | 1880 | 180 或 100 |
| 医学 | 1800、1870、1900 | 未至 | X |

从对库恩科学范式理论反思的角度而言，如前所述，关于不可通约性，库恩本人及其同时代的科学哲学家的认识也并不完全一致。库恩在早期论述理论语言的不可译性时，明确坚持它们的不可交流性，因而有时他使用“交流的中断”这样的说法，但遭到了来自各方面的批评。有人指出：库恩一方面坚持语言的不可交流性，另一方面又写了大量的文章与其他科学哲学家进行了广泛的论战和交流，这不是自相矛盾吗？库恩后来修正了自己的观点，认为语言具有不可通约性和不可译性，但却是可以“部分交流”或“不完全交流”。这就是说观点截然对立的派别通过彼此交流，其观点是可以在一定程度上进行比较的，只是不存在着一种“中性”语言，

[1] 潘吉兴．李约瑟论文集［M］．沈阳：辽宁科学技术出版社，1986：21，200.

能够将两种语言二者完全对等，没有损失地翻译过来。有学者据此将不可通约性改称为难以通约性，并认为根据中西医理论难以通约性来否定中西医结合的可能性，是只看到了中西医难以通约的一面，而忽视了中西医之间在一定程度上，在一定范围之内的可通约性、可交流性。毕竟，中医与西医都是医学，其研究对象和研究目的的一致性决定了中西医在一定层次上的可通约性。而中西医理论结合的主要突破口、结合点就是在中西医可通约性方面[1]。况且“通约性”也是一个历史的命题，在18、19世纪西方医学紧紧拥抱形而上学及还原论法则的时代，中西医之间的通约性相对差一些；但在系统科学蓬勃兴起，文化、学术背景多元，人们普遍注重跨文化、跨学科沟通与交叉整合的时代，这种通约性就会大大提高。如果过分夸大中西医学范式不可通约性，仍然将中西医的分野类同于芭蕾舞与京剧的关系，必将导致中西医的不可比性，最终从根本上否定中西医结合的可能性，甚至拒绝用现代科学技术来研究和发展中医，无疑也就堵死了中医更新的路子；无视中西医的本质性差异，忽视或否定两者之间存在着的难以通约性，则会导致实践中在中西医之间进行的“对照”“互释”“互参”，简单地利用西医的理论和方法来取舍、验证、改造中医，其结果必然造成“中医西医化”。

从结构与功能关系的角度而言，中医方法论注重人体无形之功能及时间结构的考察，西医方法论偏重人体有形之结构及空间结构的分析。从现代系统论观点来看，系统的结构与功能是统一的，没有无功能的结构，也没有无结构的功能。人体是一个复杂系统，是

[1] 张宗明．中西医结合的方法论思考［J］．南京中医药大学学报（社会科学版），2003，4（3）：127-132.

时空的统一体，这就要求我们认识人体及疾病规律，应把人体结构与功能统一起来，人体时间结构与空间结构统一起来。

另外，匡调元[1]对中西医结合的理据也从多个方面进行了阐述，他针对李致重关于将中、西医学分为形而上与形而下之论，从中国古代哲学史的角度论辩指出，“形而上”与“形而下”，即“道”与“器”是一件事物的二种属性，是一个对待的二面，原本是统一的，相互依存的。如果认为“形而上”与“形而下”是绝对分开而互不沟通的两极，则不符合中国传统思维方式及其哲理。中、西医学各有其“道”，都有其“形而上”与“形而下”的东西。就通约性而言，普天之下的万事万物中不可能有两件东西的本质或属性绝对完全一样的，只要是两个各自独立的个体，即有不同的个性与行为。从两个东西间相异的一面来看，有着不可通约的一面；而从其相同的一面来看，至少有着部分通约的一面。就系统层次而言，当人们要认识甲层次的下一层次的要素乙层次时，还原论是必需和有效的；要将乙层次综合成甲层次时，要研究“整体大于部分之和”时，系统论也是必需和有效的。在很多情况下，认识低层次的东西只是手段，而认识高层次的东西才是目的。系统论与还原论的辩证统一，只强调一方面否定另一方面只能给自己造成认识上的混乱。就功能与结构的关系而言，中医学“详于气化而略于形迹”，应该继续发扬“详于气化”的优势，同时要为“略于形迹”进行补课，然后

[1] 匡调元．“形而上”与“形而下”的对待——论中西医学的交流与结合［J］．上海中医药杂志，2002（10）：4–7.

将人体的功能、结构与代谢统一起来，为“以临床整体机能变化为主的定型反应形式”——“证”与“以局部结构变化为主的定型反应形式”——“病”有机地结合起来，从而创立源于中医学而超过中医学，源于西医学而超过西医学的“人体新系”。中西医结合应当直觉领悟与逻辑论证相结合，还原论与系统论相结合，宏观与微观相结合，整体与局部相结合，定量研究与定性研究相结合，机能、结构与代谢相结合，证实与证伪相结合，进行多学科、多途径、多指标、同步测试、相关分析。

中西医结合论作为中医学发展的途径之一，经历了50余年的历史，虽说取得了不少成绩，但也有不少值得研究的问题。

一是中西医结合概念缺乏明晰性、科学性，由此造成了中西医结合研究指导思想的混乱，并引起了激烈的争论。

二是缺乏对中、西医研究对象、研究方法、理论体系的特点做深入系统的比较研究，对中西医之间的联系与差异缺乏全面的了解，结合研究带有盲目性。如有学者企图借助现代科学的相关研究成果，来论证中医学早就有“髓生肝”的理论，并期望揭示其科学内涵，即是由于不明了中医理论的建构方法而对《内经》原文做出了错误的诠释。考《素问·阴阳应象大论》“肾生骨髓，髓生肝”之论，乃与“肝生筋，筋生心”“心生血，血生脾”“脾生肉，肉生肺”“肺生皮毛，皮毛生肾”相提并论，很明显这里的“髓生肝”只不过是五行学说中肾水生肝木的另一种表述方式而已，并不可能有现代科学意义上的骨髓生成肝细胞的思想。那么以此为立论依据的“‘肾生骨髓，髓生肝’的科学内涵”研究，作为某项国家自然科学基金、科技部重大基础研究前期研究专项、省级自然科学基金课题的成果之一，不仅太多盲目性，而且也不乏荒谬之处[1]。

三是由于中西医结合研究队伍的骨干是以“西学中”为主的，在知识结构上没有突破中医和西医的局限，对中医与西医的思维方式缺乏深入研究，没有建立起自己的独立的思维方式，加之比较注重新技术的移植和开发，而忽视了现代科学理论的指导和应用，虽然在临床诊治上能够进行较多的结合性研究，但一进入基本理论领域，要回答中医那些未知其所以然的问题，除了运用西医的知识和方法之外，几乎别无他择，不自觉地走上了用西医的知识和方法来研究和回答中医问题的道路。故有学者批评认为，近半个世纪以来的中西医结合，可以大体概括为“主观愿望—西化中医—中医衰落”三部曲。中西医结合对中医学术发展带来的危害有：长期“西化中医”的做法，造成了社会上、学术界对中医的严重信念危机；在科研工作上占主体地位的“西化中医”的所谓“研究”，逐步造成了中医概念体系的异化和解体；中医理论体系的异化和解体，一步一步地影响到中医医疗、教育领域，形成了全方位的中医理论发展式微、辨证论治技术水平下降的局面，迫使整个中医正朝着“经验化”的水平向后倒退；“西化中药”几乎成为“中药现代化”的独木桥。因此，要旗帜鲜明地告别“中西医结合”，认真反思和总结创造“中西医结合医学”和“西化中医”所造成的学术混乱和危害，从思想上、学术上彻底回到《宪法》精神和中西医并重的方

---

[1] 邢玉瑞.“‘肾生骨髓，髓生肝’的科学内涵”质疑[J].中医杂志，2007，48(9)：849-851.

针上来[1]。

## 三、中医现代化

中医现代化，是在传统中医遭遇现代西医学的冲击，中、西医学的汇通、结合由于两种医学的思维方式、理论难以通约而陷入困境时，关于中医发展路径的又一选择。但何谓现代化？学术界又陷入了争论之中。一种观点认为以中医自身的特色来衡量现代的中医，现代的中医比古代的进步了，就是现代化的中医。有学者因此将中医现代化定义为：遵循“文化多元”的立场，按照“中西医并重”的方针，在坚持中医基本原理、规范的前提下，保持特色，发挥优势，努力完善自我，逐步走向世界。这种所谓的中医现代化无疑只是特色发展论的一种变形，而且也不乏自相矛盾之处。因为在对中医现代化的具体方法论述中，又认为中医基础理论现代化的含义是：以现代语言和以系统方法为代表的综合性研究方法，使中医理论在保持固有的特色与优势的前提下不断完善，实现现代科学意义上新的、全面规范化。在基础理论逐步规范的同时，相应推进医疗、教学、科研、管理以及中药开发、生产、经营的现代化，推进中医走向世界的工程，是中医现代化的全部内容[2]。另一种观点则认为中医的科学技术乃至文化与现代科学技术及文化有较大的差距，亟须运用现代科学技术、哲学、文化等加以改革与提升。这种观点无疑应以1999—2001年国家科技部和国家中医药管理局联合开

[1] 李致重.告别结合才能走向中西医配合之路[J].中国软科学，2005（5）：10-15.

[2] 李致重.中医现代化的再思考[J].中国医药学报，1998，13（1）：4-8.

展的《中医现代化科技发展战略研究》软课题研究为代表，该课题认为“中医现代化是按照中医自身发展规律，满足时代发展的需求，充分利用现代科学技术，使中医学从理论到实践都产生新的变革与升华，成为具有现代科学技术水平的医学理论体系的发展过程。”21世纪初叶，中医现代化的科技发展战略指导思想是：“在继承的基础上，以优势特色为起点，以解决制约优势发挥的关键问题为突破口，组织中医和多学科结合的研究队伍，利用传统和现代科学技术方法，争取中医学跨越式发展，促进中医现代化进程。”中医现代化科技发展战略目标是：“通过10～15年的时间，基本建立起比较完善的中医现代诊疗体系、中医现代应用技术标准和评价标准体系、中医药现代研究体系、中西医结合重大疾病防治体系、中医养生保健应用体系、能够充分利用现代基础信息设施的数字化信息体系，使中医药成为现代卫生领域不可缺少的生力军，使中医药的健康产业成为我国经济的支柱产业。”[1]并具体规划了基础研究、临床研究及基础性工作的重点领域和重点任务，即：

（1）证候标准研究：

证候研究方法学：证候分类、量表学、临床流调、信息处理。

证候标准的建立与评价：系数与权重、证候标准评价。

技术难点：证候量化、权重的确定、证与病的剥离。

---

［1］ 中医现代化科技发展战略研究课题组．中医现代化科技发展战略研究［M］．北京：华夏出版社，2003：2，29，32.

（2）证候分子生物学研究：

证候发生的基因表达及调控规律：证候与易感基因研究；证候与蛋白质组学研究。

疾病证候、亚健康状态证候及健康人基因表达差异性研究：细胞增生、分化、衰老与凋亡特征及调控；信使通路及细胞信号传导。

关键技术：筛选和确定与证候相关的靶位基因；基因转录与表达的分子调控；基因芯片技术；数字和信息分析技术。

（3）方剂药效化学基础及作用原理研究：

方剂药效物质研究：分离分析药效部位、化学类属、比例关系；分析方剂配伍的化学基础及药效作用。

方剂化学物质分离分析及活性筛选、评价研究：建立方剂化学物质高效、快速、准确的分离分析系统；建立药效快速、微量系统筛选模型。

方剂多靶位整合调节作用机制研究：整体、器官、细胞及分子水平；全方、不同配比、有效部位及成分作用机制。

关键技术：两个基本清楚、三个化学层次、四个药理水平；中药化学共用关键技术；活性评价方法及筛选模型。

方剂关键问题研究：中药不等于植物药；方剂不等于植物药复方；配伍——君臣佐使，性味佐和，气机升降；配比——剂量的变化。

（4）经络和针刺研究：

循经感传现象及机理研究：经脉－脏腑相关规律性和联系途径研究；针灸调整慢性病理性痛和针药复合麻醉机制研究；针灸调整作用的神经－内分泌－免疫机理研究；针灸原理研究结果。

（5）方法学研究：现代中医四诊多维信息集成式诊断智能系统

研究；功能性检测在中医诊断中应用研究。

（6）中医疗效评价体系研究：中医临床疗效评价方法、指标及标准研究；中医临床疗效评价体系操作规范研究；中医临床疗效评价体系示范性研究；中医证候疗效评价方法和标准研究。

中医学毕竟是一门认识和治疗疾病的科学技术，中医的临床经验和治病方药必然有其内在的本质和机理，用现代科学的方法和手段对这些经验事实背后机理的揭示，不仅能为中医学走向世界铺平道路，而且也能为现代医学的发展提供新的思路和生长点。在中医走向世界，以及世界经济和科技一体化的今天，一味地强调自身的民族性、传统性，而拒绝世界性和现代性，这不仅与世界科技和文化发展的潮流相悖，也不利于中医自身发展。故从现代科学技术发展的趋势，以及中医学作为一门独立学科所应具有的系统开放性而言，上述两种观点中后者无疑更具有合理性，也得到了大多数学者的赞同和深入探讨、具体细化。如刘燕华[1]通过对中医药现代化国家科技发展战略的研究认为，中国政府推进中医药现代化发展的总体思路是："以中医药理论传承和发展为基础，通过技术创新与多学科融合，丰富和发展中医药理论，构建适合中医药特点的研究方法体系，提高临床疗效，促进中医药产业可持续发展。"推进中医药现代化发展的基本任务为"继承、发展、创新和国际化"。其中继承的主要任务是：对中医药传统知识进行系统整理和现代诠释，深入挖掘中医药

---

[1] 刘燕华．中医药现代化国家科技发展战略［J］．世界科学技术—中医药现代化，2005，7（5）：1-5.

科学文献和古典医籍，构建中医药知识库系统；建立中医药个体化诊疗体系，对名老中医的学术思想、临床经验和用药方法进行系统研究和挖掘，构建中医药现代传承技术体系；继承、研究传统制药技术和经验，转化为中药工程化技术和工艺规程；大力强化对中医药传统知识和技术体系的继承、整理和挖掘。发展的主要任务是：建设现代中医诊疗体系；建立中医药疗效、安全性评价方法与标准；开展中医药治疗重大疾病、预防、保健适宜技术的研究；研发中医诊疗技术与专用仪器设备，提高中医诊疗水平；发展绿色中药种植（养殖）业，确保中药产业可持续发展；研制适用于中药（复方）生产的工艺、工程技术及其装备，提高中药制造业水平；加强以中药为基源的药品、食品、保健品、化妆品等新产品研发；进行疗效确切的传统中药的“二次开发”，提高中药产品的质量标准和技术水平。创新的主要任务是：构建融合传统与现代知识、技术的新型创新平台，鼓励发展新的技术方法，探索建立系统的和综合的方法学体系，对个体生命的健康、亚健康和疾病发生、发展、演变、转归过程进行认知和干预，并形成统一的理论体系和标准规范以指导临床实践。国际化发展的主要任务是：建立符合中医药特点的国际化标准规范及其研发技术平台，研究建立中医药国际标准，加强符合国际市场需求的医疗、保健产品研究开发与注册；积极推进中医药医疗、教学、科研、生产合作与学术、技术交流；推进中医药立法；使中药作为治疗性药物进入医院、药房和医疗保险系统；通过联合办医、办学、合办研究机构等，使中医药知识与文化得到有效的传播。杨玉辉[1]提出要实现上述中医药现代化发展战略，中医学则需

[1] 杨玉辉.关于中医学双重超越发展战略的探讨[J].中国软科学,2005(5):25-29，24.

要实现双重超越，既要超越过时的传统模式，又必须超越当代自然科学，其基本的步骤则首先是继承传统，然后是在传统中寻找现代之根，再用现代理论和方法使之发扬光大，最后在中医现代理论指导下推进技术方法的现代发展。在此过程中要避免单纯用当代自然科学的理论和方法作为唯一的科学标准来剪裁和评判中医学的优劣，防止完全按照当代自然科学的理论路线和技术路线来发展中医学或规范中医学的发展，防止脱离中医学理论、方法的历史和传统，丢掉了中医学的根。故王永炎等[1]强调：要体现中医学的现代化，需要在坚持中医学原创特色优势的基础上，满足三个条件：其一是具有符合中医学自身规律的评价方法又可以重复验证的临床疗效；其二是具有可以让不同行业及不同文化背景的人理解且认同的标准、规范或“指南”；其三是具有解决国家重大卫生需求，跟踪甚至引导国际重大热点领域的具有自主知识产权的潜在能力。针对传统中医研究与现代还原研究的局限，白云静等[2]还提出了基于复杂性科学的逆向对接，一方面研究系统整体层次的功能特性，在获得整体规律的基础上，再研究低层级的系统属性，从系统整体到低层级结构。这样可以实现在中医理论框架内，遵循中医自身发展规律开展研究，具体要从继承做起，运用文献学研究方法认真梳理中医学的理论体系，如证候的概念、名称、分类与规范等，树立非线

[1] 王永炎，张志斌.关于中医学学科建设的医史学思考［J］.天津中医药，2005，22（5）：365-368.

[2] 白云静，申洪波.基于复杂性科学的中医学发展取向与方略［J］.中国中医药信息杂志，2005，12（1）：2-5.

性复杂系统理念，力争用现代科学语言表述中医理论体系中的复杂科学内涵。另一方面，以整体论为方法论，以分析还原方法为具体的研究方法，利用最前沿的现代科学技术从较低层级的结构和功能分析开始；在充分考虑到系统的层级涌现特性的基础上，整合归纳出较高层级的性质和属性，通过逐级分析、归纳，直至上升到系统整体层次的规律。在充分认识人体复杂巨系统特征和中医理论体系复杂性特征的基础上，深化原有的中西医结合研究成果，充分利用现代的科学技术，给朴素的复杂性中医药学赋予现代最前沿的科学内涵，使其掌握的规律和本质更具体更深刻。刘保延等[1]认为中医药学以临床实践为基础，其理论、方法、技术和药物等绝大多数来源于临床。建立能够满足中医药学临床研究需求的研究方法和技术平台，是关乎中医药学发展的瓶颈和技术关键。他们围绕中医药防治重大疾病临床个体诊疗支撑体系的研究，借助计算机、数据库、数据统计挖掘等方法和技术，建立以信息技术为核心，可以充分满足中医临床与科研需求的“医疗业务平台”“数据管理平台”与“临床研究平台”，形成中医临床科研一体化的技术体系，以此提高中医“从临床中来，再到临床中去”研究模式的效率与水平，促使中医药的理论体系不断得到突破和升华，并用科学、客观的数据展示辨证论治的效果，为临床疗效评价探索新的有效途径。该研究的思路和技术方法值得在中医现代化研究中加以借鉴与推广。

中医现代化作为中医发展的必然趋势或必由之路，在具体实施过程中也有一些值得关注的问题。

---

[1] 刘保延. 有关辨证论治临床评价若干问题的思考[J]. 中医杂志，2007，48（1）：12-14.

一是中医现代化与近代自然科学的关系问题。关于中医现代化，有学者拒斥中医科学化，认为中医科学化的历史表明，客观、量化的方法并没有形成一个系统的、互补的、逻辑一致的结论，相反却给中医带来了诸多的问题并陷入了悖论。张其成较完整地表述了“中医现代化悖论”问题，“那就是中医要现代化就要科学化，就要丢弃自己的特色；而不现代化在现代科学技术面前又难以保持自己的特色”[1]。他“坚持反对打着‘中医现代化’的牌子而搞‘中医现代科学化’与‘中医西医化’，并坚持认为这种所谓的‘中医现代化’构成了一个逻辑矛盾——悖论，这个‘悖论’可进一步表述为:‘不改变中医非现代科学形态的中医现代科学化’或‘不抛弃中医特色的中医西医化’”[2]。中医现代化悖论的产生乃因于中医学与近代科学还原论分析方法的不可通约性，故有学者则认为，研究生命的科学不可能等同于自然科学，走出悖论怪圈和摆脱困境，其出路只有远离经典自然科学的模式。现代中医需要的是一种开放的姿态，一个站在人文科学和自然科学基础之上的以理解生命现象为基本目标的多元化科学模式，才是中医现代化努力的价值取向。中医应该从现象学、释义学、历史主义科学哲学等不同的哲学取向中汲取不同的科学观和方法论，形成一个多元的、互补的科学观和方法论[3]，更重要的是要掌握和运用现代系统科学的理论

[1] 张其成．中医现代化悖论［J］．中国医药学报，1999，14（1）4-5.

[2] 张其成．再论中医特色不能丢［J］. 中国医药学报,2000,15(3):3-5.

[3] 赵博．中医现代化的困境与出路［J］．中国医药学报,2004,1（19）:47-50.

和方法，结合分析还原方法的研究成果，把中医朴素的系统思维提高到现代水平。但在这里要特别注意“当西方后现代主义掀起一阵用东方传统思想去批判现代主义负面效应的热潮时，我们更不能简单地排斥或否定现代科技意识、科学精神和科学方法，而在前现代主义的挽歌中自我陶醉；相反，倒是应当在建立现代科学文化的认真努力中，前瞻性地关注其可能的负面效应，并在我们古代的独特传承中受到启发，慧眼独具，准备在跨出有力的一步后，再跨出必要的第二步”[1]。

二是中医现代化与现代系统科学的关系问题。按照科学发展史来划分，人类认识和改造世界的方法大体经历了古代整体论思维方式→近代还原论思维方式→现代系统论思维方式的否定之否定的螺旋式发展。中医学的特色是其特有的系统思维方式，其理论虽然与现代系统科学的整体性、联系性、有序性、动态性原则的基本精神高度一致，但中医学毕竟形成于古代，没有吸收分析时代发展起来的、使人类对世界的认识达到空前水平的精神的和物质技术的认识手段，对机体的系统本质，没能从各个细节上加以揭示，仍保留着经验的总结、现象的描述、猜测性的思辨等特点，与现代系统科学之间仍有着很大的差异。首先，它对于机体的系统基础、系统本质的认识，还是朴素的、模糊的，不可能建立起系统科学的概念、范畴，揭示出系统科学的基本规律等；其次，由于缺乏发达的“白箱”方法作基础，把“黑箱”方法作为主导的和基本的方法，特别是缺乏定量基础，远不能广泛应用数学手段，对系统的调节和控制是粗略的、笼统的，达不到必要的精确和严格程度。现代系统科学是建

[1] 刘大椿.科学哲学[M].北京：中国人民大学出版社，2006：271.

立在微观分析还原基础之上的整体综合，因而对研究对象特别强调全层次、全要素和定量化研究，中医学则明显缺乏对人体微观层次的研究。因此，企图避开微观层次的研究实现中医理论的现代化几乎是不可能的。换言之，中医现代化必须“站在当代系统科学分析综合观的高度，按照现代系统科学‘全层次研究’‘全要素研究’的要求，果断介入微观领域，逐步填补中医学在微观层次上的认识空白，将现代人体科学微观层次的形态学研究成果纳入中医学体系，建立能够体现中医特色的微观中医学体系，并运用分析与综合集成的方法，实现中医学与现代系统科学的成功对接，从而建构起一个现代意义的中医学基础学科体系”[1]。

三是中医现代化与中国文化现代化的关系。中医不仅是一门传统科学技术，同时也是一种文化，是自然科学性质的实践内容与人文哲学性质的理论形式的有机结合体。因此，中医现代化必须坚持科学精神与人文精神的统一，将自然科学与人文科学的方法相结合，重视传统文化向现代形态的转化。北京大学汤一介教授[2]曾呼吁：对传统文化进行现代性的诠释，使其为现代社会服务，建立一种中国现代的诠释学成了一个重要而急迫的问题。那么，随着传统文化的现代转型，作为传统文化重要组成部分的中医药学的现代诠释和现代语言的转型研究工作，也就显得尤为重要。

---

[1] 李致重．中医现代化的若干思考［J］．科技导报，1993，(12)：36–38、21.

[2] 汤一介．哲学要面对现实［N］．中华读书报，2000–03–22.

继承与创新，也应分清哲学思想、理论知识与具体应用技术不同的层次，绝不可一概而论。相对而言，哲学思想常常有着永恒的价值，特别是人类早期的哲学思想。但哲学毕竟不同于科学，科学是具体的，必须真切地回答客观现象的具体细节，而哲学主要起着指导作用。诚如林德宏[1]在论及东方自然观对现代科学的价值时指出："古老的东方自然观不能代替现代的科学研究，它的功能是为科学研究提供一种理论思想、思维的方法，提供某种思路和角度。东方自然观可以包括一些现代科学思想的胚胎和萌芽，但不包含科学理论本身。"玻尔、卡普拉、汤川秀树等现代物理学家的思想与中国道家的思想有相通之处，但也仅仅是一种哲学思维方法的指导与联系。因此，对于中医学而言，哲学的智慧一方面需要细化、具体化为科学知识；另一方面，随着科学技术的发展，哲学思想指导下的科学探索，其具体内涵也应不断地发生量变与质变；再次，哲学思想也有一个随着时代发展而保留内涵、改变形式、赋予时代气息的问题。理论知识演进，从科学哲学的历史主义观点来看，可表现为两大类型：一是常规发展，表现为知识量的增多，局部认识的深化；另一是科学革命，表现为学科基本观念、核心概念及主导方法的质的变化。且两种类型相互更替，前者是后者的准备，后者是前者的飞跃（必然结果）。对于中医学而言，在继承基础上的理论变革特别是质变似乎更为重要。如区永欣[2]对中医病因学说的研究认为："中

[1] 林德宏，张相轮．东方的智慧——东方自然观与科学的发展［M］．南京：江苏科学技术出版社，1993：605.

[2] 区永欣．关于《内经》及中医理论几个热点问题的探讨——就"变亦变，不变亦变"一文与蔡定芳商榷［J］．广州中医药大学学报，2000，17（3）：195-197.

医病因学说的本质是围绕人的生存环境、生存条件和生存方式是否偏差来界定健康与疾病，病因学说和病因辨证都是具体认识这些偏差与具体病变关系的理论和方法。”如此演绎既把握并继承了中医病因学说的内核，又可以解释人类进化过程中病变的规律，并富有时代气息。从技术层面而言，中医学具有应用技术特征，有着明显的积累性特点，对于中医的应用技术，则应注重继承，并在继承基础上做出提升和发展。

上述中医学发展途径的争议，究其实质主要集中于理论层面，对中医哲学思想的发扬、技术的改进与拓展并无原则性的争议。即使强调“保种”论的学者，也同时提出中医的发展要守常达变，所谓常者道也——理论信念、整体方法、恒动对象、概念体系等使中医之所以为中医的“基因”应常守不变。变者术也技也——操之之方、法、术皆应随时而变，而且历代皆在变。并明确指出当前中医面临的最大的“变”就是疾病谱的改变，如何以变应变开拓新的学术领域与市场就成为新的课题[1]。

总之，中医学的发展问题可谓错综复杂，存在着诸多矛盾，如自身独立发展与现代世界科学发展潮流相悖，且发展缓慢、公众认可度低；固守中医模式与特色，则难以引进和移植现代科学技术方法，无法实现中医现代化；借用包括西医在内的近现代科学手段研究则有可能导致中医的西化；中国传统哲学智慧与当代系统科学虽然思想相通，但理论和方

[1] 匡萃璋．中医学：聚焦与自省［J］．浙江中医药大学学报，2006，30（2）：116-124.

法上又存在着巨大差异；中医学发展与中国文化巨大变化的适应，等等。如何正确处理好上述问题，将是对中医学人的巨大考验。面对中医医疗市场的萎缩、学术发展的滞后、大学扩招带来的生源减少与质量下降、国内学术的权力化与浮躁、中医学术之源的传统文化尚待复兴、科学文化多元化的观念并未成为共识等等艰难困境，吾敬东[1]对中医药的发展曾经建议：“继承中国医学的传统，克服古代知识的弱点，补上近代科学的课程，瞄准现代社会的病痛，利用后现代批评的话语，开启中国文化的未来。”本人甚为赞同。中医学的发展，首先要营造宽松和谐的学术氛围，避免无谓的带有政治或感情色彩、超越学术范围的争论；要具有开阔的胸怀，敢于正视问题，以现代科学哲学与系统科学思维为指导，多元化发展，多途径探索，开放式合作；以临床疗效与未来发展为指归，坚持科学精神，求真务实，勇于批判，大胆创新，严格检验，严密论证；重视中医方法论特别是思维方法的研究，明确理论建构思路，寻找与现代科学的正确切入点，构建临床、理论、实验、技术之间的循环加速机制，加快中医理论的发展，推动中医学术的更新。著名科学哲学家库恩[2]说：“一个成功的科学家必须同时显示维护传统和反对偶像崇拜这两方面的性格。”可作为我们发展中医学的有益借鉴。

[1] 中国中医药报社．哲眼看中医［M］．北京：北京科学技术出版社，2005：60.

[2] 托马斯·库恩．必要的张力［M］．北京：北京大学出版社，2003：224.

# 参考文献


［1］徐行言．中西文化比较［M］．北京：北京大学出版社，2004.

［2］张岱年，程宜山．中国文化论争［M］．北京：中国人民大学出版社，2006.

［3］邵汉明．中国文化研究二十年［M］．北京：人民出版社，2006.

［4］衣俊卿．文化哲学十五讲［M］北京大学出版社，2004.

［5］张岱年，方克立．中国文化概论［M］．北京：北京师范大学出版社，2004.

［6］辜正坤．中西文化比较导论［M］．北京：北京大学出版社，2007.

［7］张宗明．奇迹、问题与反思：中医方法论研究［M］．上海：上海中医药大学出版社，2004.

［8］赵林．中西文化分野的历史反思［M］．武汉：武汉大学出版社，2004.

［9］王前．中西文化比较概论［M］．北京：中国人民大学出版社，2005.

［10］孙小礼．科学方法中的十大关系［M］．上海：学林出版社，2004.

［11］梁作民．当代思维哲学［M］．北京：人民出版社，2003.

［12］苏富忠．思维科学［M］．哈尔滨：黑龙江人民出版社，2002.

［13］吾淳．古代中国科学范型［M］．北京：中华书局，2001.

［14］高峰．超越的维度：反思思维、经验思维及实证思维的关系辨析［J］．山东理工大学学报（社会科学版）2005，21（2）：63–66.

［15］刑玉瑞．中医思维方法［M］．北京：人民卫生出版社，2010.

［16］王振方，王坚定，石淑荣．临床思维学［M］．北京：人民卫生出版社，2002.

［17］刘卫平．论思维创新的经验思维活动形态［J］．延边大学学报（社会科学版），2008，41（1）：40–44.

［18］何云峰，李静，冯显诚．中国人的心态历程［M］．北京：科学出版社，2003：243–256.

［19］方肇勤．实验中医学［M］．上海：上海科学技术出版社，2000.

［20］邱鸿钟．医学与人类文化：医学文化社会学引论［M］．长沙：湖南科学技术出版社，1993.

［21］克洛德·贝尔纳．实验医学研究导论［M］．北京：商务印书馆，1996.

［22］杨进．新编温病学［M］．北京：学苑出版社，2003.

［23］严世芸．中医学术发展史［M］．上海：上海中医药大学出版社，2004.

［24］浙江省中医研究所．《温疫论》评注［M］．北京：人民卫生出版社，1977.

［25］聂广．中医感悟录［M］．北京：中国医药科技出版社，2006.

［26］李经纬，张志斌．中医学思想史［M］．长沙：湖南教育出版社，2006.

［27］刘兰林．疠气学说创立基础及发展迟滞的原因［J］．安徽中医学院学报，2003，22（2）：2–4.

［28］李经纬．中外医学交流史［M］．长沙：湖南教育出版社，1998.

[29] 郝先中. 近代中医存废之争研究，华东师范大学博士论文，2005.

[30] 赵洪钧. 近代中西医论争史 [M]. 合肥：安徽科学技术出版社，1989.

[31] 郑兰英. 文化、医学与教育——百年中西汇通教育回眸与展望 [M]. 北京：中国中医药出版社，2005.

[32] 廖育群. 岐黄医道 [M]. 沈阳：辽宁教育出版社，1991.

[33] 邓铁涛，程之范. 中国医学通史·近代卷 [M]. 北京：人民卫生出版社，2000.